Roberto Schubert · Indikationen zur MRT

EMRF

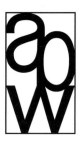

Roberto Schubert

Indikationen zur MRT

Leitfaden für Zuweiser

Mit einem Geleitwort von Peter A. Rinck

ABW · Wissenschaftsverlag

ABW Wissenschaftsverlag GmbH
Kurfürstendamm 57
10707 Berlin
Deutschland
www.abw-verlag.de

Dr. med. Roberto Schubert
Facharzt für Diagnostische Radiologie
Nürnberger Straße 67
10787 Berlin
dr.schubert@mvz-radiologie.de

Bibliografische Information der Deutschen Bibliothek
Die Deutsche Bibliothek verzeichnet diese Publikation in der Deutschen Nationalbibliografie; detaillierte bibliografische Daten sind im Internet über http://dnb.ddb.de abrufbar.

Dieses Werk ist urheberrechtlich geschützt. Die dadurch begründeten Rechte, insbesondere die der Übersetzung, des Nachdrucks, des Vortrags, der Entnahme von Abbildungen und Tabellen, der Funksendung, der Mikroverfilmung oder der Vervielfältigung auf anderen Wegen und der Speicherung in Datenverarbeitungsanlagen, bleiben, auch bei nur auszugsweiser Verwertung, vorbehalten. Eine Vervielfältigung dieses Werkes oder von Teilen dieses Werkes ist auch im Einzelfall nur in den Grenzen der gesetzlichen Bestimmungen des Urheberrechtsgesetzes der Bundesrepublik Deutschland vom 9. September 1965 in der jeweils geltenden Fassung zulässig. Sie ist grundsätzlich vergütungspflichtig. Zuwiderhandlungen unterliegen den Strafbestimmungen des Urheberrechtsgesetzes.

© 2008 ABW Wissenschaftsverlag GmbH

Die Wiedergabe von Gebrauchsnamen, Handelsnamen, Warenbezeichnungen usw. in diesem Werk berechtigt auch ohne besondere Kennzeichnung nicht zu der Annahme, dass solche Namen im Sinne der Warenzeichen- und Markenschutz-Gesetzgebung als frei zu betrachten wären und daher von jedermann benutzt werden dürften.

Produkthaftung: Der Verlag und der Autor/Herausgeber/Bearbeiter/Übersetzer haben sich um Vollständigkeit, Richtigkeit und sonstige Fehlerfreiheit des Werkes und der in ihm enthaltenen Angaben, Hinweise und Empfehlungen nach Maßgabe des derzeitigen wissenschaftlichen/medizinischen/technischen Kenntnisstands gewissenhaft bemüht. Gleichwohl kann eine absolute Freiheit von derartigen Unvollkommenheiten und Unrichtigkeiten nicht garantiert werden. Eine Haftung für eventuelle Körper-, Sach- oder Vermögensschäden, die auf einer unsachgemäßen Handhabung des Buches oder auf einer ungeprüften praktischen Anwendung der in ihm enthaltenen Angaben, Hinweise und Empfehlungen adäquat ursächlich beruhen, über die durch das deutsche Schadensersatz- und Produkthaftungsrecht gesetzlich gezogenen Grenzen hinaus wird weder vom Verlag noch vom Autor usw. übernommen.
Der Verlag empfiehlt, Dosierungsanweisungen und Applikationsformen im Einzelfall anhand der Produktinformation der jeweiligen Hersteller und anderer Literaturstellen auf ihre Richtigkeit zu überprüfen.

Einbandgestaltung: Frauke Schön, Hamburg
Satz und Layout: Reemers Publishing Services GmbH, Krefeld
Druck und Bindung: druckhaus köthen GmbH, Köthen

ISBN 978-3-936072-88-4
Printed in Germany

Besuchen Sie die Homepage der EMRF-Stiftung:
www.emrf.org

Inhaltsverzeichnis

Geleitwort XIII

Abkürzungsverzeichnis XV

Einleitung 1

1	**Auge, Orbita und Sehnerv**	3
1.1	Entzündliche Veränderungen	3
1.1.1	Septische Prozesse	3
1.1.2	Pseudotumor orbitae	3
1.1.3	Okuläre Myositiden	4
1.1.4	Dakryoadenitis	5
1.1.5	Optikusneuritis	5
1.1.6	Optikusatrophie	5
1.1.7	Tolosa-Hunt-Syndrom	5
1.2	Tumoren	5
1.2.1	Retinoblastom	6
1.2.2	Malignes Melanom	6
1.2.3	Optikusgliom	6
1.2.4	Optikusscheidenmeningeom	6
1.2.5	Sphenoorbitale Meningeome	7
1.2.6	Neurinome (Schwannome)	7
1.2.7	Plexiforme Neurofibrome	7
1.2.8	Tränendrüsentumoren	7
1.2.9	Lymphom	8
1.2.10	Rhabdomyosarkom	8
1.2.11	Dermoidzysten	9
1.2.12	Metastasen	9
1.3	Vaskuläre Läsionen	9
1.3.1	Arteriovenöse Angiome und Fisteln	9
1.3.2	Varixknoten	10
1.3.3	Hämangiome	10
1.3.4	Hämangioperizytome	10
1.3.5	Lymphangiome	10
1.4	Grenzen der MRT und sonstige Verfahren	11

2	**Kopf- und Halsregion**	12
2.1	Sinunasaler Komplex und anteriore Schädelbasis	12
2.1.1	Fehlbildungen	12
2.1.2	Entzündliche Veränderungen	13
2.1.3	Tumoren	14
2.2	Felsenbein und Kleinhirnbrückenwinkel	16
2.2.1	Entzündungen	16
2.2.2	Schallempfindungsschwerhörigkeit	18
2.2.3	Ohrgeräusche	19
2.2.4	Vestibulärer Schwindel	20
2.2.5	Nicht traumatische, periphere Fazialisparese	20
2.3	Epimesopharynx	21
2.3.1	Entzündliche Veränderungen	21
2.3.2	Benigne Raumforderungen des Pharynx	22
2.3.3	Maligne Raumforderungen des Pharynx	23
2.3.4	Parapharyngeale Raumforderungen	23
2.4	Mundhöhle, Mundboden, Gaumen und Zunge	24
2.4.1	Benigne Veränderungen	24
2.4.2	Malignome	26
2.5	Kauapparat und Speicheldrüsen	27
2.5.1	Temporomandibulargelenk (TMG)	27
2.5.2	Kiefer und Zähne	28
2.5.3	Speicheldrüsen	29
2.6	Infrahyoidale Halsregion	30
2.6.1	Zystische Raumforderungen	30
2.6.2	Benigne, nicht zystische Raumforderungen	32
2.6.3	Nebenschilddrüsenadenome	33
2.6.4	Entzündliche Erkrankungen	33
2.6.5	Lymphknoten	33
2.7	Larynx und Hypopharynx	34
2.7.1	Larynx- und Hypopharynxkarzinom	34
2.7.2	Submuköse Raumforderungen	34
2.8	Schilddrüse	34
2.9	Grenzen der MRT und sonstige Verfahren	35
3	**Gehirn und Neurocranium**	37
3.1	MRT-Diagnostik bei Kopfschmerzen	37
3.2	Entwicklungsstörungen und Phakomatosen	38
3.2.1	Zerebrale Malformationen	38
3.2.2	Phakomatosen	39

3.3	Metabolisch-toxische Syndrome	40
3.3.1	Erbliche Stoffwechselerkrankungen	40
3.3.2	Toxische ZNS-Schäden	42
3.4	Anfälle und andere Bewusstseinsstörungen	43
3.5	Entzündungen und Infektionen	44
3.5.1	Entzündlich-demyelinisierende Erkrankungen	44
3.5.2	ZNS-Infektionen	46
3.6	Neurodegenerative Erkrankungen und extrapyramidal-motorische Syndrome	49
3.6.1	Extrapyramidal-motorische Syndrome	49
3.7	Neurovaskuläre Erkrankungen	52
3.7.1	Ischämischer Insult	52
3.7.2	Spontane intrazerebrale Blutungen	53
3.7.3	Gefäßmalformationen	54
3.7.4	Spontane subarachnoidale Blutungen (SAB)	57
3.7.5	Hirnvenenthrombosen	59
3.8	Schädel-Hirn-Trauma	60
3.9	Tumorerkrankungen	61
3.9.1	Primäre Hirntumoren	62
3.9.2	Metastasen	65
3.9.3	Sellaregion	66
3.10	Exkurs: MRT-Spezialverfahren in der Neurodiagnostik	68
3.11	Grenzen der MRT und sonstige Verfahren	70
4	**Spinalkanal**	**71**
4.1	Spinale Fehlbildungen	71
4.2	Entzündungen und Infektionen	72
4.3	Vaskuläre Rückenmarkerkrankungen	74
4.3.1	Ischämische Infarkte	74
4.3.2	Gefäßmalformationen	74
4.4	Intraspinale Raumforderungen	75
4.4.1	Intraspinale Zysten und Lipome	75
4.4.2	Intramedulläre Tumoren	76
4.4.3	Extramedulläre Tumoren	77
4.4.4	Neurotraumatologie	79
5	**Becken und Wirbelsäule**	**80**
5.1	Wirbelsäule	80
5.1.1	Neoplasien	80
5.1.2	Entzündliche Erkrankungen	82

5.1.3	Degenerative Erkrankungen	85
5.1.4	Wirbelsäulentrauma	88
5.2	Knöchernes Becken	90
5.3	Grenzen der MRT und sonstige Verfahren	91
6	**Bewegungsorgane**	**92**
6.1	Allgemeines	92
6.1.1	Knochen	92
6.1.2	Hyaliner Knorpel	97
6.1.3	Synovialmembran	99
6.1.4	Sehnen und Bänder	104
6.1.5	Muskulatur	105
6.1.6	Weichteiltumoren	106
6.2	Hüftgelenk	107
6.3	Kniegelenk	109
6.3.1	Menisci	109
6.3.2	Kapsel-Band-Verletzungen	112
6.3.3	Osteochondrale Läsionen	113
6.3.4	Patella und anteriores Kompartiment	115
6.4	Fuß und Sprunggelenke	117
6.4.1	Band- und Syndesmosenrupturen	117
6.4.2	Osteochondrale Läsionen	118
6.4.3	Tendinosen, Sehnenrupturen und -luxationen	118
6.4.4	Entzündliche Veränderungen	121
6.4.5	Stressfrakturen	121
6.4.6	Raumforderungen	121
6.5	Schulterregion	122
6.5.1	Impingement-Syndrom	123
6.5.2	Rotatorenmanschettenruptur	124
6.5.3	Instabilität und Luxation	125
6.5.4	Nervenkompressionssyndrome	127
6.5.5	Acromioclaviculargelenk	128
6.6	Ellenbogengelenk	129
6.6.1	Überlastungssyndrome an den Epicondylen	129
6.6.2	Osteochondrosis dissecans, Corpora libera	130
6.6.3	Frakturen und Avulsionen	131
6.6.4	Läsionen der Sehnen und Bänder	131
6.6.5	Synovialerkrankungen	132
6.6.6	Nervenkompressionssyndrome	132

6.7	Hand und Handgelenk	134
6.7.1	TFCC-Läsionen	134
6.7.2	Distales Radioulnargelenk	135
6.7.3	Handgelenkinstabilitäten	135
6.7.4	Frakturen und Osteonekrosen	135
6.7.5	Tendinopathien	137
6.7.6	Kapsel-Band-Läsionen der Finger	138
6.7.7	Arthritiden	138
6.7.8	Nervenkompressionssyndrome	139
6.8	Grenzen der MRT und sonstige Verfahren	139
7	**Thoraxorgane**	**141**
7.1	Einsatzgebiete der thorakalen MRT (ohne Herz und Gefäße)	141
8	**Kardiale MRT**	**143**
8.1	Morphologie und Funktion	143
8.2	Ischämiediagnostik	144
8.3	Vitalitätsdiagnostik und Narbenerkennung	145
8.4	Entzündliche Myokarderkrankungen	145
8.5	Tabellarische Übersicht	146
8.6	Sonstige Verfahren	147
8.6.1	Belastungs-EKG	147
8.6.2	Myokardszintigraphie (SPECT)	148
8.6.3	(Stress-)Echokardiographie	148
8.6.4	Koronarangiographie	149
8.6.5	Kardiale CT (Koronar-CT)	149
9	**MR-Angiographie**	**151**
9.1	Supraaortale Arterien	152
9.2	Viszeralarterien	153
9.3	Nierenarterienstenose	154
9.4	Aortenerkrankungen	156
9.4.1	Aneurysma	156
9.4.2	Koarktation, Stenose und Verschluss	157
9.4.3	Dissektion	157
9.5	Periphere arterielle Verschlusskrankheit	158
9.6	Venöse MR-Angiographie	159
9.7	Grenzen der MRA und sonstige Verfahren	162

10	**MRT der Brustdrüse**	164
10.1	Indikationen zur MR-Mammographie	164
10.2	Grenzen der Methode	167
11	**Abdominal- und Urogenitalorgane**	170
11.1	Leber	170
11.1.1	Fokale Leberläsionen	171
11.1.2	Diffuse Lebererkrankungen	174
11.2	Biliäres System	175
11.2.1	MR-Cholangiopankreatikographie (MRCP)	176
11.3	Pankreas	177
11.3.1	Fehlbildungen	177
11.3.2	Akute Pankreatitis	178
11.3.3	Chronische Pankreatitis	178
11.3.4	Pankreasneoplasien	178
11.4	Milz	178
11.4.1	Benigne Läsionen	179
11.4.2	Maligne Läsionen	179
11.5	Intestinaltrakt	179
11.5.1	MR-Enteroklysma	180
11.5.2	Dark-lumen-MR-Kolonographie	181
11.5.3	Rektumkarzinom	182
11.5.4	Perianale Fisteldarstellung	182
11.6	Nebennieren	183
11.6.1	Adenom vs. Metastase	183
11.6.2	Cushing-Syndrom	184
11.6.3	Conn-Syndrom	184
11.6.4	Phäochromozytom	185
11.7	Nieren	185
11.7.1	Nierenzellkarzinom	185
11.7.2	Atypische Nierenzyste vs. zystische Neoplasie	186
11.8	Ableitende Harnwege	188
11.8.1	Harnblase	188
11.8.2	Nierenbeckenkelchsystem und Harnleiter	189
11.9	Prostata und Samenblasen	191
11.9.1	Prostatakarzinom	191
11.9.2	Weitere Anwendungen	195
11.10	Skrotum	195
11.10.1	Raumfordernde Prozesse	195
11.10.2	Hodensuche bei Kryptorchismus	196

11.11	Leistenregion	197
11.11.1	Hernien und andere Resistenzen	197
11.12	Penis	197
11.13	Uterus	198
11.13.1	Kongenitale Fehlbildungen	198
11.13.2	Benigne Veränderungen	199
11.14	Weibliche Adnexe	201
11.14.1	Beurteilung von Ovarialzysten	202
11.14.2	Weitere Charakteristika von Ovarialtumoren	204
11.14.3	Staging von Ovarialtumoren	206
11.15	Weiblicher Beckenboden und Vagina	206
11.15.1	Stressinkontinenz	206
11.15.2	Vagina	207
12	**Kontraindikationen zur MRT**	**208**
12.1	Absolute Kontraindikationen	208
12.2	Relative Kontraindikationen	208

Literatur ... 211

Allgemeines ... 211
Auge, Orbita und Sehnerv ... 211
Kopf- und Halsregion ... 212
Gehirn und Neurocranium ... 212
Spinalkanal und Wirbelsäule ... 213
Bewegungsorgane ... 213
Thoraxorgane ... 214
Kardiale MRT ... 214
MR-Angiographie ... 215
Brustdrüse ... 215
Abdomen ... 216
Urogenitalorgane ... 217

Stichwortverzeichnis ... 219

Geleitwort

Eine der wenigen Gewissheiten in der Medizin besteht darin, dass sie niemals in ihrer Entwicklung stillsteht. Sie verändert sich dauernd, sowohl die Diagnostik als auch die Therapie. Die Neuerungen der letzten Jahrzehnte sind ein beredtes Beispiel dafür.
Die Radiologie gehört zu den lebendigsten medizinischen Disziplinen und ist in den vergangenen dreißig Jahren durch eine explosionsartige Entwicklung gegangen. Selbst für Radiologen ist es mühsam, einen Überblick über die einzelnen Techniken und ihre Anwendungen zu behalten.
Bei der Vielfalt der bildgebenden Untersuchungsmöglichkeiten und Technologien fallen Entscheidungen oftmals aus gesundheitspolitischen und finanziellen Gründen oder aus einfacher Unwissenheit um die Methoden, die für den Patienten am schnellsten und erträglichsten zur bestmöglichen Diagnose führen. Oftmals sind nicht nur überweisende Ärzte, sondern auch Radiologen bei der Wahl der gegebenen Methode unsicher oder überfragt.
Roberto Schubert hat es auf sich genommen, die Indikationen für die MR-Tomographie zusammenzutragen und abzuwägen, ihre Stellung innerhalb der medizinischen Diagnostik festzulegen – vor allen Dingen gegenüber der Röntgen-Computertomographie – und Hilfestellung dabei zu geben, die richtige Entscheidung zu treffen, um falsche oder Doppel- und Dreifachuntersuchungen zu vermeiden.
Im deutschsprachigen Raum hat ein derartiger Überblick bisher gefehlt. Dieses Buch erlaubt nun das rasche und präzise Nachschlagen und ist eine detaillierte Hilfsquelle für die diagnostische medizinische Bildgebung.
Ich hoffe, dass eine breite Ärzteschaft in ihrer Sorge um ihre Patienten und bei ihrer Behandlung aus diesem Buch einen möglichst großen Nutzen zieht.

Dr. Peter A. Rinck
Professor für Bildgebende Diagnostik

Abkürzungsverzeichnis

3D	3-dimensional
ABER	Abduction External Rotation
ACAS	Asymptomatic Carotid Atherosclerosis Study
ACE	Angiotensin-Converting Enzyme
ACI	Arteria carotis interna
ACR	American College of Radiology
ACVB	Aortocoronarer Venenbypass
ADC	Apparent Diffusion Coefficient
ADEM	Akute disseminierte Enzephalomyelitis
ADH	Antidiuretisches Hormon
ALPSA	Anterior Labral Periosteal Sleeve Avulsion
ARVC	Arrhythmogene rechtsventrikuläre Dysplasie
AT1	Angiotensin 1
ATP	Adenosintriphosphat
av	Arteriovenös
AVM	Arteriovenöse Malformation
B-HAGL	Bony Humeral Avulsion of the Glenohumeral Ligament
BI-RADS	Breast Imaging Reporting and Data System
BOLD	Blood Oxygen Level Dependent
BRAVO	Brain Volume Imaging
CCC	Cholangiocellular Carcinoma
CCT	Kranielle Computertomographie
ce-MRA	Contrast-enhanced MR Angiography
cMRT	Kranielle Magnetresonanztomographie
CMV	Cytomegalievirus
CSI	Chemical Shift Imaging
CT	Computertomographie
CTA	CT-Angiographie
CTAP	CT-Arterioportographie
CTCA	CT-Koronarangiographie
CUP	Carcinoma of Unknown Primary
DCIS	Duktales Carcinoma in situ
DGN	Deutsche Gesellschaft für Neurologie
DPHL	Delayed Post-hypoxic Leukencephalopathy
DRS	Digitale Röntgensialographie
DSA	Digitale Subtraktionsangiographie
DTI	Diffusion Tensor Imaging
DTPA	Diethylentriaminpentaacetat
DVA	Developmental Venous Anomaly
DWI	Diffusion-weighted Imaging
EEG	Elektroenzephalogramm
EKG	Elektrokardiogramm

EOB	Ethoxybenzyl
ERCP	Endoskopische retrograde Cholangiopankreatikographie
ESWL	Elektrohydraulische Stoßwellenlithotripsie
FATSAT	Fat Saturation
FDG	Fluordesoxyglukose
FIESTA	Fast Imaging Employing Steady State Acquisition
FIGO	Fédération Internationale de Gynécologie et d'Obstétrique
FKDS	Farbkodierte Duplexsonographie
FLAIR	Fluid-Attenuated Inversion Recovery
FSPGR	Fast Spoiled Gradient Echo
fMRI	Functional Magnetic Resonance Imaging
FNH	Fokale noduläre Hyperplasie
FSE	Fastspinecho
Gd	Gadolinium
GFAP	Glial Fibrillary Acidic Protein
GLAD	Glenolabral Articular Disruption
GRE	Gradientenecho
HAGL	Humeral Avulsion of the Glenohumeral Ligament
HCC	Hepatocellular Carcinoma
HCM	Hypertrophic Cardiomyopathy
HE	Hounsfield-Einheit
HIV	Human Immunodeficiency Virus
HKN	Hüftkopfnekrose
HLA-B27	Human Leukocyte Antigen B27
HOCM	Hypertrophic Obstructive Cardiomyopathy
HRCT	High-Resolution CT
HSV	Herpes-Simplex-Virus
ICD	Implantierbarer Cardioverter-Defibrillator
IHS	International Headache Society
IR	Inversion Recovery
ISG	Iliosakralgelenk
JCV	Jakob-Creutzfeldt-Virus
KHK	Koronare Herzkrankheit
KM	Kontrastmittel
LAA	Left Atrial Appendage
LAVA	Liver Acquisition with Volume Acceleration
LV	Linker Ventrikel
MALT	Mucosa-Associated Lymphoid Tissue
MERGE	Multiple-Echo Recalled Gradient Echo
MIP	Maximum Intensity Projection
MLD	Metachromatische Leukodystrophie
MPR	Multiplanare Rekonstruktion
MRA	MR-Angiographie
MRCP	MR-Cholangiopankreatikographie
MRM	MR-Mammographie

MRS	MR-Spektroskopie
MRT	Magnetresonanztomographie
MRU	MR-Urographie
MS	Multiple Sklerose
MSA	Multisystematrophie
MSCT	Multislice CT
mSv	milliSievert
MTC	Magnetization Transfer Contrast
NAS	Nierenarterienstenose
NBO	Neurofibromatosis Bright Object
NF I, NF II	Neurofibromatose Typ I, II
NMR	Nuclear Magnetic Resonance
npv	Negative predictive value
OD	Osteochondrosis dissecans
OMERACT	Outcome Measures in Rheumatoid Arthritis Clinical Trials
pAVK	Periphere arterielle Verschlusskrankheit
PCA	Phasenkontrastangiographie
PD	Protonendichte
PET	Positronen-Emissions-Tomographie
PLA	Pelvine Lymphadenektomie
PNET	Primitiver neuroektodermaler Tumor
ppv	Positive predictive value
PROPELLER	Periodically Rotated Overlapping Parallel Lines with Enhanced Reconstruction
PSA	Prostataspezifisches Antigen
PSC	Primär sklerosierende Cholangitis
PVNS	Pigmentierte villonoduläre Synovitis
PWI	Perfusion-weighted Imaging
RA	Rheumatoide Arthritis
RARE	Rapid Acquisition by Relaxation Enhancement
RI	Resistance Index
RSNA	Radiological Society of North America
S. n.	Substantia nigra
SAB	Subarachnoidalblutung
SE	Spinecho
SHT	Schädel-Hirn-Trauma
SLAP	Superior Labral Anterior to Posterior
SNR	Signal-to-Noise Ratio
Sp. a.	Spondylitis ankylosans
SPECT	Single Photon Emission Computed Tomography
SPIO	Supraparamagnetic Iron Oxides
SSFP	Steady State Free Precession
SS-FSE	Single Shot Fastspinecho
SSPE	Subakute sklerosierende Panenzephalitis
STIR	Short Tau Inversion Recovery
Tc99m	Technetium 99m

TE	Time to Echo (Echozeit)
TIPS(S)	Transjugulärer portosystemischer Stent-Shunt
TFCC	Triangular Fibrocartilage Complex
TLE	Temporallappenepilepsie
TOF	Time of Flight
TRICKS	Time-resolved Imaging of Contrast Kinetics
TRUS	Transrektaler Ultraschall
UICC	Union Internationale contre le Cancer
US	Ultraschall
VIBRANT	Volume-Imaging Breast Assessment
WHO	World Health Organisation
XALD	X-chromosomale Adrenoleukodystrophie

Einleitung

Die folgenden Seiten enthalten Indikationsvorschläge für einen gezielten Einsatz der Kernspintomographie in der medizinischen Diagnostik. Die Vorschläge richten sich insbesondere an fachfremde ärztliche Kolleginnen und Kollegen, denen kein Vertreter der bildgebenden Diagnostik als direkter konsiliarischer Ansprechpartner zu Verfügung steht. Die MRT umfasst inzwischen Indikationen aus allen Bereichen der klinischen und ambulanten Medizin und entwickelt sich in so rasantem Tempo, dass es selbst Fachleuten schwer fällt, einen Überblick über alle Einsatzmöglichkeiten zu behalten. Diese Übersicht soll die aktuellen Möglichkeiten und Grenzen der MRT-Diagnostik aufzeigen und als erste Referenz dienen, um aus dem breit gefächerten Angebot das diagnostisch zielführende Verfahren auszuwählen. Deshalb wurde der Versuch unternommen, den Aussagewert der MRT bei den jeweiligen Indikationen näher zu erläutern und in den Kontext einzuordnen.

Die Entscheidung zur Durchführung einer MRT steht in der Regel nicht am Anfang eines diagnostischen Prozesses, sondern wird getroffen, wenn ein bereits begründeter Krankheitsverdacht durch andere Methoden nicht in ausreichendem Maße gesichert oder ausgeschlossen werden konnte. Die hier vorgelegten Indikationsvorschläge gehen daher nicht von im Grunde vieldeutigen Krankheitssymptomen aus, sondern folgen zunächst einer Gruppierung nach Körperregionen bzw. Organsystemen. Von hier aus erfolgt die weitere Einteilung nach Verdachts- bzw. Arbeitsdiagnosen, zum geringen Teil auch nach klinischen Syndromen. Dies erleichtert eine fachgruppenspezifische Orientierung.

Die MRT ist nicht nur ein kompliziertes und kostspieliges Verfahren zur Lösung spezieller diagnostischer Probleme. Vielmehr gibt es zahlreiche gesicherte Primärindikationen, bei denen ein frühzeitiger MRT-Einsatz ohne unnötige Kosten, Zeitverluste oder Strahlenexposition durch Röntgenverfahren direkt zum Nachweis oder Ausschluss einer vermuteten Erkrankung führen kann. Auf den Stellenwert der MRT innerhalb der verfügbaren bildgebenden Verfahren (z. B. Methode der Wahl, weiterführende Diagnostik, Alternativmethode oder Spezialverfahren) wird bei den einzelnen Erkrankungen oder Zuständen hingewiesen. Falls nicht anders vermerkt, gilt die MRT bei den besprochenen Indikationen als bevorzugtes oder zumindest gleichwertiges Verfahren. Sofern eine Gleichwertigkeit zur Computertomographie gegeben ist, sollte unter Strahlenschutzaspekten daraus ebenfalls ein bevorzugter Einsatz ableitbar sein. Dass dies nicht immer der Fall ist, hat unterschiedliche Gründe, darunter nicht zuletzt eine De-facto-Rationierung von medizinischen Leistungen über das bestehende Vergütungssystem. Auf Kostenaspekte wird bei der Verfahrensauswahl nicht näher eingegangen, da sich aufgrund der komplexen Vergütungs- und Abrechnungsmodalitäten in Deutschland hierzu kaum allgemeingültige Aussagen treffen lassen. Für bestimmte MRT-Anwendungen konnte bereits gezeigt werden, dass ein frühzeitiger und gezielter Einsatz die Morbiditätskosten in der Folge zum Teil erheblich senken kann.

Die Aussagefähigkeit eines diagnostischen Verfahrens wird in der Literatur in Begriffen wie Sensitivität, Spezifität, Genauigkeit oder Treffsicherheit (engl. accuracy) und positiver bzw. negativer Vorhersagewert (ppv, npv) ausgedrückt. Verglichen wird eine neue

Methode in der Regel mit pathomorphologischen Untersuchungsbefunden oder dem etablierten Diagnoseverfahren, dem so genannten Goldstandard. Bei vielen Anwendungen der MRT hat sich gezeigt, dass die neue Methode besser war als der bisherige Goldstandard. Praktisch wurden somit durch die MRT neue Standards in der bildgebenden Diagnostik gesetzt.

Der primäre Einsatz der MRT ist im Allgemeinen dort indiziert, wo nicht invasive Alternativen mit ähnlich hoher Treffsicherheit fehlen. Bei der Vielfalt der diagnostischen Fragestellungen und den teilweise überlappenden Indikationsbereichen lässt sich eine schematische Rangfolge unter den bildgebenden Verfahren nur selten festlegen. Auch wenn die MRT bei den hier angeführten Indikationen manche Vorteile bietet, gibt es in vielen Fällen auch andere zielführende Methoden. Insbesondere mit der Computertomographie (CT) existiert ein breiter Überlappungsbereich in der Anwendbarkeit, v. a. in der Diagnostik des Abdomens und der Hals- und Gesichtsweichteile. Die Differentialindikation CT versus MRT wird für bestimmte Krankheitsbilder in den entsprechenden Kapiteln kurz umrissen. Bei bestimmten Anwendungen wird auch auf weitere bildgebende Diagnoseverfahren eingegangen, insbesondere auf den Ultraschall. Diagnostische Methoden jenseits der Bildgebung finden lediglich bei der Darstellung der kardialen MRT Berücksichtigung. Für die übrigen Indikationsgebiete wird auf die weiterführende Literatur verwiesen.

Die vorgestellten Indikationsempfehlungen beruhen zum überwiegenden Teil auf deskriptiven Studien, Übersichtsarbeiten und Expertenkonsens. Nur wenige Verfahren in der bildgebenden Diagnostik wurden bisher durch prospektive, randomisierte Studien oder Metaanalysen gesichert. Diese wurden nach Möglichkeit mitberücksichtigt. Längere Zeit etablierte bildgebende Verfahren haben oft eine geringe Evidenzstärke in der Literatur, sind aber für die medizinische Versorgung trotzdem von hoher Bedeutung.

Die Indikationshinweise wurden nach bestem Wissen und unter Zuhilfenahme der neueren Literatur erstellt. Sie erheben jedoch keinen Anspruch auf Vollständigkeit oder eine allgemeingültige Anwendbarkeit. Wie die Therapie muss auch die Diagnostik auf die jeweilige Situation des individuellen Patienten abgestimmt werden. In Zweifelsfällen hinsichtlich der Auswahl eines geeigneten Verfahrens oder einer speziellen Anwendung der MRT stehen Ihnen die Fachvertreter der bildgebenden Diagnostik sicher gern beratend zur Seite. Da dieses Buch nicht als Lehrbuch der MR-Diagnostik gedacht ist, wurde auf eine eingehendere Erklärung der einschlägigen Fachbegriffe verzichtet. Für den interessierten Nichtradiologen sei auf das „Taschenwörterbuch Magnetresonanztomographie" von Peter A. Rinck und Christoph Zink verwiesen.

Roberto Schubert, Berlin

1 Auge, Orbita und Sehnerv

Die Diagnostik von Erkrankungen des Auges und seiner Anhangsgebilde stützt sich eher auf die klinische und instrumentelle augenärztliche Untersuchung als auf die bildgebende Diagnostik. In vielen Fällen gibt jedoch die Schnittbildradiologie entscheidende diagnostische Hinweise. Die MRT liefert eine äußerst detaillierte Darstellung des Orbitainhalts, speziell bei der Anwendung von dedizierten Oberflächen- oder Mehrkanal-Phased-Array-Spulen. Die hohe Kontrastauflösung und die spezifischen Signaleigenschaften der Gewebe erlauben im Vergleich zum CT oft eine bessere anatomische Zuordnung und artdiagnostische Eingrenzung von Erkrankungen des Orbitainhalts. Die intrakranielle Ausdehnung orbitaler Raumforderungen wird durch die MRT zuverlässiger erfasst als durch die CT. Bei Läsionen des knöchernen Orbitatrichters oder kalzifizierten Strukturen bietet die CT dagegen Vorteile. Gelegentlich sind zur vollständigen Charakterisierung einer intraorbitalen Läsion beide Verfahren notwendig. Bei der Orbita-CT ist eine nicht unerhebliche Strahlenexposition der Augenlinse zu berücksichtigen, welche bereits bei einer einzigen Untersuchung mehr als 50 mSv betragen kann. Katarakte wurden schon nach kumulativen Expositionen von 100 mSv beobachtet, so dass die rechtfertigende Indikation zum Orbita-CT insbesondere bei Kindern und Jugendlichen zurückhaltend gestellt werden muss. Sofern also nicht differentialdiagnostische Erwägungen eine CT erfordern, sollte im Bereich der Orbita die MRT bevorzugt werden, die ohne jegliche Strahlenexposition auskommt.

1.1 Entzündliche Veränderungen

1.1.1 Septische Prozesse

Zum Nachweis entzündlicher Veränderungen, insbesondere von Orbitaphlegmonen und Abszessen, sind MRT und CT weitgehend gleichwertige Verfahren, wobei die CT wegen der Erfassung von Gaseinschlüssen und osteomyelitischen Destruktionen insbesondere bei fortgeleiteten Sinusitiden leichte Vorteile aufweist. Intrakranielle Komplikationen, wie fortgeleitete Entzündungen oder eine septische Thrombose des Sinus cavernosus, lassen sich dagegen besser im MRT erkennen.

1.1.2 Pseudotumor orbitae

Der idiopathische Pseudotumor orbitae (lymphozytäres Infiltrat) ist eine relativ häufige Ursache eines schmerzhaften, meist unilateralen Exophthalmus bei Patienten mittleren Alters und kann in allen anatomischen Kompartimenten der Orbita auftreten. Oft sieht man eine Beteiligung der Augenmuskeln, die von anderen Ursachen einer Myositis und von Neoplasien, insbesondere dem Non-Hodgkin-Lymphom, abgegrenzt werden muss. Die MRT mit fettsaturierten T2-gewichteten Sequenzen und T1-gewichteten Sequenzen nach Kontrastmittegabe ist hierfür die bevorzugte Methode. Die Mitbeteiligung der Sehnenansätze der Augenmuskeln spricht dabei für einen Pseudotumor und gegen eine Myositis (Abb. 1.1). Die Abgrenzung zum Lymphom ist dagegen sowohl klinisch als auch mit bildgebenden Verfahren und selbst in der Histologie schwierig. Ein akuter Verlauf spricht eher gegen ein Lymphom.

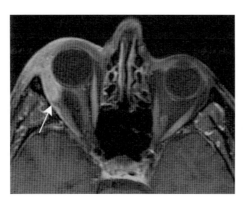

Abbildung 1.1 T1-FSE ax. mit spektral selektiver Fettsignalunterdrückung. Pseudotumor orbitae rechts mit Beteiligung des M. rectus lateralis (Pfeil).

1.1.3 Okuläre Myositiden

Bei der endokrinen Orbitopathie (M. Basedow) werden vorzugsweise die Mm. rectus inferior und medialis befallen, in je 50 % liegt ein unilateraler bzw. bilateraler Befall eines oder mehrerer Muskeln vor. Die anterioren Sehnenansätze sind ausgespart. Das bildgebende Verfahren der Wahl ist der ophthalmologische Ultraschall, wobei allerdings Schwierigkeiten bei der Beurteilung der Orbitaspitze bestehen. Die MRT erlaubt im Vergleich zu Ultraschall und CT nicht nur eine genaue Abbildung des gesamten Volumens der Augenmuskeln, sondern zeigt auch eine diffuse Signalerhöhung der betroffenen Augenmuskeln in der T2-Wichtung und gibt so Hinweise auf die Entzündungsaktivität (Abb. 1.2). Zur Therapiekontrolle ist sie das genaueste Verfahren. Weitere klinisch fassbare Ursachen einer okulären Myositis sind der Zoster ophthalmicus oder eine vorausgegangene Strahlentherapie. Oft bleibt die Ätiologie einer Augenmuskelentzündung jedoch unklar.

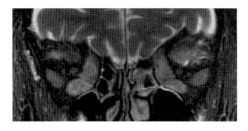

Abbildung 1.2 T2-FSE cor. mit spektralselektiver Fettsignalunterdrückung. Ausgeprägte Schwellung und Signalerhöhung sämtlicher Augenmuskeln bei endokriner Orbitopathie.

1.1.4 Dakryoadenitis

Schwellungen der Tränendrüsen finden sich bei der Sarkoidose sowie beim Sjögren- bzw. Mikulicz-Syndrom. Die Bildgebung ist unspezifisch.

1.1.5 Optikusneuritis

Die Neuritis nervi optici ist in 20 % der Fälle Initialsymptom einer Multiplen Sklerose (MS) und tritt bei etwa der Hälfte der MS-Patienten im Erkrankungsverlauf auf. Bis zu 80 % der Patienten mit isolierter Optikusneuritis entwickeln eine MS. Bei typischer Klinik ist eine Bildgebung des Sehnervs meistens nicht notwendig. Die MRT hat v. a. in diagnostisch zweifelhaften Fällen und zum Ausschluss anderer Ursachen eines Visusverlustes Bedeutung. Außerdem ist sie zur ergänzenden zerebralen Bildgebung indiziert. Bei einem typischen MRT-Befund einer Optikusneuritis findet sich in T2-gewichteten Sequenzen eine diffuse Signalerhöhung mit leichter Auftreibung und in T1-gewichteten Sequenzen nach Kontrastmittelgabe eine pathologische Anreicherung des Sehnervs, manchmal ist auch nur eine Erhabenheit der Papille erkennbar. Diese Veränderungen sind jedoch nicht regelhaft nachweisbar, weshalb der Ausschluss einer Optikusneuritis mit dem MRT nicht möglich ist.

1.1.6 Optikusatrophie

Atrophische Veränderungen des Sehnervs geben sich im MRT durch ein hyperintenses T2-Signal und eine Durchmesserreduktion des Nervs mit Erweiterung der perineuralen Flüssigkeitsmanschette zu erkennen. Neben Entzündungen sind auch ischämische, traumatische und genetische Ursachen einer Optikusatrophie bekannt.

1.1.7 Tolosa-Hunt-Syndrom

Eine granulomatöse Entzündung im Sinus cavernosus ist eine im Vergleich zum Diabetes mellitus seltene Ursache einer schmerzhaften Ophthalmoplegie (Nn. III, IV, VI) sowie einer Sensibilitätsstörung im Gebiet des N. ophthalmicus (V1). Schmerzen, die hinter dem Auge empfunden werden, sind bei einer Schädigung der Okulomotorik das klinische Differenzierungsmerkmal gegenüber neoplastischen oder vaskulären Ursachen. Die MRT weist Raumforderungen im Bereich der Orbitaspitze oder den Fissurae orbitales sowie Aneurysmen, AV-Fisteln und Thrombosen im Sinus cavernosus nach und kann so die Differentialdiagnose eingrenzen. Beim Tolosa-Hunt-Syndrom zeigt sich typischerweise eine Verbreiterung des betroffenen Sinus cavernosus in kontrastverstärkten, T1-gewichteten Bildern im Vergleich zur Gegenseite.

1.2 Tumoren

Während okuläre oder präseptale Tumoren in der Regel klinisch entdeckt werden, spielt das MRT für die Primärdiagnostik von Raumforderungen in den übrigen Kompartimenten der Orbita eine entscheidende Rolle. Die therapeutischen Optionen bei Orbitatumoren sind vielfältig und bedürfen eines interdisziplinären Ansatzes. Neben der operativen und chemotherapeutischen Behandlung kommt heute zunehmend die stereotaktische Bestrahlung zur Anwendung. Für eine möglichst exakte prätherapeutische Ausbreitungsdiagnostik ist die MRT das prädestinierte Verfahren. Die CT wird ergänzend bei Raumforderungen an der knöchernen Orbitawand oder im Bereich der Orbitaspitze sowie zum Nachweis differentialdiagnostisch bedeutsamer Tumorverkalkungen eingesetzt.

1.2.1 Retinoblastom

Der Tumor entsteht praktisch immer vor dem fünften Lebensjahr und wird meist im ersten Jahr erkannt. Die Rolle der Bildgebung besteht in der Ausbreitungsdiagnostik (Skleradurchbruch, Befall des Sehnervs, meningeale Aussaat), in der Suche nach assoziierten Hirntumoren (so genanntes trilaterales Retinoblastom, PNET) und der Verlaufskontrolle.

1.2.2 Malignes Melanom

Das maligne Melanom ist der häufigste intraokuläre Tumor des Erwachsenen. Es geht oft mit Glaskörperblutungen und einer Netzhautablösung einher, welche in der Schnittbilddiagnostik ein charakteristisches Bild aufweist. Die MRT zeigt bei melaninhaltigen Tumoren ein signalreiches Verhalten in der T1-Wichtung.

1.2.3 Optikusgliom

Die meisten Optikusgliome und pilozytischen Astrozytome der Sehbahn werden bis zum zehnten Lebensjahr diagnostiziert. Bis zu 50 % sind mit der Neurofibromatose Typ I assoziiert. Erstsymptom ist eine Visusminderung, bei kleinen Kindern ein amblyoper Strabismus oder Nystagmus. Die Behandlung hängt vom Alter der Kinder und der Lokalisation der Tumoren ab. Die Prognose ist ebenfalls lokalisationsabhängig. Der Nachweis einer Beteiligung postchiasmaler Strukturen im MRT macht einen kompletten Visusverlust wahrscheinlicher und ist mit einer höheren Letalität assoziiert. Bei einer Infiltration des Hypothalamus steigt die Letalität von 5 auf 50 %.

1.2.4 Optikusscheidenmeningeom

Diese Tumoren gehen von Arachnoidea-Resten in der Optikusscheide aus und zeigen in T1-gewichteten Serien nach Kontrastmittel (KM) ein typisches Verhalten (Tram-tracks- bzw. Target-sign). Die genaue Vorhersage der Tumorlokalisation im MRT hat therapeutische Konsequenzen: Rein intraorbitale Tumoren werden bei beginnendem Visusverlust zunächst bestrahlt und später evtl. operiert. Bei Lokalisation im Canalis n. optici ist eine unmittelbare Dekompression indiziert. Bei nach intrakraniell vorwachsenden Tumoren wird nach extraduraler Dekompression des Optikuskanals der intrakranielle Anteil reseziert, der orbitale Anteil wird anschließend bestrahlt.

1.2.5 Sphenoorbitale Meningeome

Intraorbitale Meningeome können ihren Ausgangspunkt auch von den medialen Keilbeinflügeln nehmen. Das Einwachsen in die Orbita erfolgt dann über die Fissura orbitalis superior (Abb. 1.3). Der Sehnerv bleibt in diesen Fällen länger verschont als bei Meningeomen der Optikusscheide oder des anterioren Klinoidfortsatzes.

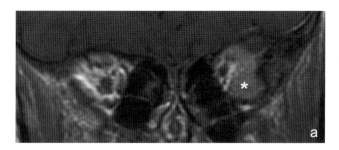
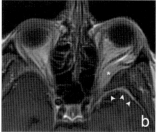

Abbildung 1.3 T1-SE cor. + KM (**a**). Solide Raumforderung in den lateralen Quadranten der linken Orbitaspitze (*). Die axiale Aufnahme zeigt ein en-plaque-wachsendes Meningeom (**b**) (Pfeilspitzen).

1.2.6 Neurinome (Schwannome)

Neurinome manifestieren sich meist im Erwachsenenalter und machen etwa ein bis vier Prozent aller Orbitatumoren aus. Bei großen Tumoren findet man knöcherne Arrosionen und ein in der T2-Wichtung oft heterogenes, überwiegend hyperintenses Signalverhalten. Klinisch besteht ein allmählich zunehmender Exophthalmus bei lange erhaltener Sehschärfe. Da die Tumoren meist von sensiblen Ästen ausgehen, ist eine vollständige operative Entfernung oft möglich.

1.2.7 Plexiforme Neurofibrome

Es handelt sich um unregelmäßig begrenzte, stark kontrastmittelanreichernde Läsionen, die häufig die Augenmuskeln involvieren und sich über mehrere Kompartimente erstrecken. Sie werden meist im Kindesalter diagnostiziert und sind pathognomonisch für den M. Recklinghausen (Neurofibromatose Typ I). Neurofibrome können in seltenen Fällen sekundär entarten.

1.2.8 Tränendrüsentumoren

Pleomorphes Adenom

Pleomorphe Adenome sind gutartige Mischtumoren und die häufigsten epithelialen Tumoren der Tränendrüse. Sie treten im mittleren Lebensalter auf. Eine Knochenbeteiligung kann vorliegen. Eine Restitutio ad integrum durch komplette Resektion ist die Regel. Verbliebene Reste können jedoch sekundär entarten. Im MRT findet sich ein relativ typisches Bild eines glatt begrenzten, relativ signalarmen Tumors mit schwacher Vaskularisation.

Karzinome

Adenoidzystische Karzinome der Tränendrüse sind relativ seltene Tumoren des mittleren Lebensalters. Die Tumorausbreitung entlang der Nervenbahnen verursacht eine frühzeitige Umgebungsinfiltration und führt zu einer ausgeprägten Schmerzsymptomatik. Die Tumoren neigen trotz radikaler chirurgischer Sanierung zu Lokalrezidiven und entwickeln Fernmetastasen. Zur lokalen Tumorkontrolle kann anstelle der Exenteratio bulbi eine Brachytherapie durchgeführt werden. Andere Karzinome der Tränendrüse, wie das Mukoepidermoidkarzinom und der maligne Mischtumor, sind Raritäten. In den bildgebenden Verfahren existieren keine spezifischen Unterscheidungsmerkmale.

1.2.9 Lymphom

Maligne Lymphome der Orbita sind eine Erkrankung des höheren Lebensalters und können im Bereich der Tränendrüse auftreten (Abb. 1.4), aber auch in intrakonaler, teils auch konjunktivaler Lokalisation. Die bildmorphologische Abgrenzung gegenüber entzündlichen Syndromen, speziell dem orbitalen Pseudotumor, ist schwierig. Die am häufigsten auftretenden MALT-Lymphome haben eine gute Prognose und sind mittels moderater Bestrahlung gut behandelbar. Aggressivere Lymphome werden primär chemotherapiert. 20–50 % aller primär extranodalen Lymphome manifestieren sich im weiteren Verlauf systemisch und müssen daher engmaschig kontrolliert werden.

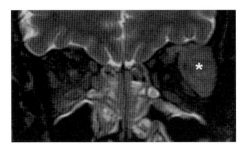

Abbildung 1.4 T2-FSE cor. mit spektralselektiver Fettsignalunterdrückung. Lymphom im oberen äußeren Quadranten der linken Orbita (*).

1.2.10 Rhabdomyosarkom

Das Rhabdomyosarkom ist der häufigste maligne Orbitatumor der ersten zehn Lebensjahre. Es liegt meist extrakonal im superioren nasalen Quadranten. Es handelt sich um solide, homogene Tumoren, die selten einbluten. Initialsymptom ist eine massive Protrusio bulbi mit inferotemporaler Verlagerung des Bulbus. Sofern die komplette Resektion nicht möglich ist, erfolgt eine kombinierte Radiochemotherapie. Mit einer rezidivfreien 3-Jahres-Überlebensrate von 91 % ist die Prognose besser als bei Rhabdomyosarkomen anderer Körperregionen.

1.2.11 Dermoidzysten

Dermoid- oder Epidermoidzysten sind angeborene, reifzellige Teratome und werden im Kindesalter oder frühen Erwachsenenalter symptomatisch. Sie entstehen im superolateralen oder -medialen Quadranten, besitzen eine dickwandige Kapsel und können den Knochen arrodieren (Abb. 1.5). Im Gegensatz zum Epidermoid enthält das Dermoid Bestandteile aller drei Keimblätter und zeichnet sich im MRT in erster Linie durch den Nachweis von Fettresonanzen aus.

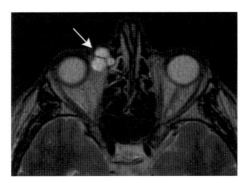

Abbildung 1.5 T2-FSE ax. Multilokuläre Zyste im medialen Augenwinkel rechts (Pfeil).

1.2.12 Metastasen

Orbitametastasen des Erwachsenen entstammen meist Organkarzinomen der Mamma, der Lunge, der Prostata, des Gastrointestinaltrakts oder der Niere. In der Regel besteht bereits ein disseminiertes Tumorleiden. Doppelbilder und Schmerzen sind bei Metastasen häufiger als bei Primärtumoren. Die Behandlung ist palliativ. Bei der meist uncharakteristischen Bildgebung und zahlreichen Differentialdiagnosen ist eine bioptische Sicherung meistens unumgänglich.

1.3 Vaskuläre Läsionen

1.3.1 Arteriovenöse Angiome und Fisteln

Echte arteriovenöse Malformationen in der Orbita sind selten. Erworbene Carotis-Sinuscavernosus-Fisteln gehören dagegen zu den häufigsten posttraumatischen Vaskulopathien der Kopf-Hals-Region. Aufgrund der Fixierung der A. carotis interna (ACI) im Sinus cavernosus durch Trabekel kommt es nicht nur bei Schädelbasisfrakturen, sondern auch bei Dezelerationstraumen zu Lazerationen der ACI oder zum Abriss meningealer Seitenäste. Die Fisteln können auch spontan durch Ruptur eines Aneurysmas der ACI oder iatrogen bei transsphenoidalem OP-Zugang zur Sella turcica entstehen. Meist handelt es sich um ein akutes klinisches Zustandsbild mit pulssynchronem Strömungsgeräusch und Kongestionssymptomen wie Chemosis und Exophthalmus. Im weiteren Verlauf kann es zur Amaurosis und zu Augenmuskellähmungen kommen. Im Falle eines Traumas ist die CCT mit Kontrastmittelgabe und evtl. CT-Angiographie die Methode der Wahl. Der CT-Nachweis einer

Keilbeinfraktur mit Lufteinschlüssen im Canalis caroticus stellt dabei eine Notfallindikation zur Angiographie und evtl. Intervention dar. In weniger akuten Fällen können auch die MRT mit Kontrastmittelgabe und die MR-Angiographie die Fistel nachweisen. Mit zeitaufgelösten MR-Kontrastmittelstudien (z. B. TRICKS – GE Healthcare, Milwaukee, USA) lassen sich darüber hinaus hochauflösende, dreidimensionale Datensätze im Sekundentakt erstellen, die Auskunft über die Lokalisation der Fistel und die venösen Abflusswege geben. Mit FLAIR-Sequenzen kann eine evtl. assoziierte Subarachnoidalblutung nachgewiesen werden.

1.3.2 Varixknoten

Varixknoten der Orbita sind verwandt mit entwicklungsgeschichtlichen Venenanomalien (DVA = developmental venous anomaly) des Gehirns, den früher so genannten venösen Angiomen. Anders als die zerebralen DVAs neigen orbitale Venenanomalien zu Blutungen oder Spontanthrombosen. Leitsymptom ist eine Protrusio bulbi, die unter Provokation (Valsalva) zunimmt. Nur symptomatische Formen bedürfen einer Behandlung. Typische Flussphänomene im MRT ermöglichen die Diagnose oft schon ohne Kontrastmittelgabe.

1.3.3 Hämangiome

Bei Neugeborenen und Kleinkindern sind Hämangiome selten angeboren, sie entstehen meist im frühen Säuglingsalter. Die meisten dieser infantilen Hämangiome bilden sich nach ein bis zwei Jahren spontan zurück, so dass bei erhaltenem Visus eine abwartende Haltung gerechtfertigt ist. Die MRT ist im Nachweis spezifischer als die CT und wird bei Hämangiomen in der Nachbarschaft des Auges und in der Orbita großzügig eingesetzt. Bei Erwachsenen gehören kavernöse Hämangiome zu den häufigsten raumfordernden Orbitaprozessen überhaupt. Die intrakonale Lage führt zu einer langsam progredienten, schmerzlosen Protrusio bulbi. Klinisch relevante Blutungen sind selten. Das Erscheinungsbild im MRT entspricht dem der intrakraniellen Kavernome. Aufgrund der Wachstumstendenz mit der Gefahr der Erblindung besteht das Endziel der Behandlung in einer kompletten Entfernung, der oft zunächst eine Dekompression vorangehen muss.

1.3.4 Hämangioperizytome

Hämangioperizytome sind seltene Gefäßwandtumoren des Erwachsenen. Sie wachsen lokal invasiv und entarten in 30 % der Fälle maligne. Bei früher Diagnose und kompletter Resektion ist die Prognose günstig. Die Signalcharakteristik im MRT ähnelt der des kapillären Hämangioms.

1.3.5 Lymphangiome

Lymphangiome sind benigne, hamartomatöse Tumoren des Kindesalters, die aus lobulären Strukturen, septierten zystischen Hohlräumen oder reinen Zysten bestehen. Sie reichen über anatomische Grenzen hinweg und neigen zu rezidivierenden Einblutungen, was im MRT charakteristische Sedimentationsphänomene hervorruft. Die MRT ist die Methode der Wahl zum Nachweis sonographisch schwer zugänglicher Läsionen. Außerdem dient sie zur Kontrolle bei Visusverschlechterung sowie progredienter Protrusio bulbi und bildet die Grundlage der Entscheidung zur Druckentlastung durch operative oder minimal-invasive Interventionen.

1.4 Grenzen der MRT und sonstige Verfahren

Die Unterscheidung zwischen den pneumatisierten Räumen und den ebenfalls signalfreien knöchernen Lamellen des Siebbeins bzw. den knöchernen Begrenzungen der benachbarten Sinus ist im MRT oft nicht möglich. Ebenso gestattet die MRT keine Unterscheidung pneumatisierter Hohlräume im Knochen von knöchernen Neubildungen oder Dysplasien, da diese, genau wie die Luft in den Sinus, kein messbares Signal emittieren. Verkalkungen und Lufteinschlüsse lassen sich im MRT generell nur schwer nachweisen oder differenzieren. Daher ergeben sich bei Erkrankungen des knöchernen Orbitatrichters sowie bei Frakturverdacht primäre Indikationen für die Computertomographie.

Die hochauflösende CT mit Knochenfensterdarstellung und kantenbetonendem Rekonstruktionsalgorithmus ist die Methode der Wahl bei Gesichtsschädelverletzungen mit Orbitabeteiligung. Sie ist geeignet zur Fremdkörpersuche (ergänzend zum Ultraschall) und zum Nachweis von Weichteilemphysemen infolge von Gesichtsschädeltraumen oder bakteriellen Infektionen. Osteogene Tumoren oder Skelettdysplasien der Orbita sind ebenfalls eine Domäne der Computertomographie. Ergänzend zum MRT wird die CT v. a. bei fortgeschrittenen Malignomen mit Destruktionen der knöchernen Orbitawand, bei Prozessen der Orbitaspitze und zum Nachweis differentialdiagnostisch bedeutsamer Tumorverkalkungen (z. B. Retinoblastom, Optikusscheidenmeningeom) eingesetzt.

Der Ultraschall in der Hand des Augenarztes ist das Verfahren der Wahl zur Beurteilung insbesondere der tiefen Kompartimente des Bulbus oculi. U. a. werden dadurch Glaskörperblutungen, intraokuläre Fremdkörper, Infektionen, Tumoren oder eine Amotio retinae erfasst. Auch die Augenmuskeln sind mit Ausnahme der orbitaspitzennahen Anteile gut darstellbar.

2 Kopf- und Halsregion

Zur Darstellung der Weichteile der Kopf-Hals-Region ist die MRT nach dem Ultraschall das bevorzugte bildgebende Verfahren. Bei der Lokalisation und Unterscheidung wichtiger anatomischer Strukturen und Leitungsbahnen auf engstem Raum liegen die Vorteile der MRT vor allem in einer hervorragenden Differenzierbarkeit von Weichteilgeweben, aber auch in der nicht invasiven Darstellung der Gefäßanatomie sowie der primären Bildakquisition in beliebigen Ebenen. Das Verfahren ermöglicht darüber hinaus eine begrenzte Gewebecharakterisierung durch spezielle Pulssequenzen und durch die intravenöse Gabe paramagnetischer Kontrastmittel. MR-Kontrastmittel können, da sie kein Jod enthalten, auch im Falle einer Hyperthyreose oder eines autonomen Adenoms der Schilddrüse eingesetzt werden. Moderne Spulentechnik und leistungsfähige Gradientensysteme erlauben eine detaillierte Abbildung der Weichteile des Halses und des Gesichts sowie der Blutgefäße vom oberen Mediastinum bis zur Schädelbasis und darüber hinaus. Die MRT ist daher das Verfahren der Wahl zum Staging und zur Therapiekontrolle bei zahlreichen Malignomen der Hals- und Gesichtsweichteile. Durch eine selektive Unterdrückung des Fettsignals lassen sich entzündliche Veränderungen wie Hals- und Gesichtsphlegmonen sehr empfindlich nachweisen. Mit hochauflösenden 3D-SSFP-Sequenzen lassen sich die Hirnnerven im Subarachnoidalraum bzw. den inneren Gehörgängen sowie die mit Endolymphe gefüllten membranösen Räume der Cochlea und des Labyrinths kontrastreich zur Umgebung abgrenzen (Abb. 2.1). Aus den Bilddaten lassen sich beliebige zwei- und dreidimensionale Ansichten der Gefäße, des Innenohrs und der Nerven im Kleinhirnbrückenwinkel generieren. Bei Fragestellungen im Bereich des Viszerokraniums und der Schädelbasis ist die Computertomographie das Verfahren der ersten Wahl. Die MRT liefert für diesen Bereich oft wichtige ergänzende Aussagen, so dass nicht selten beide Verfahren für eine definitive Beurteilung gebraucht werden.

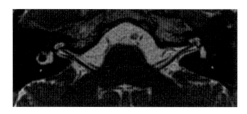

Abbildung 2.1 Darstellung der Hirnnerven in den zerebellopontinen Zisternen und den inneren Gehörgängen bds. mittels einer hochauflösenden 3D-SSFP-Sequenz (3D-FIESTA).

2.1 Sinunasaler Komplex und anteriore Schädelbasis

2.1.1 Fehlbildungen

Durch eine fehlende Separation der Hirnhäute vom Integument im Bereich der Nasenwurzel können bei normaler Retraktion der Dura während der Embryonalentwicklung ektodermale Inklusionen entstehen, aus denen sich pränasale oder intrakranielle Dermoid- oder Epidermoidzysten ableiten. Umgekehrt kommt es bei einer Störung des rostralen Neuralrohrschlusses zur Extrusion von Hirnanteilen oder Hirnhäuten durch Defekte in der Schädelbasis (Meningo-, Enzephalozelen). Treten diese Zelen durch die frontonasale Fontanelle aus, werden sie in der Regel unmittelbar postnatal diagnostiziert. Okkulte Meningoenzephalozelen im pränasalen Raum, in der Nasenkapsel oder in der Sphenoidalregion sind dagegen seltene Zufallsbefunde, die von hyperplastischen Schleimhautveränderungen oder Tumoren der sinunasalen Region unterschieden werden müssen. Dazu ist die MRT das Verfahren der Wahl. Darüber hinaus lassen sich mit der MRT begleitende intrakranielle Fehlbildungen erfassen, deren Häufigkeit mit bis zu 80 % angegeben wird. Die CT liefert ebenfalls wichtige Hinweise in Form typischer Defekte der Schädelbasis (erweitertes Foramen caecum, Crista galli bifida etc.), erlaubt jedoch keine ausreichende Differenzierung der Weichteilstrukturen. Als Nasengliome (oder extranasale Gliome, je nach Lokalisation) bezeichnet man benigne Raumforderungen aus dysplastischen Gliazellen, die ontogenetisch als Heterotopien zu betrachten sind. Im Gegensatz zu den Meningoenzephalozelen besteht dabei keine offene Verbindung zum Neurocranium.

2.1.2 Entzündliche Veränderungen

Akute Sinusitis

Bei einer unkomplizierten akuten Sinusitis ist im Normalfall keine Bildgebung indiziert, es sei denn, es wird eine odontogene Erkrankung als Ursache vermutet. Hier kommen die konventionellen Röntgenverfahren der stomatologischen Radiologie, wie Zahnfilme und Panoramaschichtaufnahmen, zum Einsatz. Im Zweifelsfall lassen sich bei eitrigen oder katarrhalischen Entzündungen Flüssigkeitsspiegel in konventionellen Röntgenaufnahmen nach Waters und Caldwell (om/of) nachweisen. Komplikationen wie subperiostale Abszesse oder osteomyelitische Destruktionen sind mit der CT zu erfassen. Die CT zeigt auch pathologische Veränderungen der Zähne des Oberkiefers, sofern die Aufnahmen nicht durch metalldichtes, prothetisches Material beeinträchtigt sind. Intrakranielle Komplikationen wie Meningitiden, subdurale Empyeme und septische Thrombosen der Sinus durae matris lassen sich dagegen durch MR-Verfahren empfindlicher nachweisen. Eine Kontrastmittelgabe ist dabei unverzichtbar.

Chronische Sinusitis

Als Hauptursache für chronisch rezidivierende Entzündungen der Nasennebenhöhlen (NNH) wird eine Beeinträchtigung des mukoziliaren Transports angesehen. Die koronale CT der NNH ist zur Lokalisation von Engstellen auf dem Weg der Sekretdrainage und zum Nachweis prädisponierender anatomischer Varianten das Verfahren der Wahl. Die anatomische Lokalisation von Schleimhautschwellungen ist bei der Beurteilung chronischer Entzündungen wichtiger als deren Ausmaß. Aufgrund des fehlenden Signals kompakten Knochens ist die Abgrenzung der knöchernen Septen von pneumatisierten Hohlräumen im MRT nur unvollständig möglich. Die MRT erlaubt daher auch keine zuverlässige Planung funktioneller endoskopischer Eingriffe. Nachteilig bei der CT ist die mangelhafte Differenzierung von Weichteilgeweben. Eine Differenzierung von akuten, chronischen oder rückläufigen Schleimhautverdickungen, Polypen, Zysten mit eingedicktem Sekret oder neoplastischen Veränderungen in den NNH ist bei der üblichen Vorgehensweise im CT nicht möglich. Entgegen einem verbreiteten Irrglauben erlaubt auch die intravenöse Kontrastmittelgabe keine Differenzierung zwischen benignen und malignen Schleimhautveränderungen. Als Warnsignal im CT gilt eine Destruktion knöcherner Wandstrukturen oder Septen. Hier sollte eine MRT-Untersuchung zur Differenzierung einer Osteomyelitis von einer neoplastischen Infiltration unmittelbar angeschlossen werden.

Als Komplikationen einer chronischen Sinusitis sind in erster Linie die Polyposis nasi et sinuum und die Mukozele zu nennen. Bei der Polyposis bietet die MRT keine relevanten Zusatzinformationen gegenüber der CT. Die Mukozele zeigt häufig ein typisches Erscheinungsbild in der MRT mit hoher Signalintensität in der T1-Wichtung infolge eingedickten, proteinreichen Sekretinhalts. Die wichtigsten diagnostischen Merkmale fehlender Pneumatisation und expansives Verhaltens sind jedoch ebenso gut in der CT nachzuweisen. Bei protrahierten allergischen Sinusitiden findet sich im CT eine Polyposis sinuum mit kalkäquivalenten Dichtewerten. Hohe Schwächungswerte im CT und Signalarmut in T2-gewichteten MRT-Sequenzen findet man auch bei mykotischen Superinfektionen. Postoperative Schleimhautverdickungen in den NNH haben einen geringen Vorhersagewert für eine rezidivierende Sinusitis. Insbesondere bei Langzeitschmerzen, Infraorbitalisneuropathien oder chronischem Sekretfluss besitzen diese Veränderungen eine diagnostische Relevanz.

2.1.3 Tumoren

Benigne Tumoren

Juveniles Angiofibrom

Das Nasopharynxfibrom entsteht eigentlich außerhalb der Nasenhöhle im Foramen sphenopalatinum aus plexiformen Resten der ersten embryonalen Kiemenbogenarterie. Aufgrund der vorherrschenden Symptomatik einer behinderten Nasenatmung und Epistaxis wird es unter den Nasentumoren besprochen. Es handelt sich um einen extrem gefäßreichen Tumor, der, vorwiegend bei Jugendlichen männlichen Geschlechts, über die Fossa pterygopalatina und die Choanen in die Nasenhöhle einwächst. Im CT sieht man typischerweise eine Aufweitung des Foramens sphenopalatinum oder auch Arrosionen der Flügelgaumenfortsätze. Die MRT mit Kontrastmittelgabe ist insbesondere zum Nachweis einer Invasion der Orbita und des Neurocraniums über die Fissurae orbitales hilfreich. Die Therapie besteht in der operativen Resektion nach superselektiver Embolisation über die Arteriae maxillaris und pharyngea ascendens. Spontanregressionen sind möglich.

Invertiertes Papillom

Dieser benigne Tumor kommt ebenfalls gehäuft beim männlichen Geschlecht vor, allerdings erst im mittleren und höheren Lebensalter. Eine Entartung ist selten, bis zu 15 % sind jedoch mit Karzinomen vergesellschaftet. Unilaterales Vorkommen und knöcherne Arrosionen unterscheiden das invertierte Papillom von der Polyposis. Die Läsionen reichern Kontrastmittel an, ansonsten bestehen weder im CT noch im MRT besondere

Charakteristika. Nach endoskopischer Entfernung neigt das invertierte Papillom zu Rezidiven, daher spielt die Schnittbilddiagnostik in der Nachsorge eine wichtige Rolle.

Maligne Tumoren

Plattenepithelkarzinom

Das Plattenepithelkarzinom ist das häufigste Malignom der Nase und der Nasennebenhöhlen. Es ist vorwiegend in den Kieferhöhlen, der Nasenhaupthöhle und den Ethmoidalzellen anzutreffen. Aufgrund der uncharakteristischen Symptomatik, sowohl klinisch als auch in der bildgebenden Diagnostik, werden diese Tumoren oft erst in fortgeschrittenen Stadien diagnostiziert. Knöcherne Destruktionen im CT erfordern deshalb eine histologische Diagnosesicherung. Die MRT weist osteolytische Veränderungen weniger sensitiv nach. Zellreiche Raumforderungen stellen sich allerdings in T2-gewichteten Sequenzen relativ signalarm dar, was eine gewisse Differenzierung von Schleimhautödemen oder Polypen erlaubt. Zum prätherapeutischen Staging sind beide Verfahren erforderlich, da sowohl die Integrität der Knochengrenzen als auch der benachbarten Weichteile beurteilt werden muss. Anteroinferiore Tumoren im Sinus maxillaris haben eine bessere Prognose als posterosuperiore NNH-Karzinome. Lymphknotenmetastasen sind selbst in fortgeschrittenen Stadien selten und betreffen die submandibuläre, die hohe juguläre und die retropharyngeale Gruppe.

Adenoidzystisches Karzinom

Tumoren der kleinen Speicheldrüsen stellen die zweithäufigste Gruppe von Malignomen im Sinus maxillaris. Das adenoidzystische Karzinom infiltriert häufig den Gaumen oder das Nasenseptum. Die Bildgebung ermöglicht keine spezifische Diagnose.

Aesthesioneuroblastom

Dieser seltene, maligne Tumor geht vom Riechepithel der Nasenschleimhaut aus (olfaktorisches Neuroblastom) und wächst daher typischerweise in der Umgebung der Lamina cribrosa und der superolateralen Nasenwand. Eine sanduhrartige, intra-extrakranielle Ausbreitung ist charakteristisch für diese Tumorart. Die MRT ist die Methode der Wahl zur Ausbreitungsdiagnostik und zum Nachweis der intrakraniellen Komponente.

Metastasen

Der Häufigkeit nach wurden bei Metastasen der sinunasalen Region folgende Primärtumoren beschrieben: malignes Melanom, Non-Hodgkin-Lymphom, extramedulläres Plasmozytom, Organkarzinome. Eine zuverlässige Unterscheidung vom Plattenepithelkarzinom ist mit bildgebenden Verfahren nicht möglich.

2.2 Felsenbein und Kleinhirnbrückenwinkel

2.2.1 Entzündungen

Akute Otitis media

In unkomplizierten Fällen, die auf die Antibiose gut ansprechen, ist keine Bildgebung erforderlich. Die hochauflösende CT mit Knochenfensterdarstellung ist das primäre Verfahren zum Nachweis einer Ausbreitung des Entzündungsprozesses per continuitatem. Sie zeigt eine Destruktion der knöchernen Septen im Mastoid mit Ausbildung eines Empyems (konfluierende Mastoiditis), kortikale Destruktionen des Proc. mastoideus und subperiostale oder Weichteilabszesse (Bezold-Abszess). Ebenso zeigt sie Verdichtungen pneumatisierter Zellen oder osteomyelitische Destruktionen in der Felsenbeinspitze bei der Petroapizitis. Destruktionen der knöchernen Begrenzungen zum Neurocranium oder den Sinus durae matris im CT sind ein Warnsignal, das eine weiterführende MRT-Diagnostik auslösen sollte. Aber auch intakte knöcherne Begrenzungen schließen bei entsprechender Symptomatik eine intrakranielle Komplikation nicht aus. Das Übergreifen von Entzündungsprozessen auf intrakranielle Strukturen (Meningitis, Zerebritis) oder auf den N. facialis kann mittels kontrastverstärktem MRT wesentlich empfindlicher und somit früher nachgewiesen werden als mit der CCT. Die klinische Diagnose einer fortgeleiteten Labyrinthitis lässt sich durch ein diffuses Kontrastmittelenhancement im MRT bestätigen. Gleichzeitig ermöglicht die MRT den Nachweis und die Ausdehnungsbestimmung einer Sinusvenenthrombose (Abb. 2.2).

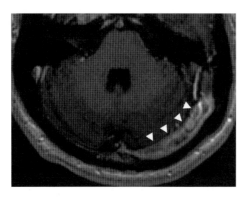

Abbildung 2.2 3D-BRAVO + KM ax. Bindegewebig organisierter Thrombus mit deutlichem KM-Enhancement (Pfeilspitzen) im linken Sinus transversus.

Chronische Otitis media und Cholesteatom

Die Komplikationen der chronischen Mittelohrentzündung unterscheiden sich von denen der akuten Verlaufsform. Die Bildgebung wird in der Regel eingesetzt zur diagnostischen Klärung einer postentzündlichen Leitungsschwerhörigkeit. Der Nachweis, die artdiagnostische Differenzierung und die Ausdehnungsbeurteilung eines erworbenen Cholesteatoms gehören dabei zu den häufigsten Fragestellungen. Erworbene Cholesteatome sind in der Regel mit der Retraktion von Trommelfelldefekten verbunden (Invaginationstheorie). Dabei entstehen Cholesteatome bei Einziehungen der Pars flaccida charakteristischerweise im Prussakschen Raum, zwischen dem Hammerhals und der lateralen Attikuswand. Sie dehnen sich nach posterior in das Antrum mastoideum aus und arrodieren typischerweise den Attikussporn (Skutum) sowie Kopf und Hals des Malleus. Diese Lokalisation ist am häufigsten und lässt sich am besten durch koronale CT-Schichten bzw. Reformationen erfassen. Bei Einziehungen der Pars tensa des Trommelfells entstehen Cholesteatome im Recessus facialis, lateral der Eminentia pyramidalis an der Hinterwand des Cavum tympani. Diese werden in axialen CT-Schichten am besten dargestellt. Knöcherne Arrosionen betreffen hier das Crus longum und den Proc. lenticularis incudis sowie den Hals und die Schenkel des Steigbügels. Angeborene Cholesteatome (Epidermoide) finden sich meist in den anteromedialen Anteilen des Cavum tympani und zeigen keine Trommelfelldefekte.

Mögliche Komplikationen des destruierenden Wachstums von Cholesteatomen sind Arrosionen des lateralen Bogengangs mit Ausbildung einer Labyrinthfistel, Destruktionen des Tegmen tympani mit Durainvasion, Sinusvenenthrombosen nach Durchbrüchen der knöchernen Wand des Sinus sigmoideus und die Invasion des Fazialiskanals. Bei allen primären Cholesteatomen ist die HR- bzw. MSCT mit multiplanaren Rekonstruktionen das bildgebende Verfahren der ersten Wahl. Die MRT sollte bei Verdacht auf eine Invasion des Neurocraniums oder eine Fazialisneuritis als zusätzliches Verfahren eingesetzt werden. Auch chronische, fibrosierende Labyrinthitiden lassen sich im MRT durch den Signalverlust des Labyrinths in T2-gewichteten oder SSFP-Sequenzen und ein evtl. vorhandenes Kontrastmittelenhancement gut nachweisen. Im HRCT ist dagegen nur die ossifizierende Labyrinthitis zuverlässig zu erkennen.

Eine differentialdiagnostisch bedeutsame Entität gegenüber dem Cholesteatom, die sich durch ihr Signalverhalten im MRT sicher unterscheiden lässt, ist das Cholesterolgranulom. Es handelt sich um eine hämorrhagische Fremdkörperreaktion auf Cholesterinkristalle. Das Signalverhalten im MRT wird daher von extrazellulärem Methämoglobin bestimmt (Abb. 2.3). Weitere Ursachen einer Leitungsschwerhörigkeit sind postentzündliche, nicht cholesteatombedingte Erosionen oder Fixierungen der Gehörknöchelchenkette (Tympanosklerose) und die fenestrale Otosklerose. Diese Differentialdiagnose stellt sich insbesondere bei intaktem Trommelfell. Die HRCT kann hier zur Ursachenklärung beitragen.

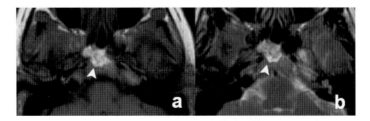

Abbildung 2.3 T1-SE ax. (**a**), T2-FSE ax. (**b**). Cholesterolgranulom im Bereich der rechten Pyramidenspitze und des Clivus.

Postoperative Zustände und Cholesteatomrezidive

Sämtliche Komplikationen der chronischen Otitis media können auch nach einer Mastoidektomie auftreten. Das Erscheinungsbild des Operationsdefekts in der Schnittbilddiagnostik hängt dabei von der Radikalität des Eingriffs ab. Narbiges Granulationsgewebe entsteht sowohl als Folge eines Eingriffs als auch im Rahmen chronischer Entzündungsprozesse. Die Abgrenzung dieser Narben gegen ein (rezidivierendes) Cholesteatom erfolgt zum einen durch den fehlenden Nachweis ossärer Destruktionen im HRCT und zum anderen durch spezifische Signalcharakteristika im MRT. In nativen T1- und T2-gewichteten Bildern zeigt sich kein wesentlicher Unterschied im Signalverhalten. Nach Kontrastmittelgabe reichert jedoch das Cholesteatom im Gegensatz zum oft stark vaskularisierten Granulationsgewebe nur im Randbereich geringfügig Kontrastmittel an. Die erfolgreiche Differenzierung von Cholesteatomen, Flüssigkeitsansammlungen und narbigen Granulationen gelingt zumindest bei größeren Läsionen auch mithilfe der diffusionsgewichteten Bildgebung. Für die Anwendung der Diffusionswichtung an der Schädelbasis wurden inzwischen spezielle Sequenzen entwickelt, die zu einer Reduktion von Suszeptibilitätsartefakten führen (z. B. DWI PROPELLER, GE Healthcare, Milwaukee, WI, USA). Damit wird sich in Zukunft die Beurteilbarkeit auch kleinerer Läsionen verbessern lassen.

2.2.2 Schallempfindungsschwerhörigkeit

Hörminderungen auf der Ebene des Sinnesorgans (sensorisches Defizit) oder des Hörnervs (neurales Defizit) können mit speziellen audiometrischen Verfahren unterschieden werden. Beim sensorischen Defizit kommt in erster Linie die HRCT zum Nachweis knöcherner Läsionen der Schneckenkapsel zum Einsatz. Die cochleäre Otosklerose, die Otosyphilis und der M. Paget zeigen hier charakteristische Veränderungen. Die MRT mit Kontrastmittelgabe dient zum Nachweis einer Labyrinthitis, die außer durch eine Mittelohrentzündung oder fortgeleitete Meningitis auch selten hämatogen, posttraumatisch oder durch eine Autoimmunerkrankung entstehen kann.

Eine Hörminderung durch ein neurales Defizit ist wesentlich häufiger. Ein rein unilateraler Hörverlust entsteht bei einer Läsion des N. cochlearis oder seiner Kerngebiete in der Medulla oblongata auf Höhe der unteren Kleinhirnschenkel. Die häufigste Ursache sind Neurinome des VIII. Hirnnerven. Die fälschlich so genannten Akustikusneurinome gehen in ca. 75 % vom Vestibularisanteil des Nervs aus und stellen die häufigsten Raumforderungen im inneren Gehörgang und Kleinhirnbrückenwinkel (Abb. 2.4). Die MRT ist die Methode der Wahl zum Nachweis des Akustikusneurinoms und zur Differenzierung von anderen raumfordernden Prozessen dieser Region (hauptsächlich Meningeome). Weiter zentral gelegene Läsionen gehen mehr oder weniger mit bilateralen auditorischen Symptomen einher. Auch zum Nachweis pathomorphologischer Läsionen der Hörbahnen, der subkortikalen Zentren und des auditorischen Kortex ist die MRT das Verfahren der ersten Wahl.

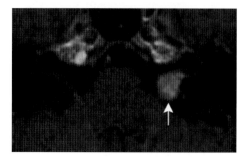

Abbildung 2.4 T1-SE ax. + KM. Akustikusneurinom (Vestibularisschwannom) im linken Kleinhirnbrückenwinkel (Pfeil) mit Ausläufer in den inneren Gehörgang.

2.2.3 Ohrgeräusche

Ein objektivierbares Geräusch hat praktisch immer eine Ursache, die mit bildgebenden Verfahren nachgewiesen werden kann. Bei subjektiv empfundenen, unilateralen Ohrgeräuschen findet man vor allem dann bildmorphologische Veränderungen, wenn ein pulsatiler Charakter oder Begleitsymptome wie Hörminderung oder vestibulärer Schwindel vorliegen. Wenn die Otoskopie eine „vaskuläre" Raumforderung hinter dem Trommelfell ergibt, ist der nächste Schritt zur Abklärung die HRCT. Ursachen wie ein aberranter Verlauf der A. carotis interna, eine knöcherne Dehiszenz des Foramen jugulare oder ein Paragangliom (Glomustumor) können so differenziert werden. Im Falle einer negativen Otoskopie ist zur weiterführenden Diagnostik eher die MRT mit MR-Angiographie geeignet. Sie kann den Nachweis von Hirndruckzeichen, einer arteriosklerotischen Enzephalopathie oder einer Durafistel erbringen. Die MRT kann auch zur Artdiagnose eines Glomustumors beitragen, da größere Läsionen in der T1-Wichtung durch Flussphänomene in Gefäßen ein charakteristisches Signalmuster (Pfeffer-und-Salz-Muster) aufweisen. Außerdem reichern Paragangliome stark Kontrastmittel an, was einen sensitiven Nachweis schon sehr kleiner Läsionen durch die MRT ermöglicht.

Die Verursachung auditorischer oder vestibulärer Symptome durch so genannte proximale Gefäßkontakte des VIII. Hirnnervs wurde mehrfach beschrieben. Eine Elongation und Erweiterung der Ae. vertebralis und/oder basilaris (Dolichoektasie) kann zu einer komplexen Symptomatik vonseiten des Hirnstamms und der kraniellen Nerven der hinteren Schädelgrube führen (Abb. 2.5). Auch eine Schleifenbildung der A. cerebelli inferior anterior (AICA) mit Ausläufern in den inneren Gehörgang wurde von einigen Autoren als Tinnitusursache angeschuldigt. Die Lagebeziehung der Gefäße zu den zerebellopontinen Nerven lässt sich im MRT am besten durch hochauflösende 3D-SSFP-Sequenzen (CISS, FIESTA) darstellen (Abb. 2.6). Zur Darstellung einer Durafistel im MRT sind eine Kontrastmittelgabe und die Kombination mit der MR-Angiographie erforderlich.

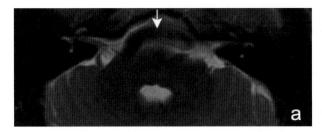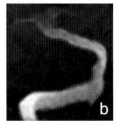

Abbildung 2.5 T2-FSE ax. (**a**). Massive Ektasie und Elongation der rechten A. vertebralis und der A. basilaris (Megadolichobasilaris). Arterielle 3D-TOF-MR-Angiographie (**b**) (gleicher Patient wie in [a]).

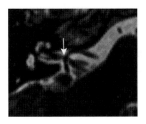

Abbildung 2.6 Proximaler Gefäßkontakt (Pfeil) des N. vestibulocochlearis mit der A. cerebelli anterior inferior.

2.2.4 Vestibulärer Schwindel

Bei einer objektivierbaren Vestibularisstörung lässt sich oft schon mit klinischen Prüfmethoden eine periphere von einer zentralen Ursache differenzieren. Zu den im MRT erkennbaren Ursachen eines peripheren vestibulären Schwindels gehören die Meningitis und Labyrinthitis, das Vestibularisschwannom und seltenere Raumforderungen im Kleinhirnbrückenwinkel sowie die Kompression des VIII. Hirnnervs durch Gefäßschlingen (meist der A. cerebelli ant. inf. – Abb 2.6). Dieser so genannte proximale Gefäß-Nervenkontakt (s. a. unter Ohrgeräusche) kommt in bis zu 30 % allerdings auch bei asymptomatischen Personen vor und ist daher wenig spezifisch.

Ein zentraler vestibulärer Schwindel geht im Gegensatz zum peripheren nur selten mit auditorischen Symptomen einher. Wichtige Ursachen, wie zerebelläre Degenerationen, Multiple Sklerose, toxische Enzephalopathien (Wernicke), lakunäre Hirnstamminfarkte und die vertebrobasiläre Dolichoektasie, lassen sich durch die kranielle MRT erkennen, weshalb die Methode bei zentralem Schwindel zu den Standarduntersuchungen gehört (Abb. 2.7). Wichtig ist auch die Erkennung einer Dissektion der A. vertebralis. Die kombinierte MRT und MR-Angiographie der Halsgefäße stellt hier die zuverlässigste Nachweismethode dar.

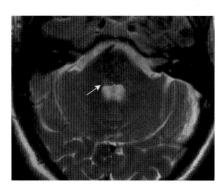

Abbildung 2.7 Fokale Läsion im zentralen Höhlengrau rechts, in der Nachbarschaft der Vestibulariskerne.

2.2.5 Nicht traumatische, periphere Fazialisparese

Bei 80 % der peripheren Lähmungen des motorischen Gesichtsnervs ist keine Ursache feststellbar (idiopathische oder Bellsche Lähmung). Daneben spielen vor allem entzündliche (virale, bakterielle, immunologische) Ursachen eine Rolle. Eine Neuritis n. facialis lässt sich anhand eines intrameatalen oder asymmetrischen Enhancements des Nervs im MRT zwar nachweisen, der Nachweis hat jedoch kaum eine klinische Bedeutung. Die Hauptaufgabe der Bildgebung besteht im Nachweis einer behandelbaren Raumforderung im Nervenverlauf. Nervenscheidentumoren machen etwa 5 % der Ursachen einer peripheren Fazialislähmung aus. Prädilektionsort ist das Ganglion geniculi. Aufgrund des protrahierten Symptombeginns sind diese Fazialisneurinome (Schwannome) bei der Diagnose oft schon relativ groß.

Hämangiome stehen in der Häufigkeit fokaler Läsionen an zweiter Stelle und sitzen meist im labyrinthinen Segment des Nervs. In der HRCT finden sich bei Hämangiomen knöcherne Spiculae und Verkalkungen, welche eine spezifische Diagnose erlauben. Selten entstehen auch Meningeome im inneren Gehörgang oder im labyrinthinen Segment des Fazialiskanals. In dieser Lokalisation sind sie von Schwannomen praktisch nicht zu unterscheiden.

MRT und HRCT ergänzen sich in der Bildgebung des N. facialis. Die MRT dient zur Darstellung des subarachnoidalen und intrameatalen Nervenverlaufs, des Ganglion geniculi sowie der Gl. parotis. Die HRCT mit multiplanaren Rekonstruktionen zeigt den Canalis n. facialis und dessen Beziehung zur Paukenhöhle und dem knöchernen Labyrinth. Die Suche nach einer Raumforderung des Nervs mithilfe bildgebender Verfahren ist indiziert bei protrahiertem Beginn der Fazialisparese oder bei fehlender Rückbildungstendenz nach sechswöchiger Behandlung.

2.3 Epimesopharynx

In der oberen Pharynxregion ist die MRT aufgrund der überlegenen Weichteilkontrastauflösung und der erweiterten Möglichkeiten der Gewebecharakterisierung der CT vorzuziehen. Insbesondere bei der Suche nach okkulten Tumoren ist die MRT derzeit das Verfahren der Wahl. Beispiele für Anwendungen der MRT im Pharynxbereich gibt die Tabelle 2.1.

Tabelle 2.1   Indikationen zur MRT des Nasopharynx *(modifiziert nach Carrington/Johnson)*

- Festlegung der Biopsieregion von Tumoren
- Ausbreitungsdiagnostik nachgewiesener Malignome
- Tumorsuche bei persistierender, unilateraler, seröser Otitis media
- Atypischer Gesichtsschmerz, Trigeminusneuralgie
- Chronische nasale Obstruktion oder rezidivierende Epistaxis
- Hirnnervenlähmungen
- Zervikale Lymphadenopathie
- Abgrenzung und Charakterisierung benigner Tumoren
- Anatomische und ätiologische Zuordnung parapharyngealer Raumforderungen

2.3.1 Entzündliche Veränderungen

Eine Bildgebung ist nur bei Komplikationen erforderlich – speziell beim Verdacht auf einen parapharyngealen Abszess. Die nekrotisierende Form der Otitis externa kann sich bis in den Parapharyngealraum ausbreiten und dort zu entzündlichen Infiltraten führen, die von Neoplasien mit bildgebenden Verfahren nicht unterscheidbar sind. Auch im Anschluss an eine Gewebsentnahme ist ein Malignomausschluss schwierig bis unmöglich.

2.3.2 Benigne Raumforderungen des Pharynx

Lymphatische Hyperplasie

Hyperplastische Adenoide findet man v. a. bei Kindern und Jugendlichen bis zum 20. Lebensjahr. Später treten sie im Rahmen von Infektionskrankheiten auf, z.B. bei infektiöser Mononukleose. Im MRT handelt es sich meist um Zufallsbefunde. Das Tonsillengewebe des gesamten Waldeyerschen Rachenrings ist in der T2-Wichtung signalreich und reichert kein Kontrastmittel an.

Juveniles Angiofibrom

Dieser hamartomatöse, gefäßreiche Tumor ist, abgesehen von der hyperplastischen Rachenmandel, die häufigste benigne Raumforderung der Nasopharynxregion und wurde bereits im Abschnitt „Sinunasaler Komplex und anteriore Schädelbasis" besprochen.

Thornwaldt-Zyste

Die an der posterokranialen Epipharynxwand gelegenen Thornwaldt-Zysten besitzen eine epitheliale Auskleidung und stellen wahrscheinlich Reste der Chorda dorsalis dar. Der proteinreiche Inhalt führt gelegentlich zu einem hyperintensen Signal in T1-gewichteten Serien (Abb. 2.8). In der Regel handelt es sich um Zufallsbefunde. Manchmal führen die Zysten zu einer verstärkten Sekretabsonderung.

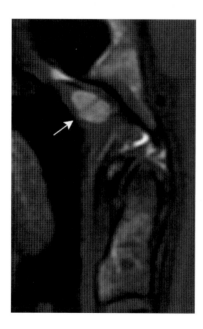

Abbildung 2.8 T2-FSE sag. Hyperintense Thornwaldt-Zyste an der posterokranialen Epipharynxwand (Pfeil).

2.3.3 Maligne Raumforderungen des Pharynx

Die weitaus häufigsten Neoplasien des Nasopharynx sind Plattenepithelkarzinome. Der häufigste Entstehungsort der Tumoren ist die Rosenmüllersche Grube oder die Umgebung des Torus tubarius. 90 % der Nasopharynxtumoren haben im Stadium T1 bereits LK-Metastasen gesetzt. Die Beurteilung der Lymphabflusswege mittels CT und MRT ist leider mit einer hohen Fehlerquote behaftet. Die Positronen-Emissions-Tomographie (PET) gestattet, insbesondere in Korrelation mit der Schnittbildanatomie, eine zuverlässigere Vorhersage metastatisch befallener Lymphknotenstationen. Dennoch kann die neck dissection als Goldstandard bisher nicht ersetzt werden.

Auch bei den Oropharynxtumoren dominieren die Plattenepithelkarzinome. Etwa die Hälfte sind Tonsillenkarzinome, 20 % Zungengrundkarzinome und je 10 % entstehen im weichen Gaumen, in den Valleculae epiglotticae und in der posterolateralen Oropharynxwand.

Non-Hodgkin-Lymphome machen etwa 25 % der Naso- und 15 % der Oropharynxtumoren aus. Im Gegensatz zu den Karzinomen neigen sie nicht zur Exulzeration oder Umgebungsinfiltration. In der Regel sind die lymphatischen Gewebe des Waldeyerschen Rachenrings betroffen. In der Hälfte der Fälle sind auch die Halslymphknoten befallen. Indiziert ist die Bildgebung mittels MRT bei allen nicht nur oberflächlichen Tumoren. Ihre wichtigste Aufgabe ist die lokale Ausdehnungsbeurteilung der Raumforderungen.

2.3.4 Parapharyngeale Raumforderungen

Auf der Basis der anatomischen Zuordnung und der Signalcharakteristika gelingt die diagnostische Zuordnung parapharyngealer Läsionen mit dem MRT in bis zu 90 % der Fälle. Im prästyloidalen Kompartiment finden sich meist Tumoren der akzessorischen Speicheldrüsen, am häufigsten das pleomorphe Adenom. Aufgrund des differenten OP-Zugangs müssen diese von intrinsischen Parotistumoren unterschieden werden. Außerdem findet man dort Lipome, Liposarkome, branchiogene Zysten und parapharyngeale Lymphknoten. Neurogene Tumoren (Schwannome, Neurofibrome, Paragangliome) machen bis zu 40 % der parapharyngealen Raumforderungen aus und sitzen typischerweise im poststyloidalen Kompartiment (Abb. 2.9). Auch Tumoren der zentralen Schädelbasis können sich bis in den Parapharyngealraum ausbreiten. Neben Ausläufern intrakranieller Tumoren, speziell von Meningeomen, ist hier vor allem das Clivuschordom zu nennen, welches in T2-gewichteten MR-Sequenzen eine charakteristisch hohe Signalintensität aufweist. Die Kontrastmittelaufnahme dieses Tumors ist variabel und meistens heterogen. Das Chordom ist ein autochthoner Schädelbasistumor, der aus Chordaresten hervorgeht, lokal destruierend wächst, aber nur selten metastasiert.

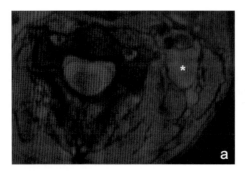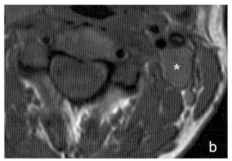

Abbildung 2.9 2D-MERGE ax. (**a**), T1-FSE ax. + KM (**b**). Neurofibrom des X. Hirnnervs bei Morbus Recklinghausen.

2.4 Mundhöhle, Mundboden, Gaumen und Zunge

2.4.1 Benigne Veränderungen

Normvarianten

Akzessorisches Parotisgewebe findet man uni- oder bilateral in bis zu 20% der Normalbevölkerung. Die akzessorischen Drüsen besitzen ein eigenes Gangsystem, das in den Stenson-Gang einmündet und bei ausreichendem Flüssigkeitsinhalt mit der MR-Sialographie nachgewiesen werden kann. Auch das Vorkommen von überzähligen Mundbodenmuskeln ist bekannt. In der Regel ist der M. digastricus betroffen.

Vaskuläre Läsionen

14% aller Hämangiome und Gefäßmalformationen entstehen in der Kopf-Hals-Region, dabei ist häufig der M. masseter involviert. Infantile Hämangiome sind mit 7% die häufigsten Kopf-Hals-Tumoren bei Kindern. Sie nehmen zunächst schnell an Größe zu und bilden sich dann meistens spontan zurück (ca. 10% Größenabnahme pro Jahr bis zur Adoleszenz). Zur Darstellung der Tiefenausdehnung bzw. zur Artdiagnostik nicht oberflächlich gelegener Läsionen ist die MRT die Methode der Wahl. Hämangiome mit hoher Flussrate sind dabei von arteriovenösen Malformationen schwer zu unterscheiden. Gefäßmalformationen sind im Gegensatz zu Hämangiomen immer angeboren, manifestieren sich u.U. aber erst bei älteren Kindern oder Jugendlichen. Sie wachsen nur langsam und zeigen keine Involution. Man unterscheidet kapilläre, venöse, arterielle und lymphatische Malformationen. MR-Tomographie und MR-Angiographie liefern bei all diesen Veränderungen wichtige diagnostische Informationen.

Zysten

Zystisches Hygrom

Das zystische Hygrom gehört zu den lymphovaskulären Fehlbildungen. 75% der Fälle werden bei der Geburt, 90% bis zum dritten Lebensjahr manifest. Typischerweise sieht man im MRT mehrkammerige Zysten ohne Verdrängungseffekt und Sedimentierungsphänomene durch Entmischung des Chylus oder Einblutungen.

Dermoidzysten

Dermoid- oder Epidermoidzysten sind ebenfalls angeboren, kommen aber selten vor. Die Mundbodenregion ist eine typische Lokalisation. Dermoidzysten sind in MRT und CT durch ihren Fettgehalt erkennbar. Epidermoide zeigen dagegen oft keinen Signal- oder Dichteunterschied zu Zysten anderer Herkunft.

Ductus-thyreoglossus-Zysten

Sie stellen insgesamt etwa 70% der kongenitalen Halsläsionen. Nur etwa 30% liegen oberhalb des Zungenbeins, meistens in der Submentalregion. Bis zum 30. Lebensjahr werden etwa zwei Drittel der Zysten entdeckt. Superinfektionen sind mit 60% relativ häufig. Daher sind die Zysten oft septiert und zeigen periphere Kontrastmittelanreicherungen. Das Entartungsrisiko liegt bei 1% (papilläres Schilddrüsenkarzinom).

Ranula

Hierbei handelt es sich um eine Retentionszyste bei Gangobstruktion der Speicheldrüsen, meist der Gl. sublingualis. Die einfache Ranula befindet sich oberhalb des M. mylohyoideus und ist von Gangepithel ausgekleidet. Im Anschluss an eine Ruptur entsteht die in den Submandibular- und Parapharyngealraum abtauchende Ranula, welche mit Bindegewebe ausgekleidet ist und demnach einer Pseudozyste entspricht. Ein wichtiges Erkennungsmerkmal ist dabei der Nachweis eines Ausläufers in den Sublingualraum.

Entzündliche Veränderungen

Bei Abszessen und Phlegmonen im Bereich der Mundhöhle und des Mundbodens wird aufgrund des überlegenen Nachweises kleiner Speichelsteine oder erregerbedingter Gaseinschlüsse vorwiegend die CT eingesetzt. Weitere Entzündungszeichen sind diffuse oder strangförmige Verdichtungen im Fettgewebe, Verdickungen der Kutis und der Faszien sowie evtl. ein Kontrastmittelenhancement dieser Strukturen. Diese Veränderungen lassen sich bei der Wahl geeigneter Untersuchungsparameter auch mit dem MRT nachweisen.

Solide Tumoren

Zungengrundstruma

Ektopes Schilddrüsengewebe ist zu 90 % in der Zunge lokalisiert. Das Signalverhalten des Gewebes nativ und nach Kontrastmittelgabe im MRT entspricht dem der orthotopen Schilddrüse. Dies gilt auch für pathologische Veränderungen. Oft fehlt allerdings die Schilddrüse in orthotoper Position. Zur Diagnosesicherung ist eine Schilddrüsenszintigraphie indiziert.

Pleomorphes Adenom

Die häufigste benigne Neubildung betrifft selten auch die Gl. submandibularis (8 %) oder sublingualis (0,5 %).

Sonstige

Des Weiteren findet man im Bereich der Mundhöhle, der Zunge und des Mundbodens benigne Neubildungen des Fettgewebes, der Muskulatur und der Nerven. Lipome sitzen zu 50 % im Bereich der Wange und sind durch ihren ausschließlichen Fettgehalt leicht zu erkennen. Rhabdomyome sind seltene Tumoren des mittleren Erwachsenenalters mit einer Prädilektion für den Mundboden und die Zunge. Sie zeichnen sich in MRT und CT durch ein kräftiges Kontrastmittelenhancement aus. Davon zu unterscheiden sind in erster Linie Nervenscheidentumoren (Schwannome), welche ebenfalls stark Kontrastmittel anreichern können.

2.4.2 Malignome

Plattenepithelkarzinom

90 % der malignen Tumoren der Mundhöhle sind Plattenepithelkarzinome. Prädilektionsorte für diese Tumorart sind die Unterlippe, der gingivobukkale Sulkus und die Zunge. Die Diagnose wird durch die Biopsie gestellt. Ein hierfür günstiger Ort lässt sich mithilfe des MRT bestimmen. 30–65 % der Patienten haben bei der Erstdiagnose bereits Lymphknotenmetastasen. Aufgrund der bei der operativen Behandlung routinemäßig durchgeführten Lymphknotendissektion besteht die Aufgabe der Bildgebung weniger im Lymphknotenstaging als in der Beurteilung der submukösen Infiltrationstiefe eines bekannten Primärtumors. Die MRT stellt nach neueren Erkenntnissen die Infiltration des Knochens sensitiver dar als die CT. Insbesondere ein permeativer Befall lässt sich durch die CT nicht ausreichend erfassen. Auch das Ausmaß der Weichteil- und perineuralen Infiltration lässt sich durch die MRT besser vorhersagen. Plattenepithelkarzinome im retromolaren Trigonum können die Kaumuskeln infiltrieren oder über die Flügelgaumengrube in die Orbita oder den Sinus cavernosus einwachsen. Bei Zungenkarzinomen ist die Überschreitung der Mittellinie ein Hinweis auf Inoperabilität.

Adenoidzystisches Karzinom

Dieser Tumor geht von den kleinen Drüsen der Mundschleimhaut aus. Wie an der Gl. parotis besitzt das adenoidzystische Karzinom die Tendenz zur frühzeitigen Infiltration entlang der Nerven. Lymphknotenmetastasen sind im Gegensatz zum Plattenepithelkarzinom selten. Anhand des Signalverhaltens im MRT sind die histologischen Tumorarten nicht zu unterscheiden. Ein hyperintenses Signal in der T2-Wichtung spricht für prognostisch günstigere, zellarme Tumoren.

Malignomrezidive

Nach Plattenepithelkarzinomen treten die meisten Rezidive innerhalb von zwei Jahren auf, nach operativer Behandlung am Resektionsrand, nach Strahlentherapie eher im Zentrum der alten Läsion. Eine Differenzierung von Narben- und Tumorgewebe im MRT erfolgt anhand der T2-Relaxationszeiten und des Anreicherungsverhaltens. Irrtümer sind insbesondere bei entzündlichen Gewebsveränderungen nicht selten.

2.5 Kauapparat und Speicheldrüsen

2.5.1 Temporomandibulargelenk (TMG)

Die MRT ermöglicht eine umfassende anatomische Darstellung des Kiefergelenks. Bei nicht unmittelbar traumatisch bedingten Läsionen des TMG stellt sie das bildgebende Verfahren der ersten Wahl dar. Die häufigste, morphologisch fassbare Gelenkveränderung ist die Dislokation des Discus articularis (internal derangement). Dieses Krankheitsbild kommt bei ca. 28 % der Bevölkerung vor. Frauen sind drei- bis fünfmal häufiger betroffen. Die klinische Differenzierung zwischen der Diskusverlagerung und myofaszialen Schmerzsyndromen ist besonders in fortgeschrittenen Fällen schwierig, da typische Klickgeräusche nur entstehen, sofern noch eine spontane Reposition des Diskus erfolgt. Die MRT wird mit sagittalen T1- oder Protonendichte-gewichteten Sequenzen bei geschlossenem und geöffnetem Mund durchgeführt (Abb. 2.10). Sie besitzt für das internal derangement eine Treffsicherheit von etwa 90 %. In Okklusionsstellung wird die Position des Diskus beschrieben. Ist der Diskus verlagert, so wird geprüft, ob bei geöffnetem Mund eine Reposition eintritt. Außerdem werden die Diskusmobilität und das Ausmaß der Translationsbewegung des Condylus bei der Mundöffnung beurteilt. Darüber hinaus können anhand der Signalintensität des Diskus regressive Veränderungen festgestellt werden. Durch zusätzliche koronale Schichten werden auch mediale und laterale Diskusverlagerungen erfasst, deren Häufigkeit mit ca. 20 % angegeben wird. Komplikationen, wie die temporomandibuläre Arthrose mit Deformierung des Condylus oder die avaskuläre Kieferköpfchennekrose, sind ebenfalls mit der MRT frühzeitig zu erfassen. Die MRT eignet sich auch gut zur Darstellung alloplastischer oder autologer Diskusersatzmaterialien und dient daher zur Kontrolle rekonstruktiver Eingriffe. Wie an anderen Gelenken des Körpers lassen sich durch den MRT-Einsatz entzündliche Erkrankungen anhand von Ergüssen, Knorpelschwund, Spongiosaödemen oder Pannusbildung diagnostizieren. Typische MRT-Befunde von Synovialerkrankungen, wie Ganglionzysten, synoviale

Chondromatose und pigmentierte villonoduläre Synovitis (PVNS), lassen sich auch am TMG beobachten.

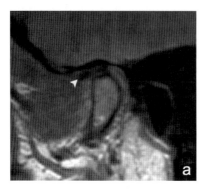 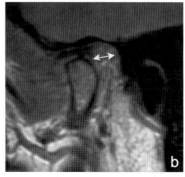

Abbildung 2.10 PD-FSE obl. sag. Darstellung des Temporomandibulargelenks. Unterschiedliche Positionierung des Diskus (Pfeilspitze) bei geschlossenem (**a**) und geöffnetem Mund (**b**).

2.5.2 Kiefer und Zähne

An den Kieferknochen und dem Dentalapparat gibt es derzeit keine Primärindikationen für die MRT. Wie bei allen knöchernen Strukturen kommen hier zunächst Röntgenverfahren einschließlich CT zum Einsatz (Abb. 2.11). Als weiterführendes Verfahren dient die MRT der Kieferregion in erster Linie zur Beurteilung der Kaumuskulatur und zur Charakterisierung von Raumforderungen. Speziell beim Ameloblastom lassen sich mittels MRT gelegentlich solide Tumoranteile und differentialdiagnostisch bedeutsame murale Knötchen nachweisen. Daher können Rezidive dieser Tumorart durch die MRT frühzeitig erkannt werden.

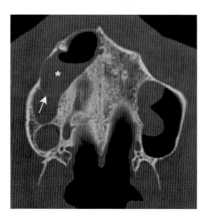

Abbildung 2.11 MSCT des Oberkiefers, Knochenfensterdarstellung. Multilokuläre, expansive und destruierende Läsionen im rechten Oberkiefer mit Septierungen (Pfeil): Ameloblastom.

2.5.3 Speicheldrüsen

Bei allen Affektionen der Speicheldrüsen kommt der Ultraschall als erstes bildgebendes Verfahren zum Einsatz. Daher sind sowohl MRT als auch CT als weiterführende diagnostische Verfahren zu betrachten.

Entzündliche Veränderungen, Sialolithiasis

Die meisten akuten Sialoadenitiden erfordern entweder keine Bildgebung oder sind mit dem Ultraschall und konventionellen Röntgenaufnahmen zur Steinsuche hinreichend diagnostizierbar. Konkremente sowie entzündliche Komplikationen bis hin zum Abszess lassen sich am besten mittels CT nachweisen. Bei akuten Entzündungen der Speicheldrüsen ist eine Darstellung der Drüsengänge mittels digitaler Subtraktionssialographie (DRS) kontraindiziert. Die MR-Sialographie (MRS) bietet eine nicht invasive Alternative zur Darstellung des Gangsystems, falls die CT keine befriedigende Aussage liefern kann.

Chronische Sialoadenitis

Bei der chronischen und insbesondere der Autoimmunsialoadenitis (Sjögren-Syndrom) ist die MRT bzw. MR-Sialographie (MRS) das aussagefähigste, nicht invasive Verfahren. Von einigen Autoren wird zur Klärung der Ursache einer Xerostomie die Durchführung einer MRS empfohlen. Die Sensitivität der MRS bei der chronischen Sialoadenitis beträgt ca. 70 %, die Spezifität 98 % gegenüber 96 % und 100 % bei der digitalen Subtraktionssialographie. Für die Sialolithiasis werden Sensitivitäten von 80 % und Spezifitäten von 98 % angegeben (DSS 90 %/98 %). Dabei ist eine relativ hohe Versagerquote der DSS zu berücksichtigen. Die MR-Sialographie kann die digitale Subtraktionssialographie in den meisten Fällen ersetzen.

Fokale Raumforderungen

Sofern der zystische bzw. benigne Charakter einer Raumforderung der Speicheldrüsen mit der Ultraschalluntersuchung nicht zweifelsfrei festgestellt werden kann, sollte als nächstes bildgebendes Verfahren die MRT zum Einsatz kommen. Die MRT mit Kontrastmittelgabe gestattet meistens eine zuverlässige Differenzierung atypischer Zysten von soliden Tumoren oder Hämatomen. Eine Unterscheidung benigner und maligner Tumoren ist nur begrenzt anhand des lokalen Wachstumsmusters möglich. Signifikante Unterschiede in den Relaxationszeiten oder sonstigen Signalcharakteristika bestehen nicht. Auch die Intensität der Kontrastmittelanreicherung ist kein Dignitätskriterium. Auch die glatte Begrenzung eines Tumors spricht nicht immer für ein gutartiges Verhalten. In vielen Institutionen wird daher die Feinnadelpunktion zur Diagnosesicherung eingesetzt. Die Aufgabe der Bildgebung bei soliden Tumoren besteht in der Abgrenzung intrinsischer von extrinsischen Raumforderungen und in der Darstellung ihrer Lagebeziehung zum Parapharyngealraum und zum motorischen Gesichtsnerv. 80 % des Drüsengewebes liegen oberflächlich des N. facialis, daher findet man dort auch die meisten Läsionen.

Tumoren der großen Speicheldrüsen machen nur ca. 3 % aller Organtumoren aus. Am häufigsten ist das pleomorphe Adenom. Dieser benigne Mischtumor zeigt im MRT ein relativ typisches Verhalten: Muskelisointens in T1-gewichteten Sequenzen wird er in der

T2-Wichtung mit zunehmender Echozeit (TE) signalreicher. Er reichert kaum Kontrastmittel an und zeigt glatte Konturen (Abb. 2.12). Die Mehrzahl der Tumoren entsteht in der Gl. parotis. Nur etwa 8 % der pleomorphen Adenome finden sich in der Gl. submandibularis und nur 0,5 % in der Gl. sublingualis. Weitere benigne Speicheldrüsentumoren sind der oft multilokulär mit zystischen Anteilen imponierende Whartin-Tumor (papilläres lymphomatöses Zystadenom) und das Onkozytom. Zysten des ersten Kiemenbogens treten ebenfalls in der Parotisregion auf und können bei Superinfektionen differentialdiagnostische Probleme bereiten.

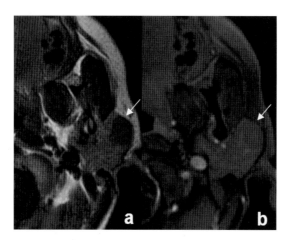

Abbildung 2.12 T1-FSE ax. nativ (**a**) und nach KM mit FATSAT (**b**). Glatt begrenzte, signalarme und hypovaskuläre Läsion der linken Glandula parotis: pleomorphes Adenom.

Maligne Speicheldrüsentumoren sind glücklicherweise selten. Der häufigste maligne Parotistumor ist das Mukoepidermoidkarzinom, gefolgt vom adenoidzystischen Karzinom. Letzteres zeichnet sich durch ein frühes infiltratives Wachstum entlang der peripheren Nerven aus.

2.6 Infrahyoidale Halsregion

Bei den unilateralen, extrathyreoidalen Halstumoren überwiegen im Kindesalter benigne Veränderungen wie Lymphadenitis und kongenitale Zysten. Im mittleren Alter trifft man vorwiegend auf maligne Lymphome und bei Patienten über 40 auf Karzinommetastasen.

2.6.1 Zystische Raumforderungen

Die vier häufigsten kongenitalen Läsionen sind zystisch. In der Reihenfolge der Häufigkeit ihres Auftretens handelt es sich um: mediane Halszysten (D.-thyreoglossus-Zysten), laterale Halszysten des 2. Kiemenbogens (branchiogene Zysten), zystische Hygrome (Lymphangiome) sowie Dermoid- oder Epidermoidzysten.

Mediane Halszysten

Diese Zysten des Ductus thyreoglossus können überall entlang des Gangverlaufs vom Foramen caecum bis zum (inkonstanten) Lobus pyramidalis der Schilddrüse entstehen. Die meisten (80 %) findet man jedoch in Höhe des Zungenbeins oder kaudal davon. Solides, ektopes Schilddrüsengewebe sieht man dagegen in der infrahyoidalen Region sehr selten. Nur 75 % der medianen Halszysten liegen tatsächlich in der Mittellinie. Mediane Halsfisteln entstehen aus Ductus-thyreoglossus-Zysten als Komplikationen eines Eingriffs, einer Ruptur oder Superinfektion. Bei Kindern ist für die Primärdiagnose außer dem Ultraschall oft keine Bildgebung erforderlich. Bei Erwachsenen geht es neben der Diagnosesicherung auch um den differentialdiagnostischen Ausschluss anderer Läsionen. Hierzu ist am besten die MRT geeignet. Die Signalintensität der Zysten ist abhängig von ihrem Proteingehalt. Bei einer Superinfektion können Wandverdickung oder Binnenstrukturen vorliegen. Typisch für Ductus-thyreoglossus-Zysten ist ihre Lage innerhalb der infrahyoidalen Muskulatur.

Laterale Halszysten

Hier handelt es sich in der überwiegenden Mehrzahl um Derivate des 2. Kiemenbogens (branchiogene Zysten). Sie sind bei Kindern häufiger, werden jedoch bis ins hohe Alter entdeckt. Die typische Lokalisation ist der Vorderrand des M. sternocleidomastoideus in Höhe der Karotisgabel (Abb. 2.13). Ein Größenwachstum kann im Anschluss an einen respiratorischen Infekt auftreten. Die Schnittbildcharakteristika ähneln denen von medianen Halszysten.

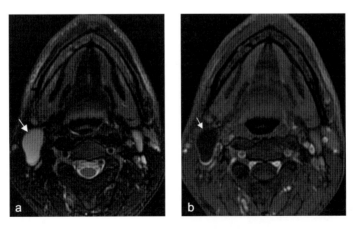

Abbildung 2.13 T2-FSE (**a**), T1-FSE + KM (**b**), jeweils mit spektral selektiver Fettsignalunterdrückung, laterale Halszyste rechts (Pfeil).

Zystisches Hygrom

Lymphangiome und deren histologischer Subtyp, das zystische Hygrom, manifestieren sich in ca. 60 % bei der Geburt, in 90 % nach Abschluss des zweiten Lebensjahres. Es handelt sich um Fehlbildungen, die die Lymphdrainage in das venöse System betreffen. Drei Viertel treten im Halsbereich (meist im posterioren Halsdreieck) auf, weitere 20 % in der Axilla. Zystische Hygrome bei Erwachsenen sind meist traumatisch bedingt. Einblutungen sind nicht selten und können zu einer plötzlichen Größenzunahme führen. Die MRT zeigt dann typische Sedimentierungsphänomene. Die MRT ist auch die Methode der Wahl zur Ausdehnungsbeurteilung vor chirurgischer Resektion. Lymphangiome umschließen häufig wichtige neurovaskuläre Leitungsbahnen, was ihre vollständige Entfernung erschwert. Ca. 10 % breiten sich bis in das Mediastinum aus.

Dermoide und Epidermoide

Diese Zysten sind ebenfalls angeboren. In der infrahyoidalen Halsregion und auch insgesamt sind sie selten. Die Hauptlokalisation im Kopf-Hals-Bereich ist der Mundboden. Von Zysten anderer Genese sind sie mittels CT oder MRT nur durch ihre Lage und einen eventuellen Fettgehalt (Dermoide) zu unterscheiden.

2.6.2 Benigne, nicht zystische Raumforderungen

In diese Gruppe fallen neurogene und vaskuläre Läsionen. Extrakranielle Paragangliome (Glomustumoren) entstehen sowohl supra- als auch infrahyoidal an den Glomera jugulare, vagale und caroticum als schmerzlose, pulsatile Tumoren. Im Hinblick auf eine eventuell notwendige präoperative Angiographie und Embolisation ist die Abgrenzung von neurogenen Tumoren, insbesondere Neurinomen des X. und XI. Hirnnervs, von Bedeutung. Neurinome können, ebenso wie Glomustumoren, stark Kontrastmittel anreichern, zeigen im Unterschied zu diesen jedoch keine flussbedingten Signalauslöschungen (flow-voids) in T1-gewichteten MRT-Sequenzen. Charakteristisch für Paragangliome sind außerdem atypische Gefäßstrukturen in der MR-Angiographie und gefäßtypische Auswaschkurven in dynamischen MR-Sequenzen nach Kontrastmittelgabe. Neurofibrome unterscheiden sich von Neurinomen (Schwannomen) durch eine variablere, oft schwächere Kontrastmittelanreicherung und durch ihr multinoduläres Wachstum entlang des Nervenverlaufs. Meist ist bereits ein M. Recklinghausen bekannt (Abb. 2.9).

Der Vollständigkeit halber seien noch die Lipome aufgeführt, deren Diagnose normalerweise keine Probleme bereitet. Zum Nachweis tiefer gelegener Lipome und zur Ausdehnungsbeurteilung vor einer geplanten Operation kann ergänzend zum Ultraschall sowohl die CT als auch die MRT eingesetzt werden (Abb. 2.14).

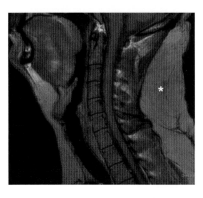

Abbildung 2.14 T1-FSE sag. Ausgedehnte Lipome im Bereich der Unterhaut des Nackens (*): so genannter Madelungscher Fetthals.

2.6.3 Nebenschilddrüsenadenome

Auslöser eines primären Hyperparathyreoidismus ist in bis zu 85 % ein solitäres Adenom der Nebenschilddrüsen (Epithelkörperchenadenom). Die Notwendigkeit der Bildgebung vor einem Ersteingriff durch einen erfahrenen Operateur ist umstritten, da bei der Operation in der Regel eine ausgiebige Exploration vorgenommen wird und ektope Adenome mit 10 % relativ selten sind. Entscheidet man sich zu einer präoperativen Adenomsuche, so ist die Kombination aus MRT und Tc-99m-Sestamibi-Washout-Szintigraphie mit SPECT die treffsicherste Methode. Es konnte in mehreren Studien gezeigt werden, dass die präoperative Bildgebung sowohl die Erfolgsrate der Operation steigern als auch ihre Komplikationsrate senken kann. Dies gilt besonders für Revisionseingriffe.

2.6.4 Entzündliche Erkrankungen

Bei komplizierten Infektionen der Halsweichteile überwiegt in der Literatur die Erfahrung mit der Computertomographie, deren Vorteile der ubiquitären Verfügbarkeit und kürzeren Untersuchungsdauer insbesondere bei kritischen Krankheitszuständen zum Tragen kommen. Im infrahyoidalen Halsbereich geht es in erster Linie um die Differenzierung phlegmonöser von abszedierenden Prozessen und um die Erkennung von Komplikationen wie Atemwegsobstruktion, suppurativer Lymphadenitis, Osteomyelitis, septischer Phlebothrombose und der Ausbreitung des Entzündungsprozesses in das obere Mediastinum über das viszerale oder prävertebrale Kompartiment. Zur Darstellung und Ausdehnungsbeurteilung einer Jugularvenenthrombose und zum gleichzeitigen Ausschluss einer Lungenarterienembolie ist die kontrastverstärkte (MS)CT der Hals- und Thoraxorgane das effizienteste Verfahren.

2.6.5 Lymphknoten

Solitäre, zervikale Lymphknotenmetastase

Die Manifestation einer Lymphknotenmetastase ist der häufigste maligne Halstumor. Sie tritt meist bei okkulten Plattenepithelkarzinomen im Kopf-Hals-Bereich auf. Zur Klärung müssen, wenn endoskopisch und mittels MRT kein Primärtumor gefunden wird, neben einer Tonsillektomie mit histologischer Aufarbeitung in Stufenschnitten, Probeexzisionen aus dem Nasopharynx und dem Zungengrund erfolgen. Bei Adenokarzinommetastasen und bei Metastasen im kaudalen Halsbereich oder den Supraclaviculargruben muss der Primärtumor auch außerhalb des Kopf-Hals-Bereiches gesucht werden. In etwa 5 % der Fälle kann der Primärtumor trotz intensiver Diagnostik nicht gefunden werden. Es handelt sich dann um einen definierten Sonderfall des CUP-Syndroms (carcinoma of unknown primary).

2.7 Larynx und Hypopharynx

2.7.1 Larynx- und Hypopharynxkarzinom

95% aller Tumoren des Larynx und Hypopharynx sind Plattenepithelkarzinome. Die endoskopischen Verfahren besitzen eine extrem hohe Treffsicherheit in der Beurteilung der Schleimhaut und können durch Schnittbildverfahren nicht ersetzt werden. Die Schnittbilddiagnostik spielt am Kehlkopf weder zur Erkennung von Frühkarzinomen noch zur lokalen Beurteilung fortgeschrittener Karzinome eine Rolle, bei denen ohnehin eine Laryngektomie geplant ist. Für die Planung stimmerhaltender Eingriffe oder einer Strahlentherapie ist jedoch eine möglichst genaue Beurteilung der submukösen Tumorausbreitung erforderlich. Die Vorteile der MRT gegenüber der CT bestehen hier in der Möglichkeit der primär koronalen Darstellung der Kehlkopfanatomie, der besseren Abgrenzung des Tumorgewebes vom M. thyroarytenoideus infolge des überlegenen Weichteilkontrasts und dem zuverlässigeren Nachweis einer Infiltration hyaliner, nicht ossifizierter Knorpelanteile. Vorteile der CT sind die höhere räumliche und zeitliche Auflösung und die geringere Artefaktanfälligkeit.

Benigne Stimmbandpolypen und Papillome erfordern normalerweise keine Bildgebung.

2.7.2 Submuköse Raumforderungen

Unter der Schleimhaut gelegene Raumforderungen geben sich endoskopisch nur durch einen Verdrängungseffekt zu erkennen und sind daher eine Domäne der Schnittbilddiagnostik. Generell wird sowohl durch die MRT als auch durch die CT die Unterscheidung zwischen zystischen, pneumatisierten, soliden, vaskulären oder chondrogenen Ursachen eines Verdrängungsprozesses ermöglicht.

2.8 Schilddrüse

In der Schilddrüsendiagnostik stellt die MRT kein primäres diagnostisches Verfahren dar. Das wichtigste Einsatzfeld ist die lokale Ausbreitungsdiagnostik von bereits gesicherten malignen Schilddrüsentumoren (Abb. 2.15). Im Vergleich zur CT hat die MRT bei dieser Indikation den Vorteil, dass paramagnetische Kontrastmittel wie Gadolinium-DTPA auch vor einer geplanten Radiojodtherapie eingesetzt werden können, da sie die Jodaufnahme der Schilddrüse nicht beeinflussen. Auch zur präoperativen Darstellung retrosternaler Strumen ist die MRT ein geeignetes Verfahren. Im Vergleich zur CT ohne Kontrastmittel gestattet sie eine bessere Abgrenzung des Strumagewebes von den vaskulären Strukturen im Mediastinum.

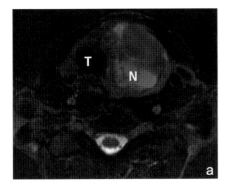 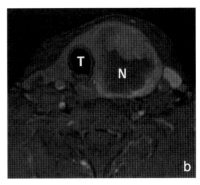

Abbildung 2.15 T2-FSE (**a**), T1-FSE + KM (**b**), jeweils mit mit FATSAT. Zentral nekrotisches (N) anaplastisches Schilddrüsenkarzinom links mit Verlagerung der Trachea (T) nach rechts.

2.9 Grenzen der MRT und sonstige Verfahren

Bei Tumoren ohne Zeichen eines lokal invasiven Wachstums ist die Dignitätsbestimmung allein anhand des Signalverhaltens im MRT oft unmöglich. Auch die Differenzierung entzündlicher oder neoplastischer Lymphknotenschwellungen gelingt allein durch Morphologie und Signalverhalten nur selten. Die Unterscheidung zwischen den pneumatisierten Räumen und dem ebenfalls signalfreien kompakten Knochen an der Schädelbasis ist im MRT nicht möglich. Daher ergeben sich bei Knochenerkrankungen, entzündlichen oder neoplastischen ossären Läsionen an der Schädelbasis, bei der chronischen Sinusitis sowie bei Frakturverdacht primäre Einsatzmöglichkeiten für die Computertomographie. Dies gilt auch für die Suche nach intrakraniellen Lufteinschlüssen oder Schädelbasisdefekten bei Liquorrhoe.

Die CT liefert (an modernen Mehrschicht-Geräten) eine bessere räumliche Auflösung, so dass auch kleinste Läsionen im Submillimeterbereich erkennbar werden. Im Hals- und Gesichtsschädelbereich sowie an der Schädelbasis hat die Computertomographie vielfältige Anwendungen, von denen hier einige Beispiele genannt werden. Sie ist das Verfahren der Wahl in der Traumatologie des knöchernen Gesichtsschädels und der Schädelbasis und kann hier bei Verdacht auf traumatische Gefäßverletzungen oder AV-Fisteln auch als CT-Angiographie durchgeführt werden. Die modernen Methoden der computergestützten Nachbearbeitung gestatten dabei eine dreidimensionale Darstellung von Verletzungsmustern aus jedem beliebigen Blickwinkel, was die Planung rekonstruktiver operativer Eingriffe enorm erleichtert. Durch den Nachweis von Weichteilemphysemen oder intrakraniellen Lufteinschlüssen (Pneumozephalus) gibt die CT indirekte Hinweise auf Frakturen des Gesichtsschädels oder der Schädelbasis. Ebenso lässt sich anhand der anatomischen Lokalisation und der Begrenzung osteolytischer Veränderungen an der Schädelbasis eine artdiagnostische Eingrenzung vornehmen. Dies gilt sowohl für entzündliche (z. B. invasive Aspergillose, Aktinomykose, Wegenersche Granulomatose) als auch für neoplastische Erkrankungen. MRT und CT sind bei zahlreichen diagnostischen Problemen im Bereich des Gesichtsschädels und der Schädelbasis Verfahren, die einander optimal ergänzen (Tab. 2.2).

Tabelle 2.2 Ausgewählte CT-Indikationen in der Kopf-Hals-Region

- Frakturen und Weichteilemphyseme
- Ursachenklärung oder OP-Vorbereitung bei chronischer Sinusitis
- Destruierende Entzündungen
- Vertigo, Schallleitungsschwerhörigkeit, Nachweis von Otosklerose-Foci
- Osteogene Tumoren der Schädelbasis und des Viszerokraniums
- Differenzierung eines Osteoms von einer Pneumatosis dilatans
- Skelettdysplasien (u. a. fibröse Dysplasie)
- Morbus Paget
- Nachweis von Fremdkörpern
- Infiltration des M. vocalis und der Aryknorpel bei Larynxtumoren

Ergänzend zu der MRT wird die CT bei fortgeschrittenen Malignomen mit Destruktionen der knöchernen Grenzflächen, Osteomyelitiden, Cholesteatomen, Petrositis apicalis eingesetzt. Nachteil der CT ist der mangelnde Weichteilkontrast. Für die anatomische Differenzierung der Halsorgane ist daher eine Kontrastmittelgabe unabdingbar, während bei der MRT oft darauf verzichtet werden kann.

Der Ultraschall der Hals- und Gesichtsweichteile ist das primäre Diagnoseverfahren bei Weichteilschwellungen oder vergrößerten Lymphknoten im Halsbereich, zur Beurteilung der Speicheldrüsen und zum Nachweis einer Sialolithiasis. Die Methode gestattet die Unterscheidung zystischer und solider Raumforderungen und unter Einsatz der farbkodierten Duplexsonographie auch die Abschätzung der Durchblutung einer Läsion. Vaskuläre Tumorkomplikationen, wie Gefäßstenosen, -thrombosen oder -verschlüsse, können sonographisch zuverlässig erkannt werden.

3 Gehirn und Neurocranium

Trotz der raschen Weiterentwicklung der MRT-Technologie auf allen Gebieten bleibt die Beurteilung von ZNS-Erkrankungen eine der häufigsten Aufgaben der MRT-Diagnostik. Nicht nur wegen der detailreichen anatomischen Abbildung normaler und pathologischer ZNS-Strukturen, sondern auch aufgrund der Non-Invasivität der Methode und der vollständigen Abwesenheit ionisierender Strahlung hat sich die Magnetresonanztomographie in der Nervenheilkunde zum bildgebenden Verfahren mit der größten Bedeutung und Akzeptanz entwickelt. Sie eignet sich prinzipiell zur bilddiagnostischen Ursachenklärung zentralnervöser Reiz- oder Ausfallssymptome aller Art und besitzt bei der Mehrzahl pathologischer ZNS-Veränderungen höhere Sensitivitäten und Spezifitäten als die kranielle Computertomographie. Daneben wird sie zur Therapieplanung und Verlaufskontrolle zahlreicher neurologischer Erkrankungen eingesetzt.

3.1 MRT-Diagnostik bei Kopfschmerzen

Bei typischen Migränebeschwerden nach den Kriterien der International Headache Society (IHS) liegt die diagnostische Ausbeute bildgebender Verfahren nicht höher als in der Allgemeinbevölkerung. Hier steht die Bildgebung zunächst nicht im Vordergrund. Bei atypischen und nicht klassifizierbaren Kopfschmerzen ist jedoch die Inzidenz pathologischer Befunde in allen bildgebenden Verfahren um das 12fache erhöht. Die Trefferquote der MRT liegt sogar bei 14 % und ist damit 70-mal höher als in der Normalbevölkerung. Bei anamnestischen Hinweisen auf eine neurologische Erkrankung, fokalen neurologischen Befunden oder im Zusammenhang mit einem Schädeltrauma steigt die Trefferquote nochmals signifikant an. In allen Fällen von atypischen Kopfschmerzen oder Kopfschmerzen mit Begleitsymptomatik ist die bildgebende Diagnostik daher indiziert und hilfreich. Unter Berücksichtigung einer dennoch relativ geringen Inzidenz pathologischer Veränderungen ist für die Ausschlussdiagnostik, aus Gründen der Strahlenhygiene und wegen der bedeutend höheren Nachweisquote, der MRT der Vorzug gegenüber der CCT zu geben. Wichtig ist dabei die Abgrenzung pathologischer Veränderungen von irrelevanten Zufallsbefunden, deren Wahrscheinlichkeit bei normalem Neurostatus größer ist als diejenige behandlungsbedürftiger Pathologien. Die Aufgabe des Radiologen liegt hier in der Vermeidung einer Stigmatisierung und unnötiger, womöglich invasiver Maßnahmen.

Schlagartig auftretende, unerträgliche Kopfschmerzen mit Meningismus stellen zum Ausschluss einer akuten Subarachnoidalblutung noch immer eine dringliche Indikation zur CCT dar.

3.2 Entwicklungsstörungen und Phakomatosen

3.2.1 Zerebrale Malformationen

Die MRT leistet einen wichtigen Beitrag zum besseren Verständnis der normalen und pathologischen Entwicklung des Gehirns. Sie ist die Methode der Wahl zur Erkennung und Einordnung angeborener Fehlbildungen, die sowohl auf das ZNS begrenzt als auch im Rahmen komplexer Syndrome auftreten können. Die Tabelle 3.1 gibt einen Überblick über die häufigsten zerebralen und zerebellären Fehlbildungen. Von den angeborenen Fehlbildungen des Gehirns sind erworbene Hirnschäden durch perinatale Noxen bei normaler Entwicklung und neurodegenerative Veränderungen durch Stoffwechselerkrankungen zu unterscheiden. Bei einer termingerechten Geburt ist die Entwicklung der Myelinscheiden noch nicht abgeschlossen. Sie schreitet in den ersten zwei Lebensjahren nach einem bestimmten Schema fort. Mithilfe der MRT-Bildgebung lässt sich dieser Prozess in seiner Entwicklung verfolgen.

Tabelle 3.1 Fehlbildungen und Entwicklungsstörungen des Gehirns

- Störungen der Cortexentwicklung (Abb. 3.1)
    - Neuronale Proliferationsstörungen: Mikro- und Megaenzephalien, kortikale Tubera, Dysplasien mit Ballonzellen, Gangliogliome, Gangliozytome, DNET
    - Neuronale Migrationsstörungen: Lissenzephalie, Heterotopien, Pflastersteinkomplex
    - Organisationsstörungen des Cortex: Polymikrogyrie, Schizenzephalie, kortikale Dysplasien ohne Ballonzellen, Mikrodysgenesie
    - Anderweitige, nicht klassifizierbare Störungen
- Balkenhypo- und -agenesie und assoziierte Fehlbildungen (Abb. 3.2)
- Holoprosenzephalien, septooptische Dysplasie
- Arhinenzephalien
- Dysraphische Fehlbildungen: Meningo-/Enzephalozelen
- Chiari-Malformationen Typ I–III
- Fehlbildungen des Kleinhirns
    - Dandy-Walker-Komplex
    - Zerebelläre Hypoplasien und Agenesien
    - Rhombencephalosynapsis
    - Lhermitte-Duclos-Syndrom
    - Joubert-Syndrom

Auch bei knöchernen Fehlbildungen des Schädelskeletts (Kraniosynostosen, Plagiozephalien) oder des kraniospinalen Übergangs (Atlasassimilation, basiläre Impression, Klippel-Feil-Syndrom) lassen sich die Auswirkungen auf benachbarte ZNS-Strukturen im MRT unmittelbar visualisieren.

3.2.2 Phakomatosen

Als Phakomatosen bezeichnet man hereditäre Syndrome, die außer dem Nervensystem weitere ektodermale Derivate betreffen, speziell die Haut und die Augen. Bei einigen Phakomatosen treten hamartomatöse Fehlbildungen oder gar Neoplasien auch in der Peripherie und an den inneren Organen auf. Die MRT spielt in der Primärdiagnose und Verlaufskontrolle der meisten Syndrome eine wichtige Rolle. Die vier häufigsten Phakomatosen sind die Neurofibromatose, die tuberöse Hirnsklerose, die Hämangioblastomatose und die enzephalotrigeminale Angiomatose.

Neurofibromatose Typ I (M. Recklinghausen)

Die MRT-Befunde bei der NF I umfassen plexiforme Neurofibrome, die meist fronto-orbital oder temporal an der Schädelbasis lokalisiert sind und mit Keilbeindysplasien oder okulären Fehlbildungen (Buphthalmos) einhergehen können. Die Diagnose eines M. Recklinghausen kann u. a. durch den Nachweis von plexiformen Neurofibromen im MRT gesichert werden. Intrazerebral sieht man sog. NBOs (Neurofibromatosis bright objects) in T2-gewichteten Sequenzen, die Areale dysplastischer Glia repräsentieren. Typisch ist auch ein verdicktes Corpus callosum. Bei etwa 30–70 % der Betroffenen entstehen in den ersten beiden Lebensdekaden pilozytische Astrozytome der Sehbahn, außerdem kommen Optikusgliome gehäuft vor.

Neurofibromatose Typ II

Bei dieser, im Vergleich zum Typ I etwa zehnmal selteneren Variante finden sich bilaterale Vestibularisschwannome, deren Nachweis die Diagnose sichert. Darüber hinaus sind multilokuläre Meningeome und Ependymome charakteristisch für die NF II.

Tuberöse Hirnsklerose (M. Bourneville-Pringle)

Charakteristisch für dieses Syndrom sind neuronale Proliferationsstörungen in Form kortikaler Tubera, die sich in der T1-Wichtung hypo- und in der T2-Wichtung hyperintens darstellen und kein Kontrastmittel anreichern. Die Tubera verkalken in etwa der Hälfte der Fälle. Des Weiteren finden sich eine charakteristische Bänderzeichnung im Marklager sowie subependymale Knötchen an den Ventrikelwänden, die innerhalb eines Jahres nach ihrem Auftreten ebenfalls verkalken. Aus subependymalen Knötchen in der Region des Foramen Monroi können sich Riesenzellastrozytome entwickeln.

Hämangioblastomatose (M. Hippel-Lindau)

Hämangioblastome sind gutartige, gefäßreiche Tumoren, die in ca. 60 % der Fälle im Kleinhirn, in 13 % im Rückenmark und in 4 % im Hirnstamm lokalisiert sind. Supratentorielle Hämangioblastome des ZNS sind selten. Als diagnostisches Kriterium des M. Hippel-Lindau gilt der Nachweis multipler Hämangioblastome der hinteren Schädelgrube oder multipler retinaler Hämangiome, daher ist die Erkrankung auch als retinozerebelläre Angiomatose bekannt. Ab dem 50. Lebensjahr besteht ein extrem hohes

Erkrankungsrisiko für das Nierenzellkarzinom, das beim M. Hippel-Lindau auch die häufigste Todesursache darstellt.

Enzephalotrigeminale Angiomatose (M. Sturge-Weber)

Bei diesem eher seltenen Syndrom finden sich Angiome der Pia mater encephali, die mit der Zeit verkalken und zur kortikalen Atrophie führen. Typisch ist auch eine ipsilaterale Hypertrophie des Plexus chorioideus. Zum Nachweis von noch nicht verkalkten Angiomen kann eine MRT mit Kontrastmittel durchgeführt werden, der Nachweis gelingt jedoch oft erst nach dem ersten Lebensjahr.

Neben den hier genannten gibt es weitere Phakomatosen, die jedoch zu den medizinischen Raritäten gehören.

3.3 Metabolisch-toxische Syndrome

3.3.1 Erbliche Stoffwechselerkrankungen

Von mehreren Tausend bekannten angeborenen Stoffwechselstörungen geht etwa die Hälfte mit einer Schädigung des ZNS einher. Es handelt sich um heterogene, im Einzelfall seltene Erkrankungen, die sich nicht ausschließlich im Kindesalter manifestieren. Als Gruppe beträgt die Häufigkeit etwa 1:1000. Die Klassifikation erfolgt nach den betroffenen Zellorganellen (lysosomale, peroxisomale, mitochondriale, zytoplasmatische, nukleäre Defekte) oder dem Stoffwechselsubstrat (Aminosäurestoffwechsel, Kupferstoffwechsel etc.). Vielfach führen dabei Enzymdefekte zur Akkumulation potenziell toxischer Stoffwechselprodukte (Speicherkrankheiten bzw. Thesaurismosen).

Metabolische Leukodystrophien

Ein nicht geringer Teil von Stoffwechselstörungen geht mit einem Verlust der normalen Myelinisierung der weißen Substanz (Leukodystrophie) einher. Die MRT ist das wichtigste bildgebende Verfahren bei Verdacht auf eine Stoffwechselerkrankung mit ZNS-Beteiligung. Bei der Befundinterpretation sind die normalen postnatalen Reifungsvorgänge des Gehirns innerhalb der ersten Lebensjahre zu berücksichtigen. MRT-Veränderungen bei metabolisch bedingten Leukodystrophien weisen oft eine oder mehrere Eigenschaften der Tabelle 3.2 auf.

Allerdings sind nur wenige Verteilungsmuster im MRT spezifisch genug für eine Verdachtsdiagnose. Folgende Erkrankungen sind Beispiele für Leukodystrophien mit typischem Ausbreitungsmuster.

Tabelle 3.2 Metabolische Leukodystrophien – Eigenschaften

• Verteilung über das gesamte ZNS	• Progredienter Verlauf
• Anatomische Prädilektionsorte	• Ausbreitung auf weitere Systeme
• Tendenz zur Symmetrie	• Keine typischen Gefäßterritorien betroffen
• Tendenz zu typischen Verteilungsmustern	• Aussparung der subkortikalen U-Fasern

X-chromosomale Adrenoleukodystrophie (XALD)

Ursächlich ist ein Defekt des peroxisomalen ATP-bindenden Membranproteins. Typischerweise findet sich eine symmetrische Demyelinisierung um die Okzipitalhörner und Trigona der Seitenventrikel, fortschreitend auf das Corpus callosum und in das parietookzipitale Marklager. Allerdings gibt es auch atypische frontale und spinozerebelläre Ausbreitungsmuster.

Morbus Alexander

Es liegt eine Mutation des GFAP-Gens vor, mit bisher unbekannter Auswirkung auf den Stoffwechsel. Die symmetrischen Demyelinisierungen beginnen frontal und schreiten nach parietal fort (umgekehrt wie bei der XALD). Häufig besteht ein subependymales Kontrastmittelenhancement.

Metachromatische Leukodystrophie (MLD)

Die Ursache ist ein Arylsulfatasemangel der Lysosomen mit Anhäufung von Sulfatiden. Im MRT sieht man Entmarkungsherde im subkortikalen Marklager um die Okzipitalhörner der Seitenventrikel mit typischer Tigerfellzeichnung, außerdem in den Crura posteriora der Capsulae internae, den Pyramidenbahnen und dem Kleinhirnmark.

Differentialdiagnostisch von den Leukodystrophien abzugrenzen sind insbesondere entzündliche Erkrankungen der weißen Substanz: ADEM, SSPE, CMV-Enzephalitis und Multiple Sklerose.

Morbus Wilson (hepatolentikuläre Degeneration)

Der M. Wilson wird durch eine genetische Störung der Kupferausscheidung über die Galle verursacht. Es handelt sich meist um Patienten mittleren Alters mit unklaren Bewegungsstörungen und Leberschäden. Der pathognomonische Kayser-Fleischer-Kornealring ist ein spätes Zeichen und kann in bis zu 20% ganz fehlen. Die Diagnosesicherung erfolgt in erster Linie mit biochemischen Verfahren. Im MRT sieht man in der T2-Wichtung Hyperintensitäten des Ncl. caudatus, des Thalamus, des Putamens, des Ncl. dentatus und des Pons (Pandabär-Zeichen). Diese sind nicht spezifisch für den M. Wilson, zeigen aber unter suffizienter Behandlung eine Rückbildung und sind daher zur Therapiekontrolle geeignet.

3.3.2 Toxische ZNS-Schäden

Die wichtigsten, charakteristischen MRT-Befunde bei toxischen Enzephalopathien werden in der Folge kurz umrissen.

Kohlenmonoxid

Aufgrund seiner hohen Bindungsaffinität zum Hämoglobin verdrängt CO den Sauerstoff und führt zu symmetrischen ischämischen Nekrosen zunächst in metabolisch aktiven Hirnregionen wie dem Globus pallidus, dem Hippocampus und der Präfrontalregion.

Heroinabusus

Bihemisphärische, vakuolisierende Leukenzephalopathie in der Frontotemporalregion und Capsula interna. Entzündliche Komplikationen: Hirninfarkte durch Arteriitiden. Bakterielle Mikroembolien und mykotische Aneurysmen. Verzögerte, posthypoxische Leukenzephalopathie (DPHL).

Kokainabusus

Toxische Vaskulitis mit Zeichen der Mikroangiopathie. Subarachnoidalblutungen, Hirndruckzeichen. Verzögerte, posthypoxische Leukenzephalopathie (DPHL).

Methanol

Die wesentlichen toxischen Effekte werden durch den Hauptmetaboliten Ameisensäure hervorgerufen: bilaterale hämorrhagische Nekrosen des Putamens. Subkortikale Läsionen der weißen Substanz mit Randenhancement.

Ethylenglykol

Monoethylenglykol wird als Bestandteil von Kühlflüssigkeiten verwendet. Ca. zwölf Stunden nach Ingestion werden in der MRT Nekrosen des frontalen Kortex, der Thalami und der Stammganglien sichtbar. Das weitaus weniger toxische Diethylenglykol kam durch den Weinpanscherskandal von 1985 in Verruf.

Toxische Schäden bei chronischem Alkoholismus

Marchiafava-Bignami-Erkrankung: Ödem und Nekrosen des Corpus callosum, meist bei langjährigen Alkoholikern. Das toxische Agens ist unbekannt.

Wernicke-Enzephalopathie: Die eigentliche Ursache ist ein Vitamin-B_1-Mangel infolge Malnutrition. Die MRT zeigt Nekrosen im zentralen Höhlengrau, in der Lamina quadrigemina, den Thalami und den Corpora mamillaria. Klinisch bestehen eine Blickparese, Schwindel, Verwirrung und konfabulatorische Demenz (Korsakoff-Syndrom).

Osmotische Myelinolyse (zentrale pontine Myelinolyse): Ursächlich ist meist ein schneller Ausgleich einer Hyponatriämie bei Malnutrition, Hämodialyse oder chronischem Alkoholismus (ADH-Inhibition). Die osmotische Myelinschädigung der zentralen Ponsregion führt zu einem hyperintensen Bild in der T2-Wichtung. Klinisch bestehen Bewusstseinsstörungen bis zur Pseudobulbärparalyse und Tetraparese.

Hepatische Enzephalopathie: Die MRT zeigt hyperintense Signale der Stammganglien in T1-gewichteten Sequenzen durch Akkumulation von Ammoniak und Magnesium. Die Veränderungen sind potenziell reversibel.

3.4 Anfälle und andere Bewusstseinsstörungen

Ein erstmaliger epileptischer Anfall, eine potentiell neurogene Synkope oder eine amnestische Episode müssen stets umfassend abgeklärt werden. Die MRT ist dabei eine obligate Untersuchung. Sie ist der Computertomographie vorzuziehen, da sie ihr bei kortikalen Missbildungen (Abb. 3.1) und im Nachweis der temporalen mesialen Sklerose überlegen ist. Bei partiellen (fokalen Epilepsien) lässt sich im MRT in 80–90 % der Fälle eine Läsion nachweisen. Die MRT wird eingesetzt zum Nachweis von Dysplasien und anderen Läsionen bei extratemporalen Herdanfällen Bei temporalen Herdanfällen dient sie zum Nachweis auch kleinster temporaler Prozesse bzw. einer mesialen Sklerose. Bei generalisierten Anfällen findet man u. a. komplexe Dysplasien oder Manifestationen von Stoffwechselstörungen. Fokale Anfälle werden anhand des MRT-Befunds in symptomatische und kryptogene Formen unterteilt. Sofern die anatomische Lokalisation mit der Symptomatik korreliert, erspart der Nachweis fokaler Veränderungen im MRT den Patienten evtl. eine invasive elektrophysiologische Diagnostik. Bei extratemporalen Herdanfällen sind die häufigsten neuropathologischen Befunde kortikale Entwicklungsstörungen (ca. 50 %) und Neoplasien (ca. 25 %). Bei der Temporallappenepilepsie (TLE) werden zusätzlich hochauflösende, dünne Schichten parallel und senkrecht zum Hippocampus akquiriert. Häufigstes pathoanatomisches Substrat bei der TLE ist die mesiale temporale Sklerose.

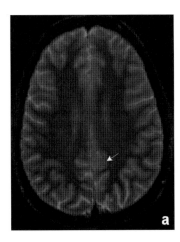 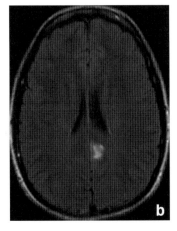

Abbildung 3.1 IR-FSE ax. (**a**), FLAIR ax. (**b**). Kortikaler Fehlbildungstumor (Pfeil).

3.5 Entzündungen und Infektionen

Unumstritten ist die führende Rolle der MRT in der Bildgebung von entzündlichen Erkrankungen oder Infektionen des ZNS. Ödemeinlagerungen, entzündliche Infiltrate aber auch Entmarkungsherde und Glianarben führen zu einer Verlängerung der T1- und T2-Relaxationszeiten und somit zu deutlichen Kontrastunterschieden zum gesunden Gewebe. Störungen der Blut-Hirn-Schranke durch aktive entzündliche Vorgänge können durch extrazelluläre paramagnetische Kontrastmittel sichtbar gemacht werden.

3.5.1 Entzündlich-demyelinisierende Erkrankungen

Multiple Sklerose

Die MRT stellt bei der MS ein wichtiges unterstützendes Element der klinischen Diagnose dar. Daneben dient sie zur Überwachung der Entzündungsaktivität im Krankheitsverlauf und zur Beurteilung des Therapieerfolgs. Entscheidend für die Diagnose sind der Nachweis der zeitlichen und örtlichen Dissemination der ZNS-Läsionen und der Ausschluss anderer möglicher Ursachen. Seit der Amsterdamer Revision der Diagnosekriterien nach McDonald im Jahre 2005 ist eine definitive Diagnose der MS bereits früher möglich, ohne dass Abstriche an der Genauigkeit gemacht werden müssen. Außerdem werden bei der räumlichen Dissemination jetzt auch spinomedulläre Herde mitberücksichtigt. Eine neu aufgetretene Läsion im MRT kann demnach unabhängig von einer Kontrastmittelaufnahme zur Bestätigung der zeitlichen Dissemination verwendet werden, wenn Voraufnahmen vorliegen, die innerhalb von 30 Tagen nach dem Ersteignis angefertigt wurden. Ein solitärer, kontrastmittelaufnehmender Herd drei Monate nach dem initialen Schub reicht ebenfalls zur Bestätigung, wenn seine Lage nicht zur Topologie der neurologischen Initialsymptomatik passt. Für die richtige Einordnung ist die klinische Definition eines Schubs zu berücksichtigen (s. Lehrbücher der Neurologie). Zum Nachweis der räumlichen Dissemination im MRT dienen die Barkhof-Kriterien (Tab. 3.3). Da die Spezifität der Diagnose bei ausschließlich räumlicher Dissemination gering ist, reicht eine einzelne MRT-Untersuchung ohne klinische Informationen für eine definitive Diagnose nicht aus. Verdachtsdiagnosen allein anhand von bildmorphologischen Kriterien im MRT erreichen jedoch immerhin Treffsicherheiten von bis zu 72 %. Aufgrund der bestehenden Diagnosekriterien sind allerdings auch Konstellationen vorstellbar, bei denen die Diagnose einer MS trotz des Nachweises von Läsionen im MRT weder gestellt noch ausgeschlossen werden kann (mögliche MS).

Tabelle 3.3 MRT-Kriterien der räumlichen Dissemination bei MS (nach Barkhof et al. 1997)

Drei der folgenden Kriterien müssen erfüllt sein:

- Mindestens eine kontrastmittelanreichernde Läsion oder neun T2-hyperintense Läsionen
- Mindestens eine infratentorielle Läsion
- Mindestens eine kortexnahe Läsion
- Mindestens drei periventrikuläre Läsionen

Die Überwachung der Entzündungsaktivität im MRT basiert vorwiegend auf der Kontrastmittelanreicherung aktiver Herde infolge der passageren Permeabilitätserhöhung der Blut-Hirn-Schranke mit dem Übertritt von Makrophagen und Plasmabestandteilen. Neue Herde reichern fast immer an und die Schrankenstörung persistiert im Mittel für drei Wochen. Da eine Entzündungsaktivität abhängig von der Lokalisation der Läsionen auch klinisch stumm verlaufen kann, ist die MRT unverzichtbar. Aktive Herde sollen sich in der T2-Wichtung unschärfer zur Umgebung demarkieren als inaktive. Für das monatliche Monitoring sind T2-gewichtete und T1-gewichtete Serien nach Kontrastmittelgabe erforderlich. Zur Bestimmung der Läsionslast, die in größeren Abständen erfolgen kann, genügen dagegen T2-gewichtete bzw. FLAIR-Sequenzen (Abb. 3.3). Eine hohe Anzahl von Herden weist auf einen prognostisch ungünstigen Verlauf hin. Die MRT spielt für die Prognoseeinschätzung der MS eine zunehmende Rolle. Als prognostische Parameter dienen neben der Läsionslast (white matter lesion load) hauptsächlich der Anteil der „black holes" an der Gesamtzahl der nicht anreichernden Herde und das Ausmaß der Hirnatrophie, ausgedrückt als fraktionelles Hirnvolumen (Parenchymvolumen/intrakranielles Volumen).

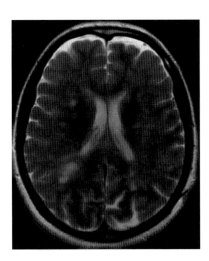

Abbildung 3.3 T2-FSE ax. Periventrikuläre Entmarkungsherde bei Multipler Sklerose.

Wichtige MRT-Differentialdiagnosen zur Multiplen Sklerose sind die akute disseminierte Enzephalomyelitis (ADEM), die, offenbar durch eine Immunantwort gegen ZNS-Antigene ausgelöst, innerhalb von Wochen nach einem Virusinfekt oder einer Vakzination auftreten kann, und die subakute, sklerosierende Panenzephalitis (SSPE), bei der es sich um eine so genannte Slow-virus-Erkrankung, genauer um eine reaktivierte Maserninfektion, handelt. Die ADEM zeigt im MRT im Gegensatz zum vorzugsweise periventrikulären Befall der MS oft eine Beteiligung der mittleren Kleinhirnschenkel und verschont auch die Basalganglien nicht. Bei der SSPE finden sich zunächst raumfordernde Läsionen der Substantia alba, die später in eine Atrophie übergehen. Die Erkrankung verläuft fast immer letal.

3.5.2 ZNS-Infektionen

Viruserkrankungen

Die virale (aseptische) Meningitis ist die häufigste Infektion des ZNS. Die MRT spielt bei der Diagnose keine Rolle und zeigt in der Regel auch keine Veränderungen. Sie kann allenfalls zur Ausschlussdiagnostik verwendet werden. Bei klinischen Hinweisen auf einen Parenchymbefall im Sinne einer Virusenzephalitis ist die MRT jedoch indiziert. Die Erreger viraler Enzephalitiden sind zahlreich, die Erkrankung selbst ist jedoch ausgesprochen selten. Es sollen hier einige Enzephalitiden angesprochen werden, die mit charakteristischen MRT-Veränderungen einhergehen.

Herpesenzephalitis

95 % aller Herpesenzephalitiden werden durch das HSV Typ I verursacht. Das Virus befällt selten das ZNS, löst dann aber ein nahezu pathognomonisches Befallsmuster des limbischen Systems aus. Die Viren gelangen über die Fila olfactoria in den Bulbus oder über die Trigeminusäste in das Ganglion Gasseri und können dort persistieren. Eine Reaktivierung wird durch Immunsuppression begünstigt. Bei normaler Immunantwort entsteht eine meist bilaterale, fronto- und temporobasale, nekrotisierende Meningoenzephalitis. Die MRT zeigt Ödeme in der T2-Wichtung, die sich vom medialen inferioren Temporallappen in die Inselregion und zum Gyrus cinguli ausbreiten. Hämorrhagien sind nicht selten. Eine Kontrastmittelanreicherung tritt erst relativ spät auf. Die MRT zeigt Veränderungen ein bis zwei Tage früher als die CT. Die Bedeutung der MRT in der Frühdiagnose ist jedoch aufgrund der Seltenheit der Erkrankung nicht belegt. Eine überstandene Herpesenzephalitis hinterlässt oft zystisch-gliotische Residuen, selten auch Verkalkungen.

Enzephalitiden bei AIDS

Ca. 60 % der Patienten mit dem erworbenen Immunschwächesyndrom (AIDS) erleiden einen direkten Befall des ZNS durch das HI-Virus. Bei bis zu 10 % ist die HIV-Enzephalitis die Erstmanifestation der AIDS-Erkrankung. Die Erkrankung zeigt im MRT einen stadienhaften Verlauf: Im Stadium I sieht man um 1 cm große, bei 20 % multiple, T2-hyperintense Läsionen der weißen Substanz in meist symmetrischer Anordnung. Die Läsionen sparen den Cortex und die U-Fasern aus und sind in der T1-Wichtung isointens zum Hirngewebe. Im Stadium 2 besteht eine progressive subakute Enzephalitis mit einer subkortikal betonten Hirnatrophie, die innerhalb von Monaten progredient ist (Abb. 3.4). Die durch den direkten HIV-Befall bedingten Veränderungen müssen von einer Vielzahl opportunistischer ZNS-Infektionen unterschieden werden. Unter den Virusenzephalitiden sind dies insbesondere die Zytomegalie und die progressive multifokale Leukenzephalopathie (PML). Die CMV-Enzephalitis unterscheidet sich im MRT von der HIV-Enzephalitis in erster Linie durch ihre subependymale Kontrastmittelanreicherung. Darüber hinaus bestehen keine spezifischen MRT-Charakteristika. Verkalkungen treten erst spät im Erkrankungsverlauf auf und sind eher bei den pränatalen Zytomegalieerkrankungen zu beobachten. Die Durchseuchung der Bevölkerung mit Zytomegalie beträgt über 90 %. Wie beim Herpesvirus handelt es sich in der Regel um eine Reaktivierung intrazellulärer Erreger.

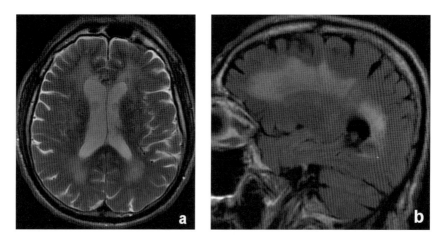

Abbildung 3.4a, b T2-FSE ax. (**a**), FLAIR sag. (**b**), diffuse Marklagerveränderungen und subkortikale Atrophie bei HIV-Enzephalopathie.

Die häufigste opportunistische Virusinfektion des ZNS ist die PML. Der Erreger ist das JC-Virus aus der Gruppe der Papovaviren und befällt etwa 5–10 % aller Patienten mit AIDS. Das Virus befällt die Oligodendroglia und führt zu multiplen, asymmetrisch verteilten herdförmigen Demyelinisierungen. Prädilektionsstellen sind das Centrum semiovale und das posteriore Marklager. Die U-Fasern sind im Gegensatz zur HIV-Enzephalitis immer beteiligt. Der Cortex bleibt meist ausgespart, nicht dagegen die tiefen Hirnregionen und das Kleinhirn. Eine Kontrastmittelanreicherung findet sich fast nie. Die Erkrankung verläuft meist innerhalb eines Jahres letal.

Bakterielle und mykotische Entzündungen

Bei der akuten, eitrigen (septischen) Meningitis handelt es sich um einen neurologischen Notfall, bei dem die Diagnostik im Hinblick auf eine rasche und gezielte Behandlung forciert werden muss. Die häufigsten Erreger sind Haemophilus influenzae, Neisseria meningitidis und Streptococcus pneumoniae. Die Hirnhautentzündung kann aus infizierten Wunden im Gesichtsbereich, Nasennebenhöhlen- oder Mittelohrentzündungen fortgeleitet werden oder durch hämatogene Keimbesiedelung entstehen. Die MRT dient in erster Linie zum Nachweis von Komplikationen. Dazu zählen das subdurale Empyem und der Hirnabszess, als dessen Vorläufer die Zerebritis zu betrachten ist. Das Übergreifen auf das Hirnparenchym entlang der Piagefäße führt zunächst zu diffusen Signalveränderungen und schließlich zur Demarkation einer Abszesskapsel, welche eine kräftige ringförmige Kontrastmittelanreicherung und ein perifokales Ödem aufweist. Zur differentialdiagnostischen Abgrenzung eines Hirnabszesses gegen nekrotische Gliome oder Metastasen hat sich die diffusionsgewichtete Bildgebung (DWI) als nützlich erwiesen. Der Abszess zeigt im Gegensatz zur Neoplasie aufgrund seines höheren Gehalts an Zellmembranen eine Diffusionseinschränkung und somit ein gesteigertes Signal in den Diffusionsbildern und einen Signalverlust in den ADC-maps. Bei chronischen Meningitiden ist die MRT das diagnostische Verfahren der Wahl. Der häufigste Erreger ist das Mycobacterium tuberculosis, das in etwa 5–10 % der Fälle das ZNS befällt, bei erworbener Immunschwäche in bis zu 20 %. Die basal betonte, granulomatöse Meningitis führt zu Liquorzirkulationsstörungen und über disseminierte Vaskulitiden nicht selten zu arteriellen oder venösen Durchblutungsstörungen des Gehirns. Neben umschriebenen Kontrastmittelanreicherungen v. a. an der Hirnbasis finden sich oft signalgeminderte Herde in der T2-Wichtung durch verkäsende Granulome, Nekrosen oder Verkalkungen. Auch Abszesse werden beobachtet. Trotz der Zunahme der tuberkulösen Meningitis sind in der Differentialdiagnose eine Vielzahl anderer Erreger zu berücksichtigen, u. a. Treponema pallidum, Listeria monocytogenes, Brucella species und nicht zuletzt humanpathogene Pilze. Die meisten ZNS-Mykosen gehen hierzulande mit einer Immunschwäche einher. Bestimmte Pilzerkrankungen können jedoch auch bei immunkompetenten Individuen das ZNS befallen, die Erreger kommen jedoch in Mitteleuropa nicht vor.

Parasitosen

Toxoplasmose

Die Toxoplasmose ist mit ca. 15 % die häufigste opportunistische ZNS-Infektion bei AIDS. Der Erreger ist das obligat intrazelluläre Protozoon Toxoplasma gondii. Bei Immunschwäche führt die Erkrankung zu einer progredienten, oft letal verlaufenden Enzephalitis. Immunkompetente Personen erkranken nicht. Das MRT zeigt im Erkrankungsfall typischerweise multiple, 1–3 cm große Herde, die sich in der T2-Wichtung hyper- oder isointens, in der T1-Wichtung iso- oder hypointens darstellen. Die Läsionen bevorzugen die kortikomedulläre Region und die Basalganglien und reichern Kontrastmittel an, aufgrund zentraler Nekrosen nicht selten ringförmig. Perifokale Ödeme können vorkommen. Unter Behandlung treten Verkalkungen und manchmal Hämorrhagien auf.

Neurozystizerkose

Die Zystizerkose ist die weltweit häufigste parasitäre ZNS-Erkrankung. Sie wird durch das Larvenstadium des Schweinebandwurms (Taenia solium) verursacht, welcher u. a. in Osteuropa endemisch ist. Der Mensch fungiert als Nebenwirt, indem er die Onkosphären durch fäkal-orale Übertragung aufnimmt. Das ZNS wird in 60–90 % befallen. Dabei kann man mittels der MRT einen Befall der basalen Zisternen mit traubenartigen, multilokulären Zysten von einem parenchymalen Befall unterscheiden. Dieser kommt häufiger vor und nimmt einen stadienhaften Verlauf: Zunächst finden sich 1–2 cm große Zysten mit randständigem Knötchen (Skolex), vorzugsweise an den kortikomedullären Grenzen, die innerhalb der ersten Monate, im Gegensatz zu den zisternalen Zysten, randständig Kontrastmittel anreichern. Nach drei bis zwölf Monaten sistiert die Schrankenstörung und es entstehen kolloidale Vesikel mit hyperintensem Signal in der T2-Wichtung. Im letzten Stadium finden sich nur noch winzige granuläre Knötchen, die sich im MRT kaum noch von der Umgebung abheben (Abb. 3.5). Der Spontanverlauf der Erkrankung dauert etwa fünf Jahre. Symptome werden oft erst durch das Absterben der Erreger verursacht. Dies erklärt das häufig beobachtete Auftreten von perifokalen Ödemen und Schrankenstörungen im MRT und die Verschlechterung des klinischen Zustands unter antihelminthischer Therapie.

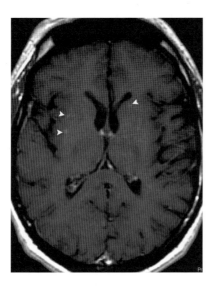

Abbildung 3.5 T1-SE ax. + KM. Neurozystizerkose Stadium III; multiple granuläre Knötchen (Pfeilspitzen) im Hirnparenchym.

3.6 Neurodegenerative Erkrankungen und extrapyramidal-motorische Syndrome

3.6.1 Extrapyramidal-motorische Syndrome

Parkinson-Syndrome

Beim Parkinson-Syndrom sollte mindestens einmal eine strukturelle zerebrale Bildgebung im Rahmen der Basisdiagnostik erfolgen. Die MRT ist hierfür die Methode der Wahl. Der Morbus Parkinson zeigt variable Veränderungen des Eisengehalts in der Substantia nigra, die im MRT gelegentlich Signalveränderungen verursachen, die jedoch keine diagnostische Bedeutung besitzen. Experimentell konnte mit speziellen Sequenzen eine Volumenminderung der Pars compacta der Substantia nigra nachgewiesen werden. Folgende Differentialdiagnosen beim Parkinson-Syndrom lassen sich nur mithilfe der Schnittbilddiagnostik ausschließen: Raumforderungen des Frontalhirns, Normaldruck-Hydrozephalus, Mikroangiopathien bzw. ischämische Enzephalopathien.
Bei einigen nicht idiopathischen Parkinson-Syndromen finden sich typische Befunde im MRT: Als *Multisystematrophie (MSA)* bezeichnet man eine uneinheitliche Gruppe von Erkrankungen, die unter anderem für ca. 5 % der Parkinson-Syndrome verantwortlich sind. Das MRT zeigt dabei Hyper- oder Hypointensitäten sowie Volumenminderungen im posterolateralen Putamen in der T2-Wichtung (T2w), ein hyperintenses Band zwischen lateralem Putamen und Capsula externa (T2w), das so genannte Cross-bun-Sign (Semmelzeichen) im Pons, eine Kleinhirnatrophie oder auch Hyperintensitäten des Linsenkerns in der Diffusionswichtung. Bei der *progressiven supranukleären Parese (PSP)* fin-

det man im MRT eine Atrophie der Hirnschenkel (Mickymaus-Zeichen) und einen verminderten ap-Durchmesser des Mittelhirns im sagittalen Anschnitt (Pinguin-Zeichen). Beim genuinen Morbus Parkinson ist der mesenzephale Diameter dagegen normal. Das Krankheitsbild der *kortikobasalen Degeneration* zeigt im MRT eine fokale, meist unilaterale, parietale Hirnatrophie, seltener Gliosen im benachbarten Marklager oder eine Atrophie der Stammganglien, gelegentlich auch der Substantia nigra.

Choreatische Bewegungsstörungen

Die MRT ist im Einzelfall zum Ausschluss fokaler Läsionen, einer Caudatum- oder Cortex-Atrophie bei der Chorea Huntington hilfreich. Im Krankheitsverlauf sieht man eine über mehrere Jahre progrediente Abflachung des N. caudatus mit entsprechender Erweiterung der Seitenventrikel. Im Vergleich hierzu schreiten hypoxische oder entzündliche Läsionen nicht fort.

Dystonien

Die MRT dient zum Ausschluss eines sekundären dystonen Syndroms infolge hirnorganischer Erkrankungen.

Tremorsyndrome

Beim essentiellen Tremor sind starke Unilateralität oder andere Probleme bei der differentialdiagnostischen Einordnung Indikationen für eine MRT. Bei symptomatischen Tremorformen dient die MRT zur Lokalisationsdiagnostik: Parkinson-Syndrome (s. dort), Läsionen im Hirnstamm oder Kleinhirn beim zerebellären Tremor, im Guillain-Mollaret-Dreieck beim symptomatischen Gaumensegeltremor, in den dorsolateralen Thalamuskernen beim thalamischen Tremor und im Nucleus ruber beim Holmes-Tremor.

Dementielle Syndrome

Ein wichtiges Ziel der Frühdiagnose bei dementiellen Syndromen ist der Nachweis oder Ausschluss einer behandelbaren Ursache. Daher bedarf jede vermutete oder offenkundige Demenz einer umfangreichen Diagnostik, bei der die MRT eine wichtige Rolle spielt. Mit der MRT lassen sich tumoröse, entzündliche, metabolisch-toxische und vaskuläre Veränderungen wesentlich genauer nachweisen und einordnen als mit der CCT. Bei neurodegenerativen Erkrankungen sind Demyelinisierungen zentraler Bahnen sowie Veränderungen subkortikaler Kerngebiete im MRT weitaus früher nachweisbar als im CCT, welches oft nur fokale oder globale Erweiterungen der Liquorräume zeigt (Abb. 3.6). Aus der Verteilung der MRT-Befunde lassen sich gelegentlich Rückschlüsse auf die Pathogenese ziehen. Mit computergestützten Auswertungen von dreidimensionalen Datensätzen können Gesamt- und Teilvolumina sowie Atrophieraten pro Jahr festgestellt werden. Für den Routineeinsatz der Volumetrie gibt es jedoch bisher keine tragfähige Evidenzbasis. Sofern die o.g. Veränderungen einmal ausgeschlossen sind, eignet sich auch die CCT zur Verlaufskontrolle des Parenchymschwunds. Verlaufskontrollen nach sechs bis zwölf Monaten sind bei dementiellen Erkrankungen stets erforderlich, um die Diagnose und die Therapie einer kritischen Überprüfung zu unterziehen. Obwohl für das Nachlassen kognitiver Leistungen im MRT sichtbare, vaskuläre Marklagerläsionen oft angeschuldigt werden, sind diese nur in etwa 20 % Ursache einer Demenz. Die häufigste Ursache ist mit ca. 60 % die Alzheimer-Erkrankung, die auch bei typischen Läsionen einer subkortikalen arteriosklerotischen Enzephalopathie (M. Binswanger) differentialdiagnostisch erwogen werden muss. Ein reduziertes Hippocampusvolumen in der MRT im Vergleich zu Gesunden hat bei der Alzheimer-Demenz die gleiche Treffsicherheit wie die klinische Diagnostik. Die Abgrenzung anderer neuropathologischer Entitäten wie Lewy-Körper-Demenz oder frontotemporale Demenz (Pick-Komplex) ist diffizil. Die MRT kann hier lediglich in sehr fortgeschrittenen Stadien differentialdiagnostische Hinweise geben. Eine sichere Artdiagnose der Alzheimer-Demenz intra vitam ist nicht möglich, spezialisierte Einrichtungen erreichen unter Zusammenschau aller Befunde jedoch Treffsicherheiten von bis zu 90 %.

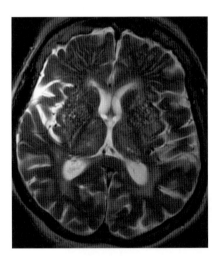

Abbildung 3.6 T2-FSE ax. Oberflächenatrophie, diffuse Gliose und massive Erweiterung der Virchow-Robin-Räume.

Niederdruck-Hydrozephalus

Bei diesem Krankheitsbild, das klinisch durch die Trias Gangstörung, Harninkontinenz und kognitives Defizit diagnostiziert wird, zeigt die Schnittbilddiagnostik eine Ventrikelerweiterung bei kommunizierenden Liquorräumen. Die Seitenventrikel sind überproportional erweitert und eine kortikale Atrophie ist nicht vorhanden. Frontal- und Temporalhörner sind balloniert, es zeigt sich jedoch keine Hippocampusatrophie. Gelegentlich finden sich fokale Erweiterungen des Subarachnoidalraums durch atypische Liquorreservoirs. In der T2-Wichtung sieht man periventrikuläre Signalerhöhungen. Diese können sich nach einer Shuntanlage zurückbilden.

3.7 Neurovaskuläre Erkrankungen

3.7.1 Ischämischer Insult

Beim akuten apoplektischen Insult gilt die kranielle Computertomographie als Standardverfahren zum Infarktnachweis und Blutungsausschluss, da sie nahezu ubiquitär verfügbar ist, wenig Zeit in Anspruch nimmt und während der Untersuchung eine intensivmedizinische Betreuung des Patienten ohne besondere, MR-taugliche Ausrüstung ermöglicht. Frühzeichen eines Infarkts sind im CT nach ca. zwei Stunden nachweisbar, eine Demarkation der endgültigen Infarktausdehnung im CT findet erst nach etwa sechs Stunden statt. Die MRT als die im Prinzip sensitivere Methode bietet Vorteile in der Primärdiagnostik, denn durch die Kombination diffusionsgewichteter Sequenzen (DWI) mit Messungen der regionalen Durchblutungsgröße (PWI) lassen sich Infarkte nicht nur früher nachweisen (Abb. 3.7), sondern auch die Erfolgsaussichten einer thrombolytischen Therapie einschätzen. Gewebsanteile mit einer verminderten Durchblutung (Perfusion) und normaler Diffusion werden als potentiell revitalisierbar angesehen (Mismatch-Konzept). Dies gilt vor allem für Infarkte, die älter sind als drei Stunden. Das Infarktalter ist jedoch der wichtigere Parameter für die Erfolgsaussichten einer Thrombolyse. Für die Indikationsstellung ist die MRT also nicht unbedingt erforderlich. Bei mehrzeitigen ischämischen Ereignissen und fehlenden Voraufnahmen liefert die Diffusionswichtung klinisch relevante Informationen zum Infarktalter (Abb. 3.8). Zum Ausschluss eines hämorrhagischen Insults können anstelle des CT auch T2*-gewichtete MRT-Sequenzen eingesetzt werden.

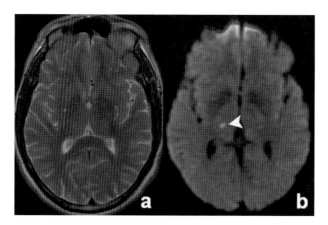

Abbildung 3.7 T2-FSE ax. (**a**), DWI epi axial (**b**). Lakunärer Thalamusinfarkt rechts (Pfeilspitze), ca. 4 Stunden nach Beginn der klinischen Symptomatik.

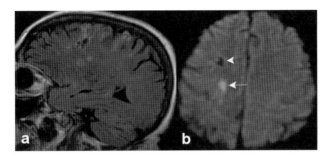

Abbildung 3.8 FLAIR sag. (**a**), DWI epi axial (**b**). Mehrzeitiges Infarktgeschehen bei hochgradiger ACI-Stenose rechts mit malazischem Substanzdefekt (Pfeilspitze) und frischer Diffusionsstörung (Pfeil).

Kleine lakunäre Infarkte und Glianarben, insbesondere in der Fossa posterior werden bereits in den Standardsequenzen der MRT sensitiver nachgewiesen als im CCT. Eine zusätzliche, arterielle Time-of-flight-MR-Angiographie der Hirngefäße erlaubt durch die Nutzung von MR-spezifischen Flussphänomenen eine quasi dreidimensionale Übersichtsdarstellung der arteriellen oder venösen Hirngefäße ohne die Notwendigkeit einer Kontrastmittelgabe. So können ischämischen Läsionen zugrunde liegende Gefäßpathologien oft noch in derselben Sitzung nachgewiesen werden (Abb. 3.9). Mit der Phasenkontrast-MR-Angiographie gelingt die Gefäßdarstellung auch bei Vorhandensein intrakranieller Blutungen. Hieraus folgt, dass ein bevorzugter Einsatz der MRT beim ischämischen Insult indiziert ist, allerdings unter der Voraussetzung der schnellen Verfügbarkeit und einer adäquaten Überwachung abhängig vom Bewusstseinszustand des Patienten.

In der Sekundärprävention kommt die MR-Angiographie der hirnversorgenden Arterien insbesondere bei unklarem Befund in der farbkodierten Duplexsonographie und bei der vertebrobasilären Insuffizienz zum Einsatz (s. Kap. 9).

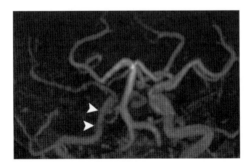

Abbildung 3.9 Arterielle 3D-TOF-MR-Angiographie (MIP), hochgradige ACI-Stenose rechts mit deutlicher Flussminderung (Pfeilspitzen), gleicher Patient wie Abb. 3.8.

3.7.2 Spontane intrazerebrale Blutungen

Etwa 10 % aller apoplektischen Insulte werden durch Hirnblutungen verursacht. Die häufigste Ursache in allen Altersgruppen ist die chronische Hypertonie. Bevorzugte Lokalisationen hypertensiver Massenblutungen sind die Basalganglien und der Thalamus, gefolgt von Pons, Kleinhirn und Corona radiata. In der Altersgruppe > 65 Jahre werden bis zu 50 % aller Hirnblutungen durch eine Amyloidangiopathie verursacht. Diese sind vorwiegend kortikal und subkortikal lokalisiert (sog. lobäre Blutungen) und betreffen niemals den Hirnstamm oder die Stammganglien. Andere Ursachen für eine intrazerebrale Blutung müssen jedoch ausgeschlossen werden, insbesondere eine neoplastische Ursache.

Tumorblutungen werden bei 14% aller Hirnmetastasen beobachtet. Obwohl bei einer Tumorblutung keine absolut spezifischen MRT-Befunde existieren, liefert das Verfahren dennoch die meisten Hinweise auf eine Neoplasie und ist daher bevorzugt einzusetzen. Oft sind kurzfristige Verlaufskontrollen notwendig.

Weitere Ursachen intrazerebraler Blutungen sind u. a. hämorrhagische Infarzierungen bei einer Sinusvenenthrombose und Koagulopathien bzw. die Behandlung mit Antikoagulanzien. Das Risiko einer Hirnblutung unter Marcumar beträgt etwa 1–2% im Jahr. Die MRT ist selten das primäre Verfahren zum Nachweis einer intrakraniellen Blutung. Zur Klärung der Blutungsursache und zur differentialdiagnostischen Einordnung ist sie jedoch unverzichtbar. Im Nachweis subakuter oder chronischer Hämorrhagien ist die MRT aufgrund der (supra-)paramagnetischen Eigenschaften von Blut und Blutabbauprodukten der CCT deutlich überlegen. Unter Verwendung T2*-gewichteter Gradientenechosequenzen lassen sich auch frische Blutungen nachweisen. Damit kann die MRT in der Primärdiagnostik intrakranieller Blutungen als gleichwertig zur CCT angesehen werden. Die Signalcharakteristika von Blutabbauprodukten im MRT gestatten in gewissen Grenzen eine Altersbestimmung der Hämorrhagien auf der Basis ihrer magnetischen Suszeptibilität (Tab. 3.4).

Tabelle 3.4   Reifungsstadien intrakranieller Blutungen

Hyperakut (bis 12h)	Oxy-Hb	diamagnetisch
Akut (12h bis 2d)	Desoxy-Hb	paramagnetisch
Früh subakut (Tage)	intrazelluläres MetHb	supraparamagnetisch
Spät subakut (Wochen)	extrazelluläres MetHb	paramagnetisch
Chronisch: (Monate bis Jahre)	Hämosiderin	supraparamagnetisch

Für Zwecke der Begutachtung schließt ein negativer Befund in der T2*-GRE-Sequenz eine früher stattgehabte Blutung nicht vollkommen aus. Bei sub- oder epiduralen Hämatomen entstehen beispielsweise keine Hämosiderinablagerungen, da die Blutabbauprodukte von Makrophagen komplett abgeräumt werden. Bei Parenchymblutungen verhindert dies die Blut-Hirn-Schranke.

3.7.3 Gefäßmalformationen

Zerebrale arteriovenöse Malformationen (AVM) und Kavernome verursachen etwa 30% aller intrazerebralen Blutungen.

Arteriovenöse Malformationen (AVM)

Die Aufgabe der MRT bei einer angeborenen arteriovenösen Gefäßmalformation besteht sowohl in der Diagnosesicherung als auch in der Therapieplanung und -kontrolle. Die MRT zeigt elongierte und erweiterte Gefäße mit typischen Signalauslöschungen (flow voids) bei hoher Flussrate (Abb. 3.10). Bei langsamem Fluss ist wie auch bei der CT zum Nachweis eine Kontrastmittelgabe erforderlich. Die MRT kann in der Nachbarschaft einer AVM Blutabbauprodukte und Glianarben sensitiver nachweisen. Mit der MR-Angiographie kann die Lage der unmittelbaren arteriovenösen Kurzschlussverbindungen (Nidus) bezüglich funktionell relevanter Hirnregionen bestimmt werden, arterielle Zuflüsse und

Drainagevenen lassen sich identifizieren (Abb. 3.11). Aufgrund ihrer begrenzten räumlichen und zeitlichen Auflösung kann die MRA die zur Therapieplanung notwendigen hämodynamischen Informationen bisher noch nicht vollständig liefern. Daher ist bei der AVM weiterhin eine selektive Katheterangiographie (DSA) indiziert. In der Nachkontrolle von AVM nach stereotaktischer Bestrahlung (Gammaknife) kann man die MRA jedoch so lange einsetzen, bis der Nidus mit dieser Technik nicht mehr zu erkennen ist. Das Blutungsrisiko einer AVM beträgt ca. 2–4 % pro Jahr, steigt in den ersten Wochen nach einer stattgehabten Blutung auf das Doppelte und sinkt dann wieder auf das Ausgangsniveau. Bei einem Blutungsereignis beträgt die Sterblichkeit 10–15 % und es ist in 50 % der Fälle mit bleibenden neurologischen Defiziten zu rechnen. Das Blutungsrisiko einer AVM nimmt im Laufe des Lebens ab.

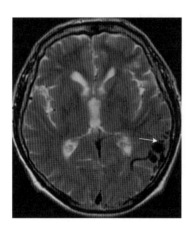

Abbildung 3.10 T2-FSE ax. Arteriovenöse Malformation links temporookzipital (Pfeil), mit zum Teil stark erweiterten, geschlängelt verlaufenden Gefäßen.

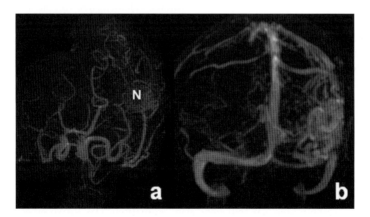

Abbildung 3.11 Arterielle 3D-TOF-MRA (**a**). Venöse 2D-TOF-MRA (**b**). Darstellung des Nidus (N) und der venösen Drainagesituation (**b**) bei arteriovenöser Malformation der linken Großhirnhemisphäre.

Von arteriovenösen Malformationen müssen persistierende embryonale Venen (DVA = developmental venous anomaly) unterschieden werden, die weder mit einem

Blutungsrisiko einhergehen noch klinische Symptome verursachen. Die MRT mit intravenöser Kontrastmittelgabe ist für die Diagnose einer DVA völlig ausreichend (Abb. 3.12), eine Katheterangiographie ist nicht notwendig, eine Embolisation oder anderweitige Beschädigung der transmedullären Drainagevene führt zu einer hämorrhagischen Infarzierung und ist absolut kontraindiziert. Klinisch von Bedeutung ist die Assoziation mit Kavernomen, die ihrerseits ein geringes Blutungsrisiko aufweisen (s. u.). Daher sollte bei jeder im MRT entdeckten DVA ein Kavernomausschluss mithilfe T2*-gewichteter Gradientenechosequenzen durchgeführt werden.

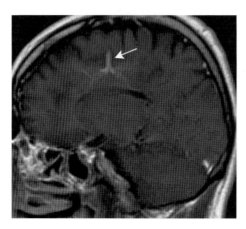

Abbildung 3.12 T1-SE sag. + KM. Entwicklungsgeschichtliche Venenanomalie (DVA) mit transmedullärer Drainagevene (Pfeil) und typischen, büschelförmigen Zuflüssen.

Durale AV-Fisteln

Durafisteln sind im Gegensatz zu den angeborenen AVM erworbene arteriovenöse Shunts und kommen hauptsächlich in der hinteren Schädelgrube vor. Sie werden über Externa-Äste gespeist, meist über die A. occipitalis. Die Befunde im MRT sind oft diskret und nur auf Quellbildern der MR-Angiographie zu erkennen. Ein negativer MRA-Befund schließt eine Durafistel nicht aus, so dass bei klinischem Verdacht eine selektive intraarterielle DSA indiziert ist. Das Risiko einer Blutung wird durch den Drainagetyp bestimmt, der sich ebenfalls nur durch eine intraarterielle DSA ermitteln lässt.

Kavernome

Kavernome sind blutgefüllte sinusoidale Hohlräume des Niederdrucksystems, die kein hirneigenes Gewebe einschließen. Sie treten bei der sporadischen Form in 25 %, bei der erblichen Form in 90 % der Fälle multipel auf. Die Symptomatik ist meist unspezifisch (Zephalgien, Krampfanfälle), selten finden sich fokale neurologische Defizite. 40 % aller Kavernome bleiben zeitlebens asymptomatisch. Das Risiko einer Hirnblutung wird mit 0,7 % pro Jahr und Läsion angegeben und ist somit bei einem solitären Kavernom nur etwa halb so groß wie bei einer Antikoagulanzientherapie mit Cumarinderivaten. Nach einer bereits erfolgten Blutung steigt das Risiko für eine erneute Blutung an. In T1-gewichteten MRT-Sequenzen zeigen Kavernome ein charakteristisches, popcornartiges Aussehen mit signalreichen Binnenstrukturen und polyzyklischer, glatter Begrenzung (Abb. 3.13a). Die T2-Wichtung zeigt ein heterogenes Signal im Zentrum und signalfreie Hämosiderinsäume in der Peripherie (Abb. 3.13b). Zum Ausschluss von multiplen Kavernomen ist die Akquisition einer T2*-gewichteten Gradientenechosequenz obligat. Mit dieser Sequenz werden bis zu dreimal mehr Kavernome entdeckt als mit den üblichen Fast-spin-echo-Sequenzen.

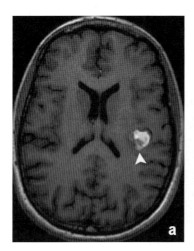 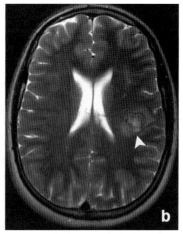

Abbildung 3.13 T1-3D-BRAVO ax. (**a**), T2-FSE ax. (**b**). Kavernom im Bereich des posterioren parietalen Inseldeckels links (Pfeilspitze). In der T2-Wichtung (**b**) perifokales Ödem als Hinweis auf eine stattgehabte Blutung.

3.7.4 Spontane subarachnoidale Blutungen (SAB)

Die Inzidenz von Subarachnoidalblutungen liegt bei etwa sechs bis sieben pro 100.000 im Jahr. In 80 % dieser Fälle liegt eine Blutung aus einem Aneurysma vor. Die Prävalenz von Aneurysmen der Hirnbasisarterien in der Bevölkerung beträgt 0,5 bis 8 %. Die Hälfte aller Aneurysmen rupturieren irgendwann im Laufe des Lebens. Das individuelle Blutungsrisiko liegt bei 1–2 % pro Jahr. Aneurysmablutungen weisen eine hohe Letalität von 35–50 % auf, bei Rezidivblutungen sogar von 40–90 %. Die typische Symptomatik einer SAB besteht in einem plötzlich auftretenden Vernichtungskopfschmerz mit leichten meningitischen Zeichen schon im Stadium I nach Hunt & Hess. Die CT ist das Verfahren der Wahl beim klinischen Verdacht auf eine SAB und sollte ohne Verzögerung durchgeführt werden. Im CCT sind subarachnoidale Blutungen am ersten Tag in 98 %, am dritten Tag in 75 % und nach einer Woche nur noch in 30–50 % der Fälle zu erkennen. Der Nachweis einer SAB im MRT gelingt mithilfe der FLAIR-Sequenz am ersten Tag ebenfalls sehr zuverlässig, bei älteren Blutungen ist die FLAIR-Sequenz der CCT deutlich überlegen. Neben der FLAIR ist auch die Protonenwichtung zum Nachweis einer SAB im MRT geeignet.

Zum Nachweis eines Aneurysmas bei der SAB kann als erste Suchmethode die MR-Angiographie eingesetzt werden. 85 % aller Aneurysmen sind im Karotisstromgebiet lokalisiert, 15 % im posterioren Stromgebiet. In 20 % bestehen multiple Lokalisationen. Neben der 3D-TOF-MR-Angiographie sind zur Aneurysmasuche mittels MRT auch hochauflösende PD-FSE- und 3D-SSFP-Sequenzen geeignet. Bei gedeckt rupturierten Aneurysmen liefern auch die Standardsequenzen wichtige Informationen (Abb. 3.14). Die Sensitivität der MR-Angiographie im Aneurysmanachweis beträgt 80–95 % bei Aneurysmen ab 4 mm

Größe. Auf eine 4-Gefäß-Katheterangiographie (DSA) mit Kompressionsmanövern und Wiederholung im Negativfall kann jedoch aufgrund des MRT-Befunds nicht verzichtet werden. Die Ausschaltung des Aneurysmas als Blutungsquelle ist aufgrund des hohen Gefährdungspotentials bei einer Rezidivblutung stets indiziert. Bei wiederholt negativer DSA kann die MRT unter Umständen andere Blutungsquellen nachweisen, z. B. oberflächlich gelegene Kavernome. Für den Nachweis einer Restperfusion oder eines Rezidivs nach chirurgischer oder endovaskulärer Behandlung eines Aneurysmas ist die MRT die Methode der Wahl.

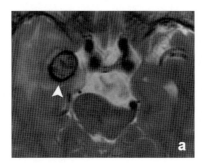 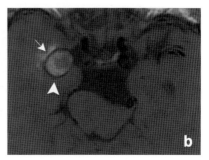

Abbildung 3.14 T2-FSE ax. (**a**), T1-SE ax. (**b**). Megaaneurysma der Arteria cerebri media rechts (Pfeilspitzen) mit Hinweisen auf eine gedeckte Ruptur (Pfeil).

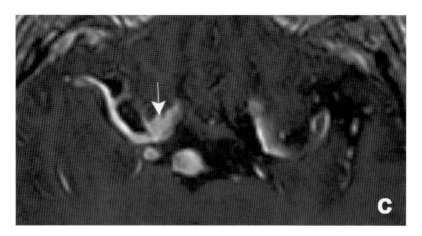

Abbildung 3.14 3D-BRAVO ax. + KM (**c**). Mittels Kontrastmittelgabe und hochauflösender 3D-Sequenzen (**c**) lässt sich die Perfusion des Aneurysmasacks nachweisen.

Aneurysmascreening: Bis zu 20 % der Patienten mit einer SAB haben eine positive Familienanamnese. Die Nachweisquote von Aneurysmen, die bisher nicht geblutet haben, beträgt bei positiver Familienanamnese immerhin 9 %. Eine MR-Angiographie alle drei bis fünf Jahre wird bei diesen Patienten als sinnvoll erachtet. Das Rupturrisiko von

Aneurysmen unter 7 mm soll zu vernachlässigen sein, allerdings spielt dabei auch die Morphologie des Aneurysmas eine Rolle.

3.7.5 Hirnvenenthrombosen

Die Diagnose einer Hirnvenenthrombose wird ausschließlich durch die Schnittbildverfahren MRT oder CT gestellt. Bei den Sinusvenenthrombosen besitzt die venöse CT-Angiographie im Vergleich zur MR-Angiographie bei kürzerer Messzeit eine geringere Anfälligkeit für Artefakte und führt zu einer etwas besseren Darstellung kleiner Venen. Neben den bekannten Problemen der Time-of-flight(TOF)-MR-Angiographie durch langsamen Fluss, Turbulenzen und Sättigungsphänomene in der Ebene kann sich ein Thrombus mit einem hohen Methämoglobinanteil in den verwendeten T1-gewichteten Sequenzen sehr signalreich abbilden. Dies kann in der TOF-MRA zu falsch negativen Befunden führen. Durch die Verwendung der kontrastverstärkten MR-Angiographie mit Subtraktionstechnik lassen sich die meisten Probleme mit Artefakten jedoch überwinden. Die Technik (Abb. 3.15) stellt daher das bevorzugte MR-angiographische Verfahren beim Verdacht auf eine Sinusvenenthrombose dar. In Organisation befindliche Thromben können allerdings ebenso wie das Venenlumen Kontrastmittel anreichern, daher sollten stets mehrere MR-Techniken in Kombination angewendet werden (Abb. 3.16). Eine Sinusvenenthrombose kann zu einer intrakraniellen Druckerhöhung, einem Hirnödem oder venösen Infarzierungen führen. Diese Veränderungen lassen sich im MRT weitaus sensitiver nachweisen als im CT, insbesondere unter Verwendung der diffusionsgewichteten Bildgebung (DWI). Klinische Symptome treten oft erst bei einer Beteiligung der kortikalen Venen auf. Auch hier ist die MRT das überlegene Nachweisverfahren, ebenso zum Ausschluss bedeutsamer Differentialdiagnosen. Bei der Frage nach einer Hirnvenenthrombose wird die MRT daher von nicht wenigen Autoren als primäres Verfahren eingesetzt.

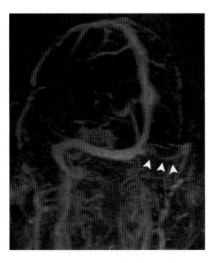

Abbildung 3.15 CE-MRA der Hirnvenen. Z. n. älterer, kollateralisierter und partiell rekanalisierter Thrombose der Sinus transversus (Pfeilspitzen) und sigmoideus links.

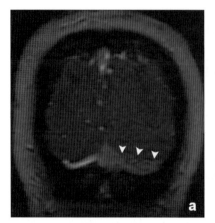
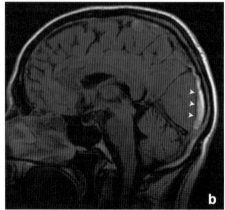

Abbildung 3.16 2D-TOF-MR-Angiographie (**a**). Thrombose des Sinus transversus links (Pfeilspitzen). FLAIR sag. (**b**). Frische Thrombose des Sinus sagittalis superior.

3.8 Schädel-Hirn-Trauma

Schädel-Hirn-Traumen (SHT) gehören zu den wichtigsten Ursachen für neurologische oder neuropsychiatrische Defizite. Im Akutfall ist die CCT das bildgebende Verfahren der Wahl, da sie gleichzeitig zur definitiven diagnostischen Abklärung von Frakturen des Schädelskeletts eingesetzt werden kann und muss. Bei somnolenten oder komatösen Patienten sind auch die eingeschränkten Überwachungs- und Interventionsmöglichkeiten ein Hinderungsgrund für den primären Einsatz der MRT. Mit schweren Schädel-Hirn-Traumen werden die meisten Ärzte außerhalb des Rettungswesens oder der Neurochirurgie nicht konfrontiert. Daher beschränkt sich diese Darstellung auf (vermeintlich) leichte Schädel-Hirn-Traumen. Bei bewusstseinsklaren Patienten sollte die CCT nach einem SHT immer bei neurologischen Auffälligkeiten, Hirndruckzeichen (Kopfschmerzen, Übelkeit und Erbrechen) oder amnestischen Störungen eingesetzt werden. Weitere Indikationen für eine CCT sind die Unmöglichkeit einer neurologischen Untersuchung (z. B. bei Intoxikation), Alter über 65 Jahre, gefährliche Unfallmechanismen, z. B. Sturz aus größerer Höhe oder Verkehrsunfälle bei größerer Geschwindigkeit oder unter Beteiligung von Kraftfahrzeugen. Ferner ist die Untersuchung indiziert bei Hinweisen auf eine Schädel(basis)fraktur, einer Verschlechterung der Bewusstseinslage oder bekannten Koagulopathien.
Die Durchführung einer MRT wird nach den aktuellen Leitlinien der Deutschen Gesellschaft für Neurologie (DGN) nur dann empfohlen, wenn der CT-Befund negativ ist, jedoch Herdbefunde im EEG, fokale neurologische Symptome oder erstmalige zerebrale Anfälle auftreten. Generell ist die MRT immer dann indiziert, wenn sich ein auffälliger neurologischer Befund durch die CCT nicht erklären lässt. Auch im Hinblick auf einen eventuellen späteren Entschädigungs- oder Versorgungsanspruch des Patienten sollte das vollständige Ausmaß der traumatischen Hirnschädigung bereits innerhalb der ersten zwei Wochen erfasst werden. Die MRT eignet sich dazu definitiv besser als die CCT. Im Nachweis kleiner kortikaler Kontusionsherde ist die Kombination aus FLAIR und T2*-Gradientenechosequenzen der CCT überlegen. Im subakuten Stadium werden

durch diese Sequenzen etwa 40 % mehr Herde aufgedeckt als durch die CCT. Das Ausmaß von Hirnödemen ist im MRT ebenfalls besser einzuschätzen als im CT. Im Nachweis von Blutungen, die älter sind als zwei Wochen, ist die MRT der CCT deutlich überlegen, bei traumatischen Subarachnoidalblutungen bietet sie bereits nach drei Tagen eindeutige Vorteile gegenüber der CCT. Der Nachweis von bilateralen Subduralhämatomen und die Unterscheidung chronischer subduraler Hygrome von Hämatomen sind mit der MRT immer problemlos möglich (Abb. 3.17), während bei der CCT hier manchmal Schwierigkeiten auftreten. In Fällen einer kausalen neurologischen Begutachtung zu den Folgen eines Schädel-Hirn-Traumas, in denen die vorliegende Bildgebung keinen eindeutig positiven Hinweis ergibt, ist die Durchführung einer MR-Bildgebung immer indiziert. Das Untersuchungsprotokoll sollte T2*-gewichtete Sequenzen enthalten.

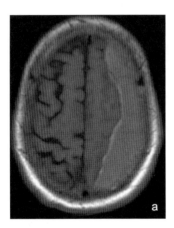 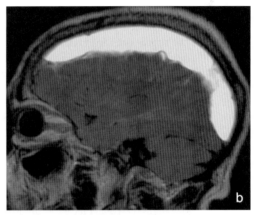

Abbildung 3.17 T1-SE ax. (**a**). FLAIR sag. (**b**). Ausgedehntes Subduralhämatom über der linken Konvexität.

3.9 Tumorerkrankungen

Die Tumoren des Nervensystems werden nach der zuletzt 2007 revidierten neuropathologischen Klassifikation der WHO in sieben Kategorien eingeordnet (Tab. 3.5).

Tabelle 3.5 WHO-Klassifikation der Hirntumoren

1. Neuroepitheliale Tumoren
2. Tumoren der peripheren Nerven
3. Meningeale Tumoren
4. Lymphatische und hämatopoetische Tumoren
5. Keimzelltumoren
6. Tumoren der Sellaregion
7. Metastasen

Die fünf häufigsten Hirntumoren sind Metastasen, Gliome, Meningeome, Hypophysenadenome und Akustikusneurinome. Andere Tumoren des Neurocraniums machen insgesamt nur etwa 9 % aus. Primäre und sekundäre Hirntumoren, insbesondere solche der hinteren Schädelgrube, sind mit der MRT weitaus früher und zuverlässiger nachzuweisen als mit der kraniellen Computertomographie. Aufgrund von Aufhärtungsartefakten und zu geringer Kontrastauflösung entgehen im CCT bis zu 20 % aller infratentoriellen Tumoren dem Nachweis.

3.9.1 Primäre Hirntumoren

Aus der Tumorlokalisation lassen sich bereits entscheidende artdiagnostische Hinweise gewinnen: Die wichtigsten intrakraniellen Tumoren außerhalb der Neuroaxis sind Meningeome (Abb. 3.18), Akustikusneurinome (Abb. 3.19) und Epidermoide. Streng genommen gehören auch intraventrikuläre Tumoren zu den extraaxialen Raumforderungen. Die supra- oder infratentorielle Lage eines Tumors führt zu einer weiteren Eingrenzung möglicher Differentialdiagnosen. Weitere Hinweise gibt die Zuordnung zu bestimmten neuroanatomischen Regionen: Cortex, Marklager, Sella turcica, Corpus pineale, Sehbahn usw. Einige benigne Läsionen, z. B. Lipome (Abb. 3.20) oder Kolloidzysten (Abb. 3.21), zeigen so charakteristische Schnittbilder in MRT oder CT, dass sie sich mit hoher Zuverlässigkeit von Neoplasien unterscheiden lassen. Neben dem Sitz und der Bildmorphologie einer Raumforderung spielt das Patientenalter für die Einordnung eines primären Hirntumors eine wichtige Rolle.

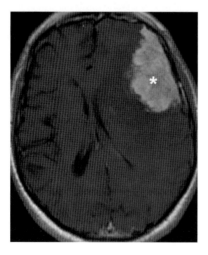

Abbildung 3.18 T1-SE + KM. Anaplastisches Meningeom (*) mit perifokalem Ödem, Ventrikelkompression und Verlagerung des Septum pellucidum.

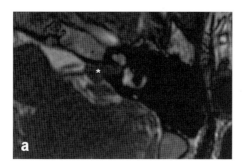 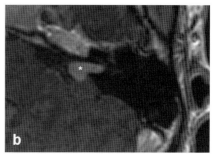

Abbildung 3.19 3D-FIESTA ax. (**a**). T1-SE ax. + KM (**b**). Nachweis eines Akustikusneurinoms (Vestibularisschwannoms), welches den inneren Gehörgang ausfüllt (*).

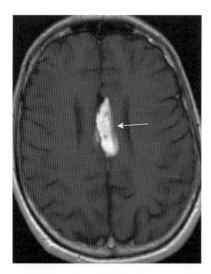

Abbildung 3.20 T1-SE ax. Interhemisphärielles Lipom (Pfeil) bei Dysgenesie des Corpus callosum.

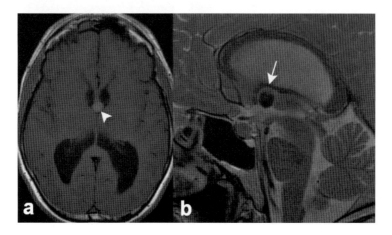

Abbildung 3.21 T1-SE ax. (**a**). T2-FSE sag. (**b**). Kolloidzyste des 3. Ventrikels (Pfeile) mit Liquorzirkulationsbehinderung im Bereich der Foramina Monroi.

Ziele der bildgebenden Diagnostik beim Verdacht auf eine intrakranielle Raumforderung sind eine möglichst hohe Nachweisgenauigkeit und eine maximale Ausbeute an therapierelevanten Informationen. Aufgrund ihres höheren Potentials zur Gewebecharakterisierung erlaubt die MRT neben einer genaueren Ausbreitungsdiagnostik von Tumoren auch zuverlässigere artdiagnostische Hinweise als die CT. Sekundäre Effekte wie Hirnödem, Liquorzirkulationsstörungen (Abb. 3.22), drohende Einklemmung, vaskuläre Komplikationen (Abb. 3.23) oder Infiltrationen wichtiger Zentren und Bahnen sind ebenfalls mit der MRT früher nachzuweisen. Daher sollte der MRT beim Verdacht auf einen intrakraniellen Tumor auch in dringlichen Situationen der Vorzug gegeben werden. Der Einsatz der CCT ist gelegentlich noch notwendig zum Nachweis differentialdiagnostisch bedeutsamer Tumorverkalkungen oder Läsionen der Schädelknochen. Charakteristische Verkalkungen zeigen beispielsweise Meningeome, Oligodendrogliome oder auch Kraniopharyngeome.

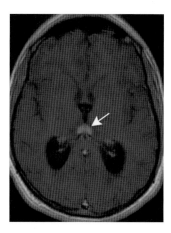

Abbildung 3.22 T2-SE ax. + KM. Infiltrative Raumforderung der Glandula pinealis mit Verlegung des Aquaeductus cerebri.

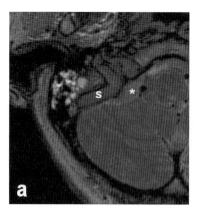 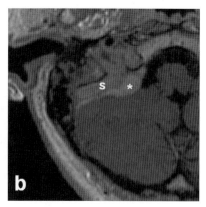

Abbildung 3.23 T2-FSE ax. (**a**). T1-SE ax. + KM (**b**). En-plaque-wachsendes Meningeom der hinteren Schädelgrube (*) mit Einwachsen in den Sinus sigmoideus (s).

Eine Kontrastmittelgabe ist bei einer tumorverdächtigen Läsion immer indiziert, sie dient allerdings nicht zur Verbesserung der Nachweisgenauigkeit, sondern der Ausbreitungsdiagnostik und artdiagnostischen Eingrenzung. Bei bestimmten Tumorarten bestehen auch Implikationen hinsichtlich der Prognose und des therapeutischen Vorgehens. Die Kontrastmittelanreicherung einer Läsion kann durch eine Störung der Blut-Hirn-Schranke oder durch Tumorneoangiogenese bedingt sein. Die computergestützte Auswertung dynamischer Kontrastmittelstudien (perfusionsgewichtete Bildgebung – PWI) bietet hier eine Möglichkeit der Differenzierung. Bei Astrozytomen ist eine mikrovaskuläre Proliferation gleichbedeutend mit einem hohen Malignitätsgrad. Niedriggradige Astrozytome (WHO-Grad I/II) reichern in der Regel kein Kontrastmittel an. Ein im Verlauf neu aufgetretenes Enhancement ist daher suspekt auf eine maligne Transformation. Andererseits wurde nachgewiesen, dass es sich auch bei Gliomen ohne Kontrastmittelaufnahme bereits in bis zu 40% um anaplastische Tumoren (WHO-Grad III) handelt. Bei höhergradigen Astrozytomen oder Glioblastomen ist die Ausdehnung der Kontrastmittelanreicherung im MRT nicht identisch mit der Tumorausbreitung. Diese reicht in der Regel darüber hinaus. Ebensowenig ist das Ausmaß der Anreicherung proportional zum histopathologischen Malignitätsgrad. Nekrosen sind ebenfalls ein Hinweis auf einen hochmalignen Grad-IV-Tumor. In der Differentialdiagnose von Läsionen mit ringförmiger Kontrastmittelanreicherung gestattet die diffusionsgewichtete MR-Bildgebung (DWI) die Abgrenzung von septischen Foci (Hirnabszessen) einerseits und nekrotischen Glioblastomen oder Metastasen andererseits.

Spezielle Verfahren der MR-Diagnostik zur OP-Vorbereitung bei Tumorerkrankungen des Gehirns sind die Erstellung von 3D-Datensätzen zur Planung stereotaktischer Eingriffe und die funktionelle MR-Bildgebung mit zerebraler Aktivierung zum Nachweis einer Beteiligung eloquenter Hirnareale. Der Einsatz der MRT in der Therapiekontrolle und Rezidivdiagnostik von Hirntumoren besitzt zahlreiche Limitationen. Die Suche nach residualem Tumorgewebe muss nach einem operativen Eingriff innerhalb von drei Tagen erfolgen, später setzen Reparationsvorgänge ein, die zu einer über Jahre persistierenden Kontrastmittelanreicherung führen können und so die Differenzierung von einem Rest- oder Rezidivtumor erschweren. Nach einer Strahlentherapie können Monate bis Jahre später Radionekrosen auftreten und ähnliche Symptome wie ein Tumorrezidiv verursachen. Eine genauere, jedoch keine absolut sichere Differenzierung gelingt mit der MR-Spektroskopie oder der FDG-PET.

3.9.2 Metastasen

Metastasen sind die häufigsten Hirntumoren und kommen in etwa der Hälfte der Fälle multipel vor. Die MRT mit Kontrastmittelgabe ist die empfindlichste verfügbare Nachweismethode. Durch eine höhere Kontrastmitteldosis und die Verwendung spezieller Sequenzen (magnetization transfer contrast – MTC) lässt sich die Sensitivität noch steigern. Beim kleinzelligen Bronchialkarzinom, dem malignen Melanom und einigen Keimzelltumoren, die oft sehr kleine, disseminierte Läsionen verursachen, kann so die Ausschlussdiagnostik optimiert werden. Zerebrale Metastasen finden sich hauptsächlich bei folgenden Primärtumoren: beim Bronchialkarzinom (bis 50%), Mammakarzinom (10–30%), malignen Melanom (5–10%), bei Nierenzellkarzinomen (7%) und Karzinomen des Gastrointestinaltrakts (6%). In etwa 15% ist die zerebrale Metastase die Erstmanifestation eines bislang unerkannten Tumorleidens. 80% aller Metastasen sind supratentoriell lokalisiert. Drei Viertel betreffen das Hirnparenchym, ein Viertel die Leptomeningen. Die meisten Läsionen sind in ihrer Signalcharakteristik relativ gleichförmig. Eine Verkürzung der Relaxationszeiten mit hypointensem Signal in der T2- und hyperintensem in der T1-Wichtung kann durch Einblutungen verursacht sein oder auch auf melanin- oder muzinhaltige Läsionen hinweisen. Auch zellreiche Tumoren wie Lymphome oder Germinome stellen sich in der T2-Wichtung relativ signalarm dar, zeigen aber keine Signalerhöhung in der T1-Wichtung. Die MRT kann folglich in manchen Fällen Hinweise auf den Primärtumor liefern. Zur Therapiekontrolle nach Radiatio oder Chemotherapie ist sie die Methode der Wahl.

Ein metastatischer Befall der Leptomeningen wird als Meningeosis neoplastica bezeichnet. Die MRT (Abb. 3.24) besitzt eine Sensitivität von 50–80 %, die diagnostische Liquorentnahme erreicht 70 %. Die CCT ist mit einer Sensitivität von nur 30 % zum Nachweis ungeeignet. Eine Kontrastmittelanreicherung der Meningen ist in gewissem Maße physiologisch, insbesondere in kurzen Segmenten über dem Frontalhirn, an der Falx oder dem Tentorium cerebelli. Bei einer gesteigerten Kontrastmittelaufnahme der Hirnhäute ist neben der neoplastischen Genese eine breit gefächerte Differentialdiagnose zu berücksichtigen.

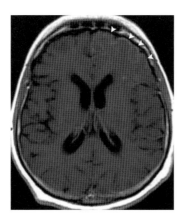

Abbildung 3.24 T1-SE ax. + KM. Meningeosis neoplastica links frontal (Pfeilspitzen) bei Mammakarzinom.

3.9.3 Sellaregion

Zur Darstellung von Pathologien der Sellaregion ist die MRT das bildgebende Verfahren der Wahl. Die Hauptindikation zur MRT der Sellaregion ist der Nachweis oder Ausschluss eines Hypophysenadenoms oder einer anderen intra- oder suprasellären Raumforderung. Die Computertomographie sollte bei dieser Fragestellung nicht mehr eingesetzt werden, es sei denn, es bestehen Kontraindikationen zur MRT oder spezielle Fragestellungen hinsichtlich Tumorverkalkungen oder knöcherner Destruktionen an der Schädelbasis. Beim endokrin aktiven Mikroadenom der Adenohypophyse ist die MRT das einzige bildgebende Verfahren, das zur Diagnosesicherung benötigt wird. Bei der Akromegalie und beim M. Cushing wird das therapeutische Vorgehen unmittelbar vom Ergebnis der MRT bestimmt.

Gewöhnlich genügen zum Nachweis des Mikroadenoms hochauflösende T2-FSE- und T1-SE-Sequenzen in koronaler und sagittaler Ebene vor und nach Kontrastmittelgabe (Abb. 3.25). Bei negativem Befund und fortbestehendem klinischem Verdacht kommen weiterführende MR-Techniken wie dynamische, hochauflösende 3D-Gradientenechosequenzen, Spätaufnahmen nach Kontrastmittelgabe sowie Untersuchungen mit verminderter Kontrastmitteldosis in Betracht. Beim Makroadenom der Hypophyse ist neben dem Nachweis die prätherapeutische Ausdehnungsbeurteilung von großer Bedeutung. Die MRT weist nicht nur eine Verlagerung des Chiasma opticum nach (Abb. 3.26), sondern besitzt auch akzeptable Vorhersagewerte für die Invasion des Sinus cavernosus. Als

Komplikationen des Adenoms können Blutungen oder Infarkte der Hypophyse auftreten, die mit der o. g. Untersuchungstechnik ebenfalls nachweisbar sind. Zystisch-regressive Veränderungen in Hypophysenadenomen müssen von Zysten der Rathke-Tasche (Abb. 3.27) und Kraniopharyngeomen unterschieden werden. Daneben gibt es weitere Entitäten in der Sellaregion, die differentialdiagnostisch von Bedeutung sind. Hierzu gehören u. a. die lymphozytäre Hypophysitis, granulomatöse Entzündungen wie Tuberkulose und Sarkoidose sowie Meningeome (Abb. 3.28) und Epidermoide.

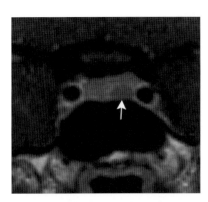

Abbildung 3.25 T1-SE cor. + KM. Mikroadenom der Adenohypophyse am Sellaboden links (Pfeil) mit deutlicher Anhebung des Diaphragma sellae.

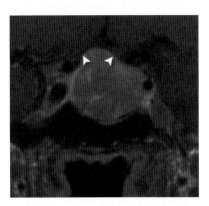

Abbildung 3.26 T1-SE cor. + KM. Makroadenom der Adenohypophyse mit Verlagerung des Chiasma opticum (Pfeilspitzen).

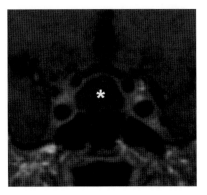

Abbildung 3.27 T1-SE cor. + KM. Zyste der Rathke-Tasche (*).

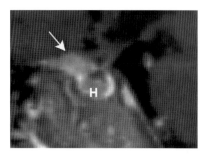

Abbildung 3.28 T1-3D-BRAVO, sag. MPR. Meningeom des Tuberculum sellae (Pfeil), die Hypophyse (H) erscheint unbeeinträchtigt.

In der postoperativen Verlaufsbeurteilung nach einer Adenomexstirpation ist die MRT ebenfalls als Standardverfahren etabliert. Hier muss vitales Rest- oder Rezidivtumorgewebe von Drüsenresten, Granulationen, Hämorrhagien, entzündlichen Komplikationen und Füllmaterialien unterschiedlicher Art unterschieden werden. Dies ist oft nur im direkten Vergleich mit Voraufnahmen möglich.

Das inzidentelle Vorkommen endokrin inaktiver und asymptomatischer Hypophysenadenome ist nicht selten. Man findet sie bei ca. 10 % der Normalbevölkerung.

3.10 Exkurs: MRT-Spezialverfahren in der Neurodiagnostik

Einige MRT-Untersuchungsverfahren werden im klinisch-wissenschaftlichen Bereich oder in entsprechend ausgerüsteten Zentren für in der Regel sehr spezielle Fragestellungen eingesetzt. Manche der Verfahren sind neu, andere, wie die Spektroskopie und die Liquorflussmessung, schon relativ betagt. Den besprochenen Verfahren ist gemeinsam, dass sie begrenzt verfügbar sind und ihr Indikationsbereich bisher nicht abschließend festgelegt ist. Dies kann im ambulanten Bereich Probleme bei der Kostenerstattung verursachen. Funktionelle Untersuchungen des Gehirns werden heute überwiegend aus wissenschaftlicher, teils auch bereits aus klinischer Indikation heraus durchgeführt. Neben der funktionellen MR-Bildgebung im engeren Sinne, der zerebralen Aktivierung, gehören auch die Diffusions- und Perfusionswichtung (DWI und PWI) sowie die Liquorflussmessung zu den funktionellen MR-Untersuchungen. Eine Methode zur In-vivo-Lokalisation und Quantifizierung von Stoffwechselprodukten stellt die MR-Spektroskopie (MRS) dar.

Diffusionsgewichtete Bildgebung (DWI): Durch die schnell durchführbare MR-Darstellung einer akuten Diffusionsstörung beim Hirninfarkt haben sich diffusionsgewichtete Sequenzen aus klinischer Indikation bereits zu einer Routinemethode entwickelt. Mit dem DWI lassen sich vor allem sehr frühe Infarktstadien während der ersten Stunden zuverlässiger darstellen als mit der CT. Zurzeit wird das Verfahren außerdem zur Untersuchung von Tumoren (Grading und Abgrenzung gegen Abszesse), bei der Enzephalitis, bei zystischen Läsionen und im Rahmen von zahlreichen Studien eingesetzt.

Diffusion-Tensor-Bildgebung (DTI): Dieses MRT-Verfahren wird angewendet, um Faserverbindungen der weißen Substanz selektiv darzustellen. So können Leitungsbahnen des Balkens, des Fasciculus arcuatus, des Corpus geniculatum, der inneren Kapsel sowie der primären Sehstrahlung aufgrund ihrer Anisotropie in diffusionsgewichteten Bildern differenziert und auch die verschiedenen Kerngebiete des Thalamus unterschieden werden.

Alle DTI-Methoden beruhen darauf, dass die Molekularbewegung der Wassermoleküle im Hirngewebe aufgrund der anatomischen Struktur in Bahnen und Faszikeln hochgradig richtungsabhängig (anisotrop) ist. Die Berechnung kann über die Berechnung eines Anisotropievektors aus den einzelnen Diffusionskoeffizienten erfolgen, die durch Kodierung in den verschiedenen Raumrichtungen gewonnen werden. Klinische Anwendungen werden mit der Verfügbarkeit der Methode sicher an Bedeutung zunehmen. In ersten Beschreibungen ist die DTI dazu benutzt worden, die Beeinträchtigung einzelner Bahnsysteme durch Tumoren oder demyelinisierende Erkrankungen nachzuweisen. Ein klinischer Einsatz zeichnet sich vor allem bei der Operationsplanung zentraler, in der Tiefe des Marklagers befindlicher Tumoren ab.

Perfusionsmessung (PWI): Hierunter versteht man die Darstellung von regionalem zerebralem Blutfluss (rCBF), regionalem zerebralem Blutvolumen (rCBV) und einer unterschiedlich definierten Passagezeit. Die Messungen werden zumeist mit T2*-gewichteten Sequenzen nach Injektion eines Kontrastmittel-Bolus durchgeführt, der während seiner Passage zu einem suszeptibilitätsbedingten Signalabfall führt. Die Hauptindikation für PWI aus klinischer Indikation ist der perakute Infarkt mit dem Versuch, die bereits minderperfundierte, aber noch nicht zum Kerninfarkt gehörende Penumbra vom Infarktzentrum abzugrenzen (sog. mismatch) und damit die Indikation zur Thrombolyse zu erleichtern. Im Rahmen von klinischen Studien wird die PWI auch zur Messung des zerebralen Blutvolumens bei Tumoren eingesetzt, beispielsweise um Zonen erhöhter Tumorvitalität für die Biopsie auszuwählen.

Messung des Liquorflusses: Von den flussempfindlichen Sequenzen hat sich besonders das Phasenkontrastverfahren bewährt, mit dem eine sehr empfindliche Darstellung von Liquorpulsationen und Hirneigenbewegungen wie auch eine gewisse Quantifizierung möglich sind. Im klinischen Bereich werden diese Untersuchungen vorzugsweise zur Untersuchung der Durchgängigkeit von intra- und extrazerebralen Liquorräumen (z. B. Aquäduktstenose, Normaldruckhydrozephalus) und der Kommunikation von Zysten mit dem umgebenden Subarachnoidalraum eingesetzt. Außerdem spielen Liquorflussmessungen bei Prozessen am kraniozervikalen Übergang oder am Spinalkanal bei Syrinxhöhlen oder extramedullären Zysten eine Rolle.

Zerebrale Aktivierung (funktionelle MR-Bildgebung – fMRI): Bei der funktionellen MRT im engeren Sinne werden Untersuchungen mit motorischen, somatosensiblen, akustischen, optischen und kognitiv-sprachbezogenen Paradigmen durchgeführt, um die Lokalisation eloquenter Hirnareale zu bestimmen oder zu überprüfen und ihre Vernetzung und gegenseitige Beeinflussung zu erforschen. Neben dem klassischen „Block-Design" der Reize können auch Einzelaktivierungen abgebildet werden. Bei hoher zeitlicher Auflösung oder durch Kombination mit elektrophysiologischen Ableitungen wird die Frage der Koppelung von neuronaler Erregung und vermehrter Sauerstoffextraktion, auf der die fMRI-Signale beim BOLD-Kontrast beruhen, untersucht. Im klinischen Bereich werden zerebrale Aktivierungen zur Darstellung der Zentralregion oder sprachrelevanter Zentren vor neurochirurgischen Eingriffen eingesetzt, ohne jedoch den Wada-Test bislang zu ersetzen.

MR-Spektroskopie: Die Protonenspektroskopie hat sich von einer Forschungsmethode zu einem wichtigen diagnostischen Verfahren entwickelt und wird zunehmend im klinischen Bereich eingesetzt. Folgende Hauptanwendungsbereiche lassen sich derzeit abgrenzen:

– Differentialdiagnostik, Grading und Therapiekontrolle von Hirntumoren,
– Differentialdiagnose der Alzheimer-Demenz,
– Nachweis spezifischer Metaboliten bei bestimmten Stoffwechselerkrankungen: M. Canavan, Mitochondriopathien. Differentialdiagnose von Infektionen, z. B. Enzephalitis, AIDS,
– prognostische Beurteilung hypoxischer Hirnveränderungen,
– Nachweis der mesialen Sklerose bei der Temporallappenepilepsie.

Die MR-Spektroskopie anderer Atomkerne ist bisher wissenschaftlichen Studien vorbehalten.

3.11 Grenzen der MRT und sonstige Verfahren

Die kranielle Computertomographie (CCT) eignet sich als bildgebendes Alternativverfahren im Falle der Nichtverfügbarkeit einer MRT, hat aber auch primäre Indikationen, von denen in Tabelle 3.6 einige aufgelistet sind. Beatmete, aspirationsgefährdete, somnolente, unruhige oder unkooperative Patienten werden aufgrund des geringen Zeitbedarfs der Untersuchung und der besseren Zugänglichkeit des Patienten vorzugsweise mit CT untersucht.

Tabelle 3.6   Indikationen zur CCT

- Akutes Schädel-Hirn-Trauma
- Posttraumatische oder iatrogene Defekte der Schädelbasis (Pneumozephalus, Rhino-, Otoliquorrhö), evtl. als CT-Zisternographie
- Apoplektischer Insult, Blutungsausschluss
- V. a. Subarachnoidalblutung (Sensitivität 98 % bei Beginn der Symptomatik, dann rapide abnehmend)
- Kopfschmerzen mit Schädeltrauma oder Synkope in der Anamnese
- Verlaufskontrolle bei Hydrozephalus oder nach Shuntrevision
- Nachweis einer Gasbildung beim Hirnabszess oder anderen septischen Prozessen
- Klinische Hirndruckzeichen vor geplanter Lumbalpunktion
- Nachweis und Evaluation intrakranieller Verkalkungen (z. B. Oligodendrogliom, Sturge-Weber-Syndrom, M. Fahr, Tuberkulose, Toxoplasmose)
- Fehlbildungen des Schädelskeletts (Kraniosynostosen) oder des kraniozervikalen Übergangs
- Tumoren, entzündliche Veränderungen, Knochenerkrankungen der Kalotte und der Schädelbasis (z. B. Knochenfiliae, primäre Knochentumoren, Osteomyelitis, Cholesteatom, fibröse Dysplasie)

4 Spinalkanal

Die MRT gestattet eine kontrastreiche Differenzierung der intraspinalen Strukturen und des Liquors. Läsionen des Rückenmarks können durch das MRT oft überhaupt erst sichtbar gemacht werden. Die MRT-Untersuchung des Spinalkanals ist daher indiziert bei jeglicher Symptomatik von Seiten der langen Bahnen des Rückenmarks: akute, nicht traumatische Querschnittslähmung, spastische Hemi-, Tetra- und Paraparesen, Brown-Séquard-Syndrom, spinale Ataxie, pathologische Reflexe etc. Ferner ist die spinale MRT angezeigt bei neurogenen Muskelatrophien, polyradikulären Symptomen oder Kaudasyndrom.

4.1 Spinale Fehlbildungen

Bedeutsame Fehlbildungen der Wirbelsäule und des Rückenmarks werden in der Regel perinatal oder in den ersten Lebensjahren entdeckt. Die MRT ist zur Darstellung intramedullärer zystischer Hohlräume (Syringo- oder Hydromyelie), offener oder geschlossener Dysraphien (Abb. 4.1), Tethered-cord-Syndrom (tight filum terminale) oder intraspinaler (Fibro-)Lipome uneingeschränkt die Methode der Wahl. Auch in der pränatalen Diagnostik spielt sie eine zunehmende Rolle. Für eine eingehende Darstellung dieses Einsatzgebiets sei auf die Spezialliteratur verwiesen.

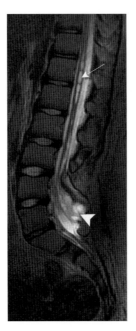

Abbildung 4.1 T2-FSE sag. Spina bifida mit Meningozele (Pfeilspitze), Syringomyelie der kaudalen Rückenmarkabschnitte (Pfeil).

4.2 Entzündungen und Infektionen

Entzündliche Rückenmarkaffektionen haben vielfältige Ätiologien. Erregerbedingte Myelitiden treten hierzulande gegenüber immunologischen Ursachen in den Hintergrund. Die MRT gestattet zwar einen sensitiven Nachweis von Signalveränderungen des Rückenmarks, erlaubt jedoch selten einen Aufschluss über deren Ursache. Bildmorphologisch lässt sich ein bevorzugter Befall der grauen Substanz (Poliomyelitis) von einem Befall der weißen Substanz (Leukomyelitis) oder des gesamten Rückenmarkquerschnitts (Myelitis transversa) abgrenzen. Ein ausschließlicher Befall der Hinterstränge (funikuläre Myelose) spricht für einen Vitamin-B_{12}-Mangel. Die MRT dient vor allem zum Herdnachweis und zur Verlaufskontrolle (Abb. 4.2), eine Mustererkennung entzündlicher medullärer Läsionen ist nur sehr eingeschränkt möglich.

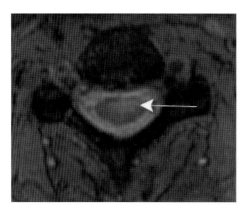

Abbildung 4.2 2D-MERGE ax. Demyelinisierungsareal (Pfeil) in der Medulla spinalis bei Multipler Sklerose.

Entzündliche, leptomeningeale Reizzustände können in manchen Fällen mittels Kontrastmittelgabe erfasst werden. Dies wurde u. a. für Fälle einer spinalen Meningoradikulitis bei der Neuroborreliose beschrieben (Abb. 4.3). Allerdings hat die MRT hier nur einen konfirmatorischen Aussagewert. Zum Nachweis dieser Erkrankung ist sie nicht geeignet. Epidurale Abszesse (Abb. 4.4) entstehen in den meisten Fällen hämatogen ohne assoziierte Knocheninfektionen. Es handelt sich dabei um neurochirurgische Notfälle, die unbehandelt zur Paraplegie und Meningomyelitis mit letalem Ausgang führen können. Die Letalität der Erkrankung beträgt ca. 20 %. In manchen Fällen lassen sich mit der MRT postarachnitische Adhäsionen des Rückenmarks als Hinweis auf einen abgelaufenen Entzündungsprozess oder ein früheres Trauma nachweisen, was für die Begutachtung eine Rolle spielt (Abb. 4.5).

73 SPINALKANAL

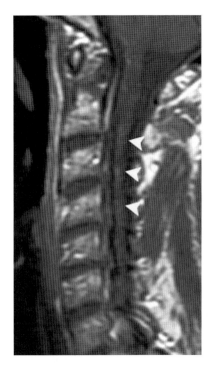

Abbildung 4.3 T1-FSE sag. + KM. Kontrastmittelenhancement der zervikalen Nervenwurzeln (Pfeilspitzen) bei Meningoradikulitis.

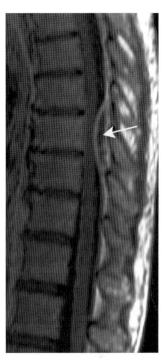

Abbildung 4.4 T1-FSE sag. + KM. Epiduraler Abszess (Pfeil).

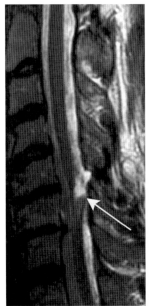

Abbildung 4.5 T2-FSE sag. Myelomalazie und postarachnitische Adhäsionen (Pfeil) bei Z. n. früherem Trauma.

4.3 Vaskuläre Rückenmarkerkrankungen

4.3.1 Ischämische Infarkte

Beim Verdacht auf eine spinale Ischämie oder Gefäßfehlbildung ist die MRT das wichtigste diagnostische Verfahren. Symptomatische Ischämien des Rückenmarks sind selten. Abgesehen von iatrogenen Ursachen entstehen sie durch Arteriosklerose, Vaskulitiden oder Embolien. Eine wichtige Ursache von Spinalarterieninfarkten ist auch die Aortendissektion. Die medullären Signalveränderungen im MRT zeigen einen ähnlichen zeitlichen Ablauf wie bei Hirninfarkten, allerdings existieren aufgrund der Variabilität der arteriellen spinalen Versorgung keine konstanten Gefäßterritorien. Überwiegend handelt es sich um zentromedulläre Läsionen, die über maximal drei Segmente reichen. Neben MRT-Verlaufskontrollen mit Kontrastmittelgabe zum Nachweis einer passageren Schrankenstörung spielt bei der Charakterisierung von spinalen Infarkten die diffusionsgewichtete MR-Bildgebung eine zunehmende Rolle.

4.3.2 Gefäßmalformationen

Bei den spinalen Gefäßfehlbildungen unterscheidet man die höchstwahrscheinlich erworbenen duralen AV-Fisteln von angeborenen arteriovenösen Malformationen (spinalen AVM) und Kavernomen. Die spinale Durafistel ist mit ca. 70 % am häufigsten und wird aus meningealen Arterien gespeist. Sie besitzt im MRT ein relativ typisches Erscheinungsbild aus erweiterten, perimedullären Venenplexus und einer durch venöse Kongestion verursachten Hyperintensität des Myelons in der T2-Wichtung (Abb. 4.6). Die spinale AVM zeigt dagegen sowohl intra- als auch perimedulläre Gefäßektasien und kann auch durch Blutungen, raumfordernde Effekte oder Steal-Phänomene symptomatisch werden. In beiden Fällen ist zur Lokalisation des Durashunts bzw. des Nidus trotz der modernen Entwicklungen auf dem Gebiet der kontrastverstärkten MR-Angiographie noch die selektive Katheterangiographie (DSA) erforderlich. Das spinale Kavernom zeigt, ebenso wie das zerebrale, ein charakteristisches MRT-Bild mit einer maulbeerartigen, meist signalreichen Darstellung in der T1-Wichtung und einem heterogenen Signal mit randständigen Signalauslöschungen durch Hämosiderinablagerungen in der T2-Wichtung (Abb. 4.7). Eine konventionelle DSA ist beim Kavernom selten erforderlich.

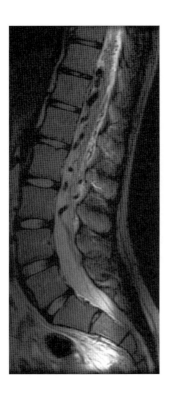

Abbildung 4.6 T2-FSE sag. Spinale Durafistel mit erweiterten und geschlängelt verlaufenden, perimedullären Venen.

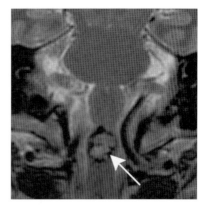

Abbildung 4.7 T2-FSE cor. Kavernöses Hämangiom (Pfeil) des oberen Halsmarks, angrenzend an die Medulla oblongata.

4.4 Intraspinale Raumforderungen

Das wichtigste Kriterium zur Charakterisierung einer intraspinalen Raumforderung ist ihr Ausgangsort bezüglich der Dura mater und des Rückenmarks. Diese Zuordnung lässt sich am besten mit der MRT treffen.

4.4.1 Intraspinale Zysten und Lipome

Zysten im Spinalkanal sind meistens angeboren. Unter den intraduralen Zysten sind echte Arachnoidalzysten zu 80 % dorsal des Myelons gelegen. Neuroenterale Zysten liegen typischerweise ventral. Die meisten Zysten kommen bevorzugt in Höhe des Thorakalmarks vor. Eine Ausnahme stellt die Epidermoidzyste dar, die sowohl kongenital als auch als Inklusionszyste nach einer Lumbalpunktion beobachtet wird. Extradurale Zysten entstehen durch kongenitale Duradefekte, die Kommunikation mit dem Thekalraum muss jedoch nicht erhalten bleiben. Neben echten Zysten können abgekapselte Hohlräume durch arachnoidale Verklebungen nach entzündlichen oder traumatischen Läsionen oder nach operativen Eingriffen entstehen. In T2-gewichteten MR-Sequenzen stellen sich Zysten aufgrund fehlender Flussphänomene meistens heller als Liquor dar (Abb. 4.8). Von intraspinalen Zysten zu unterscheiden sind die insbesondere in der Sakralregion häufigen Arachnoidaldivertikel (Tarlov-Zysten, perineurale Zysten). Diese kommunizieren immer mit dem Thekalraum und sind zu 99 % asymptomatische Zufallsbefunde.

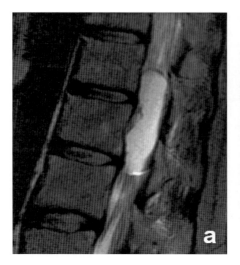
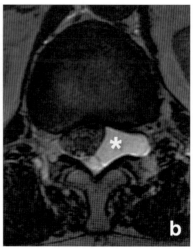

Abbildung 4.8 T2-FSE sag. (a) und ax. (b). Kongenitale peridurale Zyste (*).

Das intradurale Lipom (Abb. 4.9) ist kein Tumor, sondern eine kongenitale Fehlbildung, die eng mit dem Rückenmark und den Leptomeningen verwachsen ist. Die Läsion geht in der Regel mit einer okkulten spinalen Dysraphie einher. Sofern es sich um einen asymptomatischen Zufallsbefund handelt, ist keine Behandlung indiziert. Fibrolipome des Filum terminale findet man als Zufallsbefunde in bis zu 5 % aller lumbalen MRT-Untersuchungen. Sie besitzen keinen eigenen Krankheitswert.

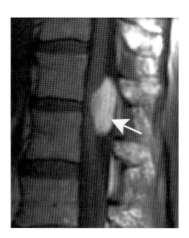

Abbildung 4.9 T1-FSE sag. Intradurales Lipom (Pfeil).

4.4.2 Intramedulläre Tumoren

Intramedulläre Neoplasien sind seltene, aber folgenschwere Erkrankungen. Sie machen nur etwa 10 % der spinalen Raumforderungen aus. Meist handelt es sich um Ependymome oder Astrozytome, deren Verhältnis bei Erwachsenen etwa 2:1 beträgt. Bei Kindern besteht eine umgekehrte Häufigkeitsverteilung. Zusammen machen Astrozytome und

Ependymome 95 % der intramedullären Tumoren aus. Astrozytome bevorzugen das Zervikal- oder Thorakalmark, Ependymome dagegen die Konus- und Kaudaregion bzw. das Filum terminale (Abb. 4.10). Astrozytome zeigen in der Regel schneller progrediente klinische Symptome als Ependymome, obwohl es sich in der überwiegenden Mehrzahl der Fälle um niedriggradige Tumoren (WHO-Grad I–II) handelt. Das Ependymom wächst eher verdrängend als infiltrativ. Folglich werden Ependymome meist später entdeckt und sind bei der Erstdiagnose größer. Im MRT stellen sich Ependymome oft heterogener dar und weisen Hämosiderinablagerungen infolge von Hämorrhagien auf. Beide Tumorarten reichern Kontrastmittel an. Zysten können ebenfalls bei beiden Tumorarten vorkommen, sitzen bei Ependymomen aber eher an den Polen als im Zentrum. Durch die intravenöse Kontrastmittelgabe lassen sich Tumorzysten von Syringes abgrenzen. Eine absolut zuverlässige Unterscheidung der beiden Tumorarten ist anhand der genannten Kriterien nicht möglich. Die Auftreibung (Volumenzunahme) des Rückenmarks ist im MRT neben der Kontrastmittelanreicherung führendes Zeichen einer intramedullären Neoplasie und fehlt oft bei entzündlichen oder vaskulären Läsionen.

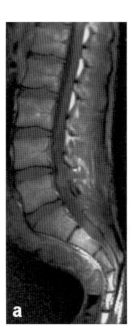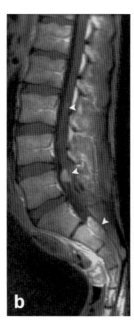

Abbildung 4.10 T1-FSE sag. nativ (**a**) und nach KM (**b**). Ependymom mit intrakanalikulärer Aussaat (Pfeilspitzen).

4.4.3 Extramedulläre Tumoren

Intradurale, extramedulläre Tumoren stellen etwa 30 % aller spinalen Neoplasien. Die Mehrzahl sind entweder Meningeome oder Nervenscheidentumoren (Neurinome und Neurofibrome), die zusammen 90 % der intraduralen extramedullären Tumoren ausmachen. Im Gegensatz zu den intramedullären Tumoren stellen sich Symptome der langen Bahnen erst spät ein. Leitsymptom ist der lokalisierte oder radikulär fortgeleitete Rückenschmerz. Meningeome sind häufiger thorakal, Nervenscheidentumoren dagegen häufiger zervikal oder lumbal lokalisiert. Im MRT unterscheiden sich Meningeome in erster Linie durch das Signalverhalten in der T2-Wichtung: Meningeome stellen sich, auch aufgrund der Häufigkeit von Verkalkungen (75 %), oft signalarm oder isointens dar (Abb. 4.11), während Nervenscheidentumoren ein hyperintenses Signal in der T2-Wichtung aufweisen. Die Kontrastmittelanreicherung ist variabel und insbesondere bei nicht verkalkten Meningeomen und bei Neurinomen ausgeprägt. Neurofibrome reichern dagegen nur wenig Kontrastmittel an.

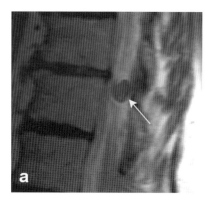 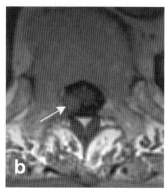

Abbildung 4.11 T2-FSE sag. (**a**). Signalarme, intradurale, extramedulläre Läsion (Pfeil). T1-FSE ax. + KM (**b**). Breiter Kontakt der Läsion (Pfeil) zur Dura mater spinalis und Signalanstieg nach KM, passend zu einem Meningeom.

Intradurale Metastasen können sowohl das Rückenmark (Abb. 4.12) als auch die Meningen betreffen. Die extramedulläre, intradurale Lage ist am häufigsten. Intrakanalikuläre (Abtropf-)Metastasen kommen bei Ependymomen (Abb. 4.10) und anaplastischen Astrozytomen vor, außerdem beim Medulloblastom (PNET) sowie bei Tumoren des Plexus chorioideus und des Corpus pineale.

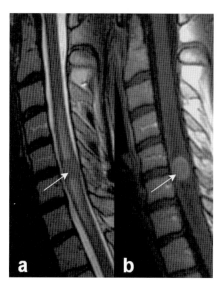

Abbildung 4.12 T2-FSE (**a**) und T1-FSE + KM (**b**) sag. Zervikale, intramedulläre Metastase eines Mammakarzinoms (Pfeil).

Am häufigsten mit ca. 60% sind extradurale Neoplasien. Dabei handelt es sich im Wesentlichen um vertebragene Sekundärtumoren, d. h. Knochenmetastasen. Auch Nervenscheidentumoren können ausschließlich extradural wachsen. Dies trifft auf Neurofibrome eher zu als auf Schwannome (Abb. 4.13).

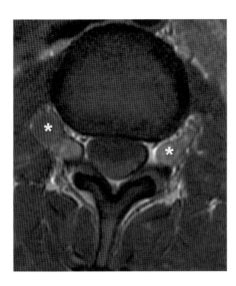

Abbildung 4.13 T1-FSE ax. + KM. Neurofibrome (*) der anterioren, lumbalen Spinalnerven.

Eine intravenöse Verabreichung paramagnetischen Kontrastmittels ist bei allen, nicht eindeutig diskogenen, lipomatösen oder zystischen spinalen Raumforderungen erforderlich.

4.4.4 Neurotraumatologie

In der Akutphase eines Wirbelsäulentraumas wird die MRT in der Regel nicht als primäres Diagnoseverfahren eingesetzt. Die traumatologische Diagnostik stützt sich in erster Linie auf den Röntgenbefund und das CT. Unter Berücksichtigung des Neurostatus stellt die MRT jedoch zum angemessenen Zeitpunkt ein unverzichtbares Verfahren zur Beurteilung des Spinalkanals dar. Die MRT gestattet in Verbindung mit den klinischen Angaben eine Schweregradeinteilung einer Myelonverletzung von der Commotio bis zur kompletten Durchtrennung. Durch den Nachweis von Kompressionseffekten oder Hämorrhagien beeinflusst der MRT-Befund Therapieentscheidungen und prognostische Aussagen. Da in manchen Fällen raumfordernde epidurale Blutungen und Rückenmarkkontusionen auch ohne Wirbelfrakturen oder -luxationen vorkommen, ist jede nach einem adäquaten Trauma auftretende Diskrepanz zwischen neurologischem Befund und Röntgen- bzw. CT-Bildern eine Indikation zur spinalen MRT. Ebenso ist die MRT bei Wirbelsäulenverletzten indiziert, bei denen kein neurologischer Befund erhoben werden kann.

5 Becken und Wirbelsäule

5.1 Wirbelsäule

Konventionelle Röntgenuntersuchungen weisen sowohl bei entzündlichen Veränderungen als auch bei Tumorerkrankungen des Achsenskeletts eine limitierte Aussagefähigkeit auf. Läsionen, die die Wirbelsäule betreffen, sind mit der MRT oft sensitiver als im Röntgenbild und spezifischer als im Knochenszintigramm diagnostizierbar. Die MRT zeigt nicht nur den ossären Befall, sondern ist auch das Verfahren der ersten Wahl im Nachweis von Infiltrationen der umgebenden Weichteile, des Spinalkanals, der Nervenwurzeln und der Rückenmarkhäute.

5.1.1 Neoplasien

Knochentumoren

Mit Ausnahme des Hämangioms, das sich als neoplastische Proliferation der Blutgefäße einordnen lässt, sind benigne Wirbelsäulentumoren selten. Das Osteoblastom macht von den verbleibenden benignen Tumoren etwa 50 % aus. Andere vertebrale Knochentumoren sind außerhalb von spezialisierten Einrichtungen kaum anzutreffen. Bei primären Knochentumoren an der Wirbelsäule hat die MRT ebenso wie am übrigen Skelett keine primären Indikationen, kann jedoch in der weiterführenden Diagnostik wichtige Hinweise liefern. Dies gilt insbesondere für die Beurteilung der Dignität (benigne versus maligne), für die Differentialdiagnose und für die Ausbreitungsdiagnostik.

Hämangiome

Hämangiome sind häufige Zufallsbefunde im MRT der Wirbelsäule. Sie zeigen einen charakteristischen MRT-Befund mit einer signalreichen Darstellung in der T2-Wichtung, wobei der Signalreichtum in T2-FSE-Sequenzen sowohl durch lakunär erweiterte Gefäße mit langsamem Fluss als auch durch Fettanteile verursacht sein kann. In der T1-Wichtung sind sowohl signalreiche als auch signalarme Befunde beschrieben, abhängig vom Gehalt an Lipiden oder extrazellulärem Methämoglobin in thrombosierten Anteilen (Abb. 5.1). Die Anwendung von Fettsuppressionstechniken erleichtert die Diagnose. Nahezu pathognomonisch sind Signalauslöschungen durch fließendes Blut (flow voids). Hämangiome sind in der Regel harmlos und bedürfen keiner Behandlung. Sehr selten können sie jedoch wachsen und zu Frakturen führen.

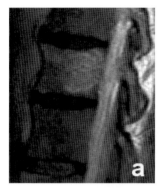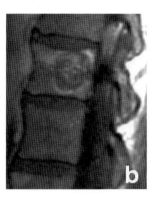

Abbildung 5.1 T2-FSE sag. (**a**). T1-FSE sag. (**b**). Wirbelkörperhämangiom, außerdem deckplattennahe Signalveränderungen infolge Osteochondrose (Modic II).

Metastasen

Die häufigsten malignen Tumoren der Wirbelsäule sind Knochenmetastasen. Die MRT stellt hier das Nachweisverfahren mit der höchsten Trefferquote dar, insbesondere bei gezielter Untersuchung der jeweiligen Wirbelsäulenabschnitte. Aber auch bei der Ganzkörperuntersuchung mittels T1-gewichteter und fettsupprimierter Inversionsrückkehrsequenzen (STIR, TIRM) ergeben sich bei der Metastasensuche Vorteile gegenüber der Kombination aus Röntgen und Knochenszintigraphie. Die MRT erlaubt gleichzeitig eine differentialdiagnostische Abgrenzung neoplastischer Veränderungen von degenerativen oder entzündlichen Erkrankungen. Den nuklearmedizinischen Verfahren auch in der Sensitivität überlegen ist die MRT bei einem disseminierten neoplastischen Befall der Wirbelspongiosa, wie er z. B. beim kleinzelligen Bronchialkarzinom, beim Mammakarzinom, beim Multiplen Myelom und anderen hämatologischen oder lymphatischen Systemerkrankungen auftreten kann (Abb. 5.2). Alle klinisch oder szintigraphisch auf einen neoplastischen Befall verdächtigen Regionen des Achsenskeletts sollten daher einer MRT zugeführt werden. Diagnostische Probleme bereiten in diesen Fällen Signalveränderungen durch eine Rekonversion des blutbildenden Marks nach einer Chemotherapie. Diese sind oft nicht von neoplastischen zellulären Infiltrationen zu unterscheiden. Der Nachweis von Knochenmetastasen am Achsenskelett wird durch paramagnetische MR-Kontrastmittel nicht verbessert. Zur Beurteilung der Stabilität der befallenen Wirbelsäulenabschnitte und zur Einschätzung der Frakturgefährdung ist die Computertomographie besser geeignet, da sie den strukturellen Aufbau des Knochens direkt darstellen kann.

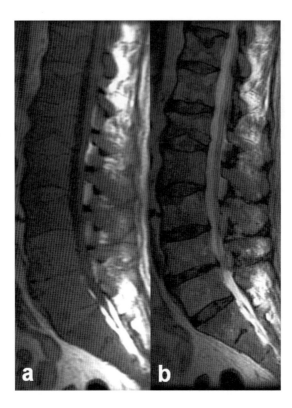

Abbildung 5.2 T1-FSE (**a**) und T2-FSE (**b**) sag. Disseminierter Plasmozytombefall der Wirbelsäule mit pathologischen Frakturen des 11. und 12. BWK sowie des 1. und 3. LWK.

5.1.2 Entzündliche Erkrankungen

Erregerbedingte Entzündungen

Bei septischen Prozessen der Wirbelknochen und Bandscheibensegmente sind charakteristische Veränderungen im MRT früher erkennbar als mit den Röntgenmethoden. Die Röntgenlatenz bei der Spondylodiszitis beträgt etwa drei Wochen. Eine paravertebrale oder intraspinale Ausbreitung der Entzündung wird durch die MRT ebenfalls weitaus empfindlicher und damit früher nachgewiesen. Bei typischen Spondylodiszitiden bestehen klinisch oft nicht nur vertebragene Schmerzen, sondern auch Allgemeinsymptome, Infektzeichen oder eine Immunschwäche. Allerdings lassen sich in der Hälfte der Fälle keine klinischen oder laborchemischen Infektzeichen nachweisen, Blutkulturen bleiben nicht selten negativ. Der häufigste Erreger ist Staphylococcus aureus (50–70 %), der häufigste Streuherd der Urogenitaltrakt (50 %). Die Letalität der Erkrankung beträgt ca. 30 %. Im MRT zeigt das betroffene Bandscheibenfach trotz Höhenminderung und Konturunregelmäßigkeiten ein hyperintenses Signal in der T2-Wichtung (Abb. 5.3.). Dies unterscheidet die Spondylodiszitis von der Osteochondrose. Eine Kontrastmittelanreicherung ist auch bei einer entzündlich-erosiven Osteochondrose (Modic I) nachweisbar, bei der Spondylodiszitis jedoch in stärkerem Ausmaß. Typisch sind außerdem entzündliche Infiltrationen der paravertebralen Weichteile und der Psoasmuskulatur. Die Treffsicherheit der MRT bei der Diagnose Spondylodiszitis beträgt etwa 94 %. Isolierte, eitrige Spondylarthritiden sind selten und entstehen meist iatrogen nach einer Facettengelenkinfiltration.

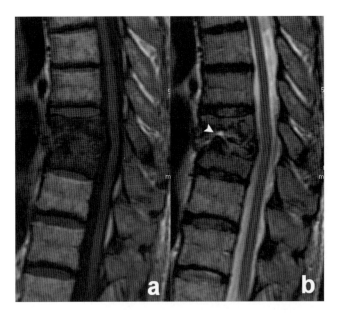

Abbildung 5.3 T1-FSE sag. (**a**). T2-FSE (**b**). Spondylodiszitis der unteren BWS mit Destruktion der Wirbelkörperendplatten und signalreichen Einschlüssen in der T2-Wichtung (Pfeilspitze) infolge liquider Einschmelzungen.

Rheumatische Erkrankungen

Die MRT dient hier als weiterführende Methode nach der Röntgen-Basisdiagnostik. Entzündliche Wirbelsäulenveränderungen bei Spondylitis ankylosans können durch die Kernspintomographie gut nachgewiesen werden. Dies gilt sowohl für aktive entzündliche als auch für chronische, postinflammatorische Veränderungen (Abb. 5.4). Bei den akuten Veränderungen steht dabei die Untersuchung mit überwiegend T2-gewichteten, fettsupprimierten Sequenzen im Vordergrund (STIR, TIRM). Es lassen sich sowohl die Spondylitis anterior und posterior und die Spondylodiszitis als auch die Arthritiden und Enthesitiden der kleinen Wirbelgelenke erkennen. Für den Nachweis einer isolierten Diszitis empfiehlt sich die Anwendung T1-gewichteter Sequenzen mit Kontrastmittelgabe. Die Veränderungen im MRT sind früher nachweisbar als mit konventionellen Röntgenmethoden. Im Bereich der BWS bietet die MRT im Vergleich zur Röntgendiagnostik auch Vorteile bei der anatomischen Beurteilung. Für die ankylosierenden Spondylarthritiden typische arachnoidale Aussackungen am Spinalkanal werden ebenfalls erfasst. Bei der rheumatoiden Arthritis können mittels MRT Erosionen der kleinen Wirbelgelenke im Bereich der Halswirbelsäule nachgewiesen werden. Am kraniozervikalen Übergang gelingt der Nachweis von Pannusgewebe und Arrosionen an der Densspitze (Abb. 5.5). Des Weiteren liefert die MRT Informationen über Fehlstellungen (atlantoaxiale Instabilität, basiläre Impression) sowie eine direkte Aussage über kompressionsbedingte Schädigungen des Rückenmarks oder der Medulla oblongata.

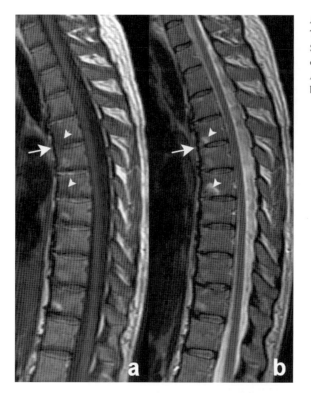

Abbildung 5.4 T1-FSE (**a**) und T2-FSE (**b**) sag. Ankylosierende Syndesmophyten (Pfeil) und entzündliche Romanus- bzw. Anderson-Läsionen (Pfeilspitzen) bei Morbus Bechterew.

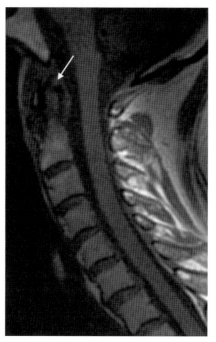

Abbildung 5.5 T1-FSE sag. Erosion an der Densspitze (Pfeil) bei rheumatoider Arthritis.

5.1.3 Degenerative Erkrankungen

Lumbodorsale Schmerzsyndrome

Rückenschmerzen gehören zu den häufigsten Konsultationsursachen in der ärztlichen Praxis. In über 95 % der Fälle handelt es sich um positions- und belastungsabhängige lokale Schmerzsyndrome auf der Basis degenerativer Veränderungen. Da die allermeisten lumbodorsalen Schmerzsyndrome eine spontane Besserungstendenz aufweisen und trotz des Einsatzes bildgebender Verfahren in 85 % der Fälle keine spezifische Diagnose gestellt werden kann, steht die bildgebende Diagnostik beim lokalen Lumbalsyndrom meist nicht im Vordergrund.

Für den Fall einer assoziierten radikulären Reizsymptomatik finden sich in den Leitlinien der involvierten Fachgesellschaften unterschiedliche Empfehlungen. Tendenziell wird erst bei ausbleibender Befundbesserung nach einer sechswöchigen, symptomatischen Behandlung die weiterführende Diagnostik angestrebt. Ein sofortiger Einsatz bildgebender Verfahren ist jedoch indiziert bei einer Zunahme der neurologischen Symptome unter Behandlung sowie beim Auftreten von Muskellähmungen oder eines Kaudasyndroms. Der Entschluss zu einer operativen Behandlung eines Wurzelkompressionssyndroms zieht das Erfordernis einer bildgebenden Diagnostik nach sich. Die OP-Indikation wird primär jedoch nicht anhand der Bildgebung, sondern anhand des klinischen Befunds gestellt. Wichtig ist die Erkennung einer so genannten alarmierenden Wirbelsäulensymptomatik bereits bei der Erstkonsultation. Neben den z.T. schon genannten neurologischen Symptomen wie Muskelparesen, Querschnitts- oder Kaudasyndromen handelt es sich dabei auch um allgemeine Krankheitserscheinungen wie Fieber, Nachtschweiß und Gewichtsabnahme oder Besonderheiten des Schmerzcharakters wie Dauer-, Nacht- und Ruheschmerz. Dies sind Warnhinweise auf schwerwiegende Erkrankungen, die einer dringlichen Behandlung bedürfen. Eine sofortige und gezielte diagnostische Klärung ist daher angezeigt.

Der diagnostische Wert konventioneller Röntgenaufnahmen im Bereich der Lendenwirbelsäule ist gering. Der Einsatz der Computertomographie sollte aus Strahlenschutzgründen auf wenige Segmente beschränkt bleiben. Die spinale CT eignet sich daher besonders dann, wenn anhand des neurologischen Befunds eine Segmentzuordnung möglich ist. Eine primäre MRT-Untersuchung liefert dagegen einen raschen Überblick über die gesamte segmentale Anatomie eines Wirbelsäulenabschnitts. Pathologische Veränderungen können so schnell lokalisiert und in jeder beliebigen Ebene abgebildet werden. Durch den überlegenen Weichteilkontrast der MRT lassen sich die anatomischen Strukturen im Spinalkanal differenzieren und das Ausmaß einer eventuellen Bandscheibendegeneration bestimmen. Die Methode gestattet außerdem einen hochsensitiven Nachweis entzündlicher oder neoplastischer Veränderungen der Wirbelsäule. Die MRT ist daher die umfassendste und aussagefähigste Methode zur Primärdiagnostik einer Wirbelsäulenpathologie. Sofern bei Schmerzsyndromen an der Wirbelsäule die Indikation zur Bildgebung gestellt wird, sollte der MRT der Vorzug vor allen anderen Verfahren gegeben werden.

Degenerative Bandscheibenläsionen

Die MRT eignet sich zur Bestimmung des Ausmaßes von degenerativen Bandscheibenveränderungen anhand der Signalintensität. Ein Verlust der Wasserbindungskapazität des Nucleus pulposus geht mit einem Signalverlust in der T2-Wichtung einher. Rupturen des

Anulus fibrosus können oft schon vor der Entstehung einer Konturvorwölbung durch signalreiche Läsionen im dorsalen Bandscheibenring nachgewiesen werden (Abb. 5.6). Eine Einbeziehung der Wirbelkörperendplatten in den Degenerationsprozess (Osteochondrose) wird im MRT nicht nur durch irreguläre Konturen, sondern auch durch Signalveränderungen der benachbarten Spongiosa angezeigt. Anhand dieser Signalmuster lassen sich akute, erosiv-entzündliche Prozesse von chronischen Veränderungen unterscheiden. Die MRT erlaubt im Gegensatz zur CT eine differenzierte Lagebestimmung von Bandscheibenprotrusionen, -vorfällen oder -sequestern, einerseits bezüglich des Anulus fibrosus, des Lig. longitudinale posterius und der Dura mater spinalis und andererseits bezüglich des Nervengewebes. Die Beschreibung eines Bandscheibenvorfalls orientiert sich an diesen anatomischen Strukturen, wobei eine einheitliche Nomenklatur im deutschen Sprachraum bisher fehlt. Der Nervenkontakt eines Bandscheibenprolapses bzw. das Ausmaß einer Kompression kann, abgesehen von den myelographischen Verfahren, nur mittels MRT gesichert werden (Abb. 5.7). Bei der Beurteilung der Kausalität ist zu berücksichtigen, dass Bandscheibenvorfälle oder -protrusionen ohne Nervenkontakt bei beschwerdefreien Probanden in bis zu 30 % der Fälle nachgewiesen worden sind.

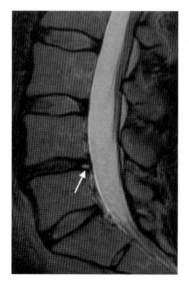
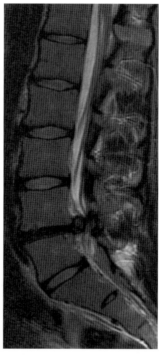

Abbildung 5.6 T2-FSE sag. Degenerative Veränderungen der Bandscheibe L4/5 mit Eintritt von signalreichem Nukleusgewebe in eine Läsion des dorsalen Anulus fibrosus (Pfeil).

Abbildung 5.7 T2-FSE sag. Mediolateraler Nukleusprolaps L4/5 mit Wurzelkompression L5.

Die Symptome eines Bandscheibenvorfalls können gelegentlich auch durch in den Spinalkanal ragende, juxtaartikuläre Zysten der Synovialgelenke verursacht werden

(Abb. 5.8). Diese entstehen meist an den Segmenten mit dem größten Bewegungsumfang und sind mit Spondylarthrosen assoziiert. Nicht selten besteht auch eine Pseudospondylolisthesis. Die MRT ist das Nachweisverfahren der Wahl. Gelegentlich ist für die korrekte Diagnose eine Kontrastmittelgabe nötig. Von den juxtaartikulären Zysten zu unterscheiden sind perineurale Zysten (Tarlov-Zysten). Diese kommunizieren mit dem Thekalraum und sind in 99 % der Fälle asymptomatisch. Bei einer Claudicatiosymptomatik sind im Gegensatz zu unspezifischen Rückenschmerzen Röntgenaufnahmen der LWS immer indiziert. Bei der Beurteilung von foraminalen und spinalen Stenosen stößt die MRT an ihre Grenzen. Hier bleibt die Funktionsmyelographie mit anschließender Myelo-CT weiterhin der Referenzstandard und eine wichtige Untersuchung für die Operationsplanung.

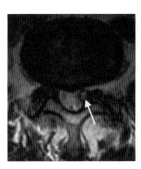

Abbildung 5.8 T2-FSE ax. Intraspinale, juxtaartikuläre Zyste (Pfeil) bei Spondylarthrose.

Thorakale Bandscheibenerkrankungen machen nur etwa 4 % aller Bandscheibenleiden aus und gehen oft mit einer unspezifischen Symptomatik einher. Aufgrund der höheren Wahrscheinlichkeit einer Myelonkompression bei engem Spinalkanal und aus differentialdiagnostischen Erwägungen ist die MRT hier unbestritten das Verfahren der ersten Wahl. Gleiches gilt für zervikale Bandscheibenläsionen. Die MRT besitzt in der Beurteilung des kraniospinalen Übergangs, der Darstellung langstreckiger spinaler Stenosen (Abb. 5.9) und im Nachweis von Myelopathiezeichen deutliche Vorteile gegenüber der CT. Die CT der Zervikalregion wird vor allem noch benötigt zur Differenzierung von lateralen Bandscheibenvorfällen und unkovertebralen Osteophyten, sofern sich therapeutische Konsequenzen aus dieser Unterscheidung ergeben.

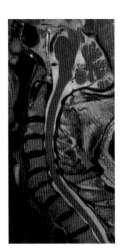

Abbildung 5.9 T2-FSE sag. Spinale Stenose bei Spondyloosteochondrose und Spondylarthrose der HWS, Bandscheibenprotrusionen C3/4 und C4/5.

Postoperative Zustände

Bei Komplikationen oder Rezidiv-Bandscheibenvorfällen im Anschluss an eine Bandscheibenoperation ist die MRT das bildgebende Verfahren der Wahl. Indikationen zur Durchführung sind die fehlende Rückbildung der Beschwerden und Symptome oder deren erneutes Auftreten nach einem freien Intervall, außerdem der Verdacht auf entzündliche Komplikationen anhand von klinischen und Laborparametern. Die Unterscheidung eines Rezidiv-Prolapses von einer epiduralen Narbe im operierten Segment ist am zuverlässigsten durch eine MRT-Untersuchung vor und nach Kontrastmittelgabe möglich. Da sich im Bereich entzündlicher Granulationen neben Bandscheibenvorfällen auch liquide Einschmelzungen dem Nachweis entziehen können, ist die Applikation paramagnetischer Kontrastmittel obligat. Neben Rezidiv-Vorfällen oder Narben, die mit jeweils etwa 10 % die gleiche Inzidenz aufweisen, lassen sich im MRT auch seltenere Ursachen postoperativer Beschwerden, wie Spondylodiszitiden, Weichteilinfektionen, Hämatome, Pseudozelen, spinale Stenosen und direkte Wurzelläsionen, nachweisen. Nach Ablauf mehrerer Monate lassen sich auch Radikulitiden und die Arachnoiditis (Abb. 5.10) als Ursachen persistierender Beschwerden mit dem MRT erfassen. Ein persistierendes Duraleck kann evtl. mittels MR-Myelographie (als 3D-Akquisition) nachgewiesen werden.

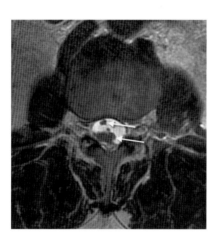

Abbildung 5.10 T2-FSE ax. Postarachnitische Adhäsionen der Kaudawurzeln in Höhe des 4. LWK.

Zur Darstellung des frühen knöchernen Durchbaus nach Diskektomien und Spondylodesen oder zur Kontrolle des Fixationsmaterials sind konventionelle Röntgenverfahren und die CT besser geeignet.

5.1.4 Wirbelsäulentrauma

Abgesehen von der Beurteilung des Spinalkanals lassen sich mit der MRT auch traumatische Läsionen des diskoligamentären Apparats und der Synovialgelenke nachweisen. Die MRT kann Weichteilverletzungen im Bereich der so genannten hinteren Säule im Gegensatz zu den Röntgenverfahren auch nach spontaner Reposition von Wirbelluxationen erfassen. Im Bereich des kraniozervikalen Übergangs sind bei akuten oder subakuten Traumata insbesondere der Nachweis von Läsionen der Atlantookzipitalgelenke oder der Ligamenta alaria von Bedeutung. Zum Nachweis traumatischer Bandscheibenläsionen ist die MRT ebenfalls das Verfahren der Wahl. Bei knöchernen Ausrissen oder Frakturformen, die erfahrungsgemäß mit diskoligamentären Verletzungen einhergehen, muss daher die MRT-Indikation gestellt werden. Allerdings kann die MRT nur indirekte Hinweise auf eine Instabilität liefern. Muskulär kompensierte Instabilitäten erfordern daher zusätzliche Röntgen-Funktionsaufnahmen unter ärztlicher Durchleuchtungskontrolle.

Wie am übrigen spongiösen Knochen eignet sich die MRT auch im Bereich der Wirbelsäule zum Nachweis oder Ausschluss von Frakturen bei negativem oder unklarem Röntgenbefund. Im Vergleich zur CT wird das Ausmaß von Wirbelfrakturen im MRT allerdings etwas überschätzt (Abb. 5.11). Traumatische Dissektionen der hirnversorgenden Arterien, insbesondere der Aa. vertebrales als Begleitverletzungen von HWS-Distorsionen, können mit der farbkodierten Duplexsonographie nicht zuverlässig genug erkannt werden. Bei klinischen Hinweisen auf ein ischämisches Ereignis im Anschluss an ein Distorsionstrauma sollte die MRT daher mit einer MR-Angiographie der Halsarterien kombiniert werden. Dies gilt ebenso für zervikale Luxationsfrakturen und Frakturen der Proc. transversarii. Traumatische Ausrisse der Nervenwurzeln lassen sich mit räumlich hochauflösenden, T2- oder T2*-gewichteten MR-Sequenzen am besten auf den Quellbildern einer MR-Myelographie darstellen. Die MRT stellt hier das aussagefähigste nicht invasive Verfahren dar. In der Beurteilung von Traumafolgen lässt sich durch den MRT-Befund anhand des bekannten chronologischen Ablaufs der Signalveränderungen nach einer Wirbelkörperfraktur oft eine Korrelation mit einem Unfallereignis herstellen. Chronische posttraumatische Veränderungen des Rückenmarks und des benachbarten Thekalraums, wie Gliose, Atrophie, Syringomyelie, Zysten oder Adhäsionen, sind ebenfalls eine Domäne der Magnetresonanzdiagnostik.

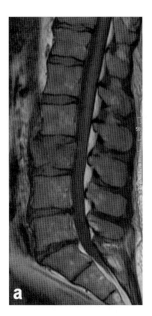 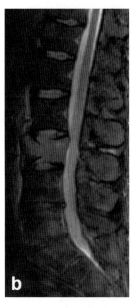

Abbildung 5.11 T1-FSE sag. (**a**), STIR sag. (**b**). Inkompletter Berstungsbruch des 3. LWK nach Fallschirmabsprung.

5.2 Knöchernes Becken

Bei der Untersuchung des Beckens erlaubt die Verwendung von gekoppelten Mehrkanal-Oberflächenspulen sowohl eine Übersichtsdarstellung der gesamten anatomischen Region als auch eine hochauflösende Darstellung einzelner Bereiche, wie z. B. der Iliosakralgelenke, der Hüftgelenke oder der Symphysis pubica. Beim Verdacht auf neoplastische Erkrankungen erfolgt in der Regel zunächst die Darstellung des gesamten Beckenrings mit großem Messfeld (field of view). Zum Nachweis metastatischer Absiedelungen im knöchernen Becken und den proximalen Femora besitzt die MRT höhere Sensitivitäten und Spezifitäten als die Röntgendiagnostik bzw. die planare Ganzkörperskelettszintigraphie. Der Einsatz empfiehlt sich aufgrund des Ausbreitungsmusters insbesondere bei fortgeschrittenen urogenitalen Tumoren (Harnblase, Prostata) und kann mit der Untersuchung der Beckenweichteile zum lokalen Staging kombiniert werden (Abb. 5.12).

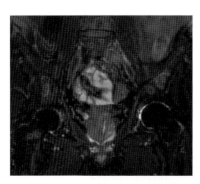

Abbildung 5.12 STIR cor. Disseminierte Knochenmetastasen des Beckens, der unteren LWS und der proximalen Femora bei Prostatakarzinom.

Bei der Spondylitis ankylosans (S. a.) und anderen seronegativen Spondylarthritiden dient die MRT zur Frühdiagnose der Sakroiliitis sowie zur Verlaufskontrolle und Aktivitätsbeurteilung der Entzündung. Neue Therapieformen bei der S. a. erfordern ein objektivierbares Untersuchungsverfahren zur Evaluation des Therapieerfolgs. Die dynamische MRT mit intravenöser Kontrastmittelgabe gestattet anhand zeitlich und örtlich hochaufgelöster Sequenzen eine Einschätzung des Aktivitätsgrads der Entzündung. Für einen interindividuellen Vergleich fehlt allerdings bisher eine allgemein akzeptierte Standardisierung der Untersuchungstechnik. Für Screeninguntersuchungen bzw. die Ausschlussdiagnostik ist die STIR(TIRM)-Sequenz ausreichend. Die Wahrscheinlichkeit einer Spondylarthritis ist für Patienten mit subchondralen Spongiosaödemen in der STIR um den Faktor neun bis zehn erhöht, ebenso wie bei positivem HLA-B27-Antigennachweis. Bei der Indikationsstellung zur MRT der ISG ist folglich anzugeben, ob es um den qualitativen Nachweis (post)entzündlicher knöcherner Veränderungen (Abb. 5.13) oder die

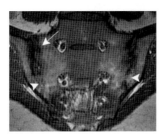

Abbildung 5.13 T1-FSE obl. cor. Entzündliche Erosionen (Pfeil) und Ankylosen (Pfeilspitzen) bei chronischer Sakroiliitis.

quantitative Einschätzung der Entzündungsaktivität einer bekannten Sakroiliitis geht. Danach erfolgt die Auswahl des Untersuchungsverfahrens.

Weitere MRT-Anwendungen am knöchernen Becken sind röntgenologisch okkulte Frakturen, Stress- und Insuffizienzfrakturen, außerdem überlastungsbedingte Enthesiopathien bzw. Sehnenrupturen und -avulsionen der am Becken entspringenden Muskulatur. Dabei sind häufig die Adduktoren oder die ischiokrurale Muskulatur betroffen. Eine nicht seltene Ursache von Leistenschmerzen bei Leistungssportlern (Laufsportarten, Fußball, Hockey) ist die Schambeinentzündung (Ostitis pubis). Die MRT gestattet hier eine spezifische Diagnose (Abb. 5.14) und erlaubt gleichzeitig den Ausschluss alternativer Diagnosen wie Leistenhernien, myotendinöser Läsionen oder aseptischer Knochennekrosen.

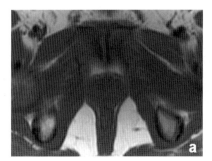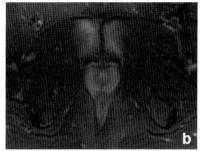

Abbildung 5.14 T1-FSE ax. (**a**), T2-FSE mit FATSAT (**b**). Diffuse Signalalterationen der Schambeinknochen bei Ostitis pubis.

5.3 Grenzen der MRT und sonstige Verfahren

Diffuse Signalveränderungen durch eine Rekonversion des blutbildenden Marks nach einer Chemotherapie sind oft nicht von neoplastischen zellulären Infiltrationen zu unterscheiden. In seltenen Fällen lässt sich auch die Dignität von fokalen Signalveränderungen im MRT nicht ausreichend klären. Hier leistet die CT durch den Nachweis von Osteolysen, Osteosklerosen oder vergröberter Trabekel bei Hämangiomen wertvolle Dienste. Knochentumoren und Metastasen werden mit der CT überlagerungsfrei dargestellt. Die genaue Lokalisation und Ausdehnungsbeurteilung von Osteolysen ermöglicht eine Aussage zur Frakturgefährdung.

Die Computertomographie ist das wichtigste Schnittbildverfahren in der Traumatologie. Sie dient zum Nachweis und zur Klassifikation sowie zur Beurteilung der Stabilität von Wirbel- und Beckenfrakturen und ist die Basis der Behandlungsplanung. Bei degenerativen Wirbelsäulenerkrankungen zeigt die CT das Ausmaß der Spondylarthrose sowie knöcherner spinaler und neuroforaminaler Stenosen. Sie kann auch zum gezielten Nachweis von Bandscheibenvorfällen eingesetzt werden, wenn eine radikuläre Reizsymptomatik mit definierter neurologisch-topischer Zuordnung vorliegt. Die CT ist gelegentlich auch nötig zur Unterscheidung lateraler zervikaler Bandscheibenvorfälle von unkovertebralen Osteophyten. Funktionelle Einengungen des Spinalkanals oder segmentale Instabilitäten können manchmal weder durch die MRT noch durch die CT hinreichend geklärt werden. Hier sind abhängig von der therapeutischen Konsequenz weiterführende Untersuchungen wie die Funktionsmyelographie mit ergänzender Myelo-CT erforderlich.

6 Bewegungsorgane

Durch die MRT werden bereits mit den üblichen (Fast-)Spin-echo-Sequenzen optimale Kontrastunterschiede zwischen Gelenkflüssigkeit, Fettgewebe, Knochenmark, Muskulatur einerseits und protonenarmen Strukturen wie Bändern, Sehnen, Faserknorpeln sowie kompaktem Knochen andererseits erzielt. Mit speziellen, hochauflösenden Pulssequenzen lässt sich, je nach Bedarf, entweder der Kontrast des hyalinen Knorpels zur Gelenkflüssigkeit oder zum subchondralen Knochen maximieren. Die Unterdrückung des Fettsignals aus dem Knochenmark dient zum empfindlicheren Nachweis von Entzündungsvorgängen oder Kontusionsblutungen des spongiösen Knochens, die sich v. a. anhand der Einlagerung von Gewebswasser (Ödem, Blutplasma) in fettsupprimierten Pulssequenzen hochsensitiv nachweisen lassen. Durch die speziellen Signaleigenschaften von Blut und Blutabbauprodukten und durch Sedimentierungsphänomene lassen sich intraartikuläre Einblutungen (Hämarthrosen) von serösen Reizergüssen unterscheiden. Aufgrund dieser Eigenschaften und auch nicht zuletzt wegen der Unbedenklichkeit hinsichtlich biologischer Folgeschäden, zählen Gelenkuntersuchungen zu den häufigsten MRT-Anwendungen im ambulanten Bereich.

Signalveränderungen des spongiösen Knochens sind im MRT zwar hochsensitiv nachweisbar, ohne Zusatzinformationen sind diese Veränderungen jedoch wenig spezifisch. Daher sind bei den meisten Indikationen am Bewegungsapparat Röntgenaufnahmen in zwei Ebenen, evtl. auch Spezialprojektionen vor der Durchführung eines MRT unerlässlich. Insbesondere gilt dies beim Verdacht auf Knochentumoren oder tumorähnliche benigne Skelettaffektionen.

6.1 Allgemeines

6.1.1 Knochen

Normales Spongiosasignal

Die MRT ist das sensitivste Verfahren zum Nachweis traumatischer, ischämischer, entzündlicher oder neoplastischer Affektionen des spongiösen Knochens, ist jedoch nur wenig spezifisch in der artdiagnostischen Zuordnung. Bereits die physiologische, in erster Linie altersabhängige Variationsbreite in der Zusammensetzung des Knochenmarks führt zu Signalveränderungen der Spongiosa, die von pathologischen Prozessen unterschieden werden müssen. Sequenzen mit Fettsignalunterdrückung durch Inversionsrückkehr (STIR) stellen Abweichungen am empfindlichsten dar, müssen jedoch mit den konventionellen, rein T1- oder T2-gewichteten Serien korreliert werden. Bei Kindern reicht das blutbildende Mark bis weit in die Peripherie, besiedelt allerdings nicht die Epiphysen oder die Akren. Bei Erwachsenen sieht man blutbildendes Knochenmark nur noch im Achsenskelett und den proximalen Femora. Diese Bereiche können sich in T1-gewichteten Sequenzen signalarm, in STIR-Sequenzen signalreich abbilden. Eine Rekonversion in blutbildendes Mark kommt bei folgenden Zuständen vor: Nikotinabusus, Adipositas, chronische Hypoxie (COPD), Anämien und Hämoglobinopathien; außerdem nach Höhenaufenthalten und nach einer Chemotherapie. Eine Fettmarkkonversion (weißes Knochenmark in der T1-Wichtung, schwarzes in der STIR) sieht man bei der aplastischen Anämie, während einer Chemotherapie oder im Bestrahlungsfeld im Anschluss an eine Strahlentherapie (Abb. 6.1).

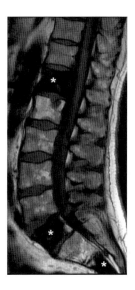

Abbildung 6.1 T1-FSE sag. Postaktinische Fettmarkkonversion der Wirbelkörperspongiosa, rekalzifizierte Knochenmetastasen (*).

Pathologische Veränderungen

Trauma

Traumatisch bedingte Alterationen des Spongiosasignals können durch einzeitige Kontusionen oder repetitive Mikrotraumen des Knochens entstehen. Als Ursache werden intraspongiöse Einblutungen und mikrotrabekuläre Frakturen angesehen (bone bruise). Am subchondralen Knochen sind die Übergänge zur Drucknekrose fließend. Je nach Ausmaß des Traumas können solche Signalveränderungen nach Wegfall der Schädigungsursache monatelang persistieren. Dies ist vermutlich auf Reparationsvorgänge zurückzuführen. Eine Verlaufskontrolle ist frühestens nach sechs Wochen sinnvoll. Bestimmte Verletzungsmechanismen an Gelenken hinterlassen ihre „Abdrücke" in Form typischer Kontusionsmuster im MRT, wie z.B. die laterale Patellaluxation, die Pivot-Shift-Verletzung mit Ruptur des vorderen Kreuzbands oder Distorsionen des Sprunggelenks (Abb. 6.2).

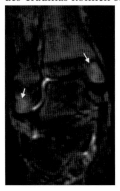

Abbildung 6.2 STIR cor. Knochenkontusionen beider Malleoli nach Distorsion des rechten Sprunggelenkes.

Normales Periost ist im MRT nicht sichtbar. Periostale Reaktionen zeigen sich im MRT früher als in anderen bildgebenden Verfahren. Die MRT eignet sich daher zur Frühdiagnose von drohenden Stress- oder Insuffizienzfrakturen, bereits bevor größere Spongiosahämatome, periostale Knochenappositionen oder Kortikalisfissuren eingetreten sind (Abb. 6.3a, b). Bei fehlender einschlägiger Anamnese ist eine periostale Reaktion allerdings wenig spezifisch. Auch bei fortgeschrittenen Stressfrakturen ist die MRT die Methode der Wahl, da sie das Nebeneinander von Schädigungs- und Reparationsvorgängen bei diesem Frakturtyp am vollständigsten erfasst (Abb. 6.4). Aufgrund des hochsensitiven Nachweises von Kontusionsmarken bzw. Spongiosahämatomen ist die MRT die Methode der Wahl zum Nachweis okkulter Frakturen. Auch der Bruchspalt ist im MRT oft gut zu erkennen (Abb. 6.5). Die MRT spielt vor allem eine wichtige Rolle in Extremitätenbereichen, bei denen durch komplexe anatomische Verhältnisse oder Überlagerungseffekte konventionelle Röntgenaufnahmen eine eingeschränkte Treffsicherheit aufweisen, so z.B. an der Hand- und Fußwurzel, am Ellenbogengelenk oder am Tibiakopf. Aber auch in anderen Bereichen des Skeletts werden nicht selten radiologisch unsichtbare Frakturen durch die MRT aufgedeckt. Die Suche nach therapierelevanten Begleitverletzungen oder Komplikationen bei röntgenologisch gesicherten Frakturen stellt ebenfalls eine Indikation zur MRT dar.

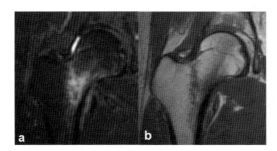

Abbildung 6.3 STIR cor. Stressfraktur am lateralen Schenkelhals rechts mit periostaler Reaktion.

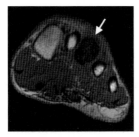

Abbildung 6.4 T1-SE cor. Stressfraktur des Os metatarsale III mit ausgeprägter Kallusbildung.

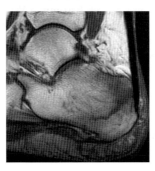

Abbildung 6.5 T1-SE sag. Insuffizienzfraktur des Calcaneus.

Bei verzögerter Heilung von Knochenbrüchen und Pseudarthrosen gestattet die MRT eine nähere Typisierung hinsichtlich der Verhältnisse im Bruchspalt (echte Nearthrose, Gewebsinterposition, fibröse Überbrückung). Mithilfe paramagnetischer Kontrastmittel lassen sich auch die Durchblutungsverhältnisse am Bruchspalt oder in Fragmenten sowie septische Komplikationen nachweisen. Der Fortschritt der Ossifikation ist jedoch besser mit der CT zu erfassen.

Durchblutungsstörungen

Aufgrund der höheren Ischämietoleranz der Fettzellen im Vergleich zu den übrigen Zellen der Spongiosa besitzen Knocheninfarkte im MRT, ähnlich wie im Röntgen, ein charakteristisches Erscheinungsbild (Abb. 6.6). Die MRT-Veränderungen treten jedoch früher auf, wobei der charakteristischen, girlandenförmigen Demarkation sehr wahrscheinlich ein unspezifisches Knochenmarködem vorausgeht, das jedoch selten mit bildgebenden Verfahren erfasst wird. Am subchondralen Knochen spricht man bei ischämisch bedingten Läsionen nicht von Infarkten, sondern von avaskulären Nekrosen, was im Hinblick auf die Pathogenese dasselbe ist. Die klinischen Folgen sind jedoch bei subchondralen Nekrosen aufgrund des Risikos einer Deformität umso gravierender, je größer die Nekrose und je stärker die Belastung des betroffenen Gelenks ist.

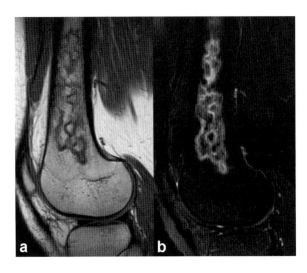

Abbildung 6.6 T1-FSE (**a**) und T2-FSE mit FATSAT (**b**) sag. Typisches girlandenartiges Bild eines Knocheninfarktes.

Infektionen

Ebenso wie frühe ischämische und mechanische Schädigungen der Spongiosa führt eine Osteomyelitis zunächst nur zu Signalalterationen des Knochens infolge der Verlängerung der Relaxationszeiten durch Hyperämie und Ödeme. Treten diese Veränderungen im Bereich bekannter oberflächlicher Nekrosen oder Hautulzera auf, ist die MRT-Diagnose spezifisch, es sei denn, es handelt sich um eine Wundheilungsstörung nach Amputation. Hier müssen für die Diagnose Osteomyelitis weitere Voraussetzungen vorliegen. Weitere spezifische Zeichen sind Abszedierungen, transkortikale Fistelgänge und avaskuläre Knochensequester (Abb. 6.7). Die MRT eignet sich demnach sowohl zur Frühdiagnose als auch zur umfassenden Ausbreitungsdiagnostik einer Osteomyelitis. Eine Kontrastmittelgabe ist dabei obligat. Bei fehlenden Signalveränderungen der Knochen im MRT kann eine Osteomyelitis mit hoher Vorhersagewahrscheinlichkeit ausgeschlossen werden.

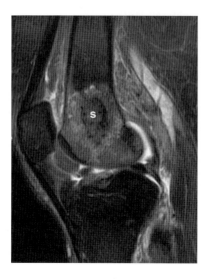

Abbildung 6.7 T2-FSE mit FATSAT sag. Osteomyelitis des distalen Femurs mit Ausbildung eines Knochensequesters (S) sowie septische Arthritis des Kniegelenkes.

Knochentumoren

Der Nachweis, die Charakterisierung und Dignitätsbeurteilung von Knochentumoren erfolgen in der Regel zunächst anhand der Röntgenbilder. Dies gilt sowohl für aggressive Läsionen als auch für benigne Tumoren und so genannte „tumor like lesions" ohne Krankheitswert. Bei unklarem Röntgenbefund kann die MRT als Ergänzungsverfahren eingesetzt werden, da viele benigne Läsionen, wie beispielsweise nicht ossifizierende Fibrome (Abb. 6.8), Hämangiome (Abb. 6.9), Enchondrome oder aneurysmatische Knochenzysten, im MRT charakteristische Erscheinungsbilder aufweisen. Zur Beurteilung von symptomatischen Osteochondromen (kartilaginären Exostosen – Abb. 6.10) ist die MRT die beste Methode, da sie alle möglichen Komplikationen wie Stielfrakturen, Bursitiden oder eine Entartung der Knorpelkappe sensitiv erfassen kann.

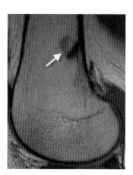

Abbildung 6.8 T1-FSE sag. Nicht ossifizierendes Fibrom des distalen Femurs (Pfeil).

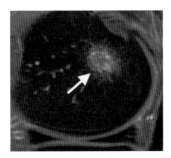

Abbildung 6.9 T2-FSE mit FATSAT sag. Hämangiom (Pfeil) im medialen Femurkondylus.

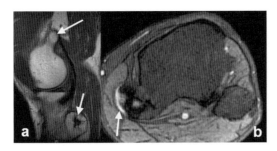

Abbildung 6.10 T1-FSE sag. (**a**). Multiple kartilaginäre Exostosen (Osteochondrome – Pfeile). T2*-GRE ax. (**b**). Bursitis (Pfeil) über einer Exostose der proximalen Tibia.

Bei gesicherten malignen Knochentumoren ist die MRT das Verfahren der Wahl zur Darstellung der lokalen Ausbreitung innerhalb des Markraums und der umgebenden Weichteile (Abb. 6.11). Im Nachweis eines metastatischen Skelettbefalls ist die MRT sensitiver als das Röntgen und spezifischer als die Knochenszintigraphie. In bestimmten Fällen, wie bei myelo- oder lymphoproliferativen Erkrankungen, v. a. beim Plasmozytom, ist sie auch sensitiver als die Szintigraphie. Auch bei gezielten regionalen Untersuchungen von Skelettregionen ist sie der Ganzkörperskelettszintigraphie an Treffsicherheit überlegen.

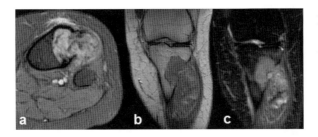

Abbildung 6.11 T2-GRE ax. (**a**), T1-FSE cor. (**b**), STIR cor. (**c**). Chondrosarkom der proximalen Tibia mit Kortikalisdestruktion.

6.1.2 Hyaliner Knorpel

Die MRT ist die überlegene, nicht invasive Methode zur Beurteilung des Gelenkknorpels. Die Darstellungsqualität ist u. a. abhängig vom Signal-Rausch-Abstand und der räumlichen Auflösung. Daher werden an Hochfeld-Ganzkörperscannern mit starken Gradienten und (gekoppelten) Oberflächenspulen die besten Ergebnisse erreicht. Die Treffsicherheit der nicht invasiven Stadieneinteilung einer Chondropathie und die Abgrenzung von traumatischen Knorpelfrakturen werden durch die Bildqualität erheblich beeinflusst. Bisher besteht kein Konsens über die optimale Pulssequenz zur Knorpeldarstellung. Prinzipiell hat man die Wahl zwischen einer Optimierung des Kontrasts zur Gelenkflüssigkeit, z. B. mittels T2(*)-gewichteter Sequenzen oder zum subchondralen Knochen, z. B. mittels Protonendichte-gewichteter Sequenzen mit Unterdrückung des Spongiosafettsignals. Hochauflösende, T2-gewichtete FSE-Sequenzen mit Fettsuppression stellen hier einen Kompromiss dar. MR-spezifische Grenzflächenartefakte haben einen bedeutsamen Einfluss auf die Darstellung, so dass eine anatomische Zuordnung bestimmter Signaleigenschaften zu den einzelnen Knorpelschichten bisher nicht möglich war. Bis auf die Erweichung finden sich jedoch sämtliche Erscheinungsformen von Knorpelschäden wie Fissuren, Fibrillationen, Blasenbildungen, Ulzerationen (Abb. 6.12), Fragmentationen und subchondrale Mikrofrakturen im MRT wieder.

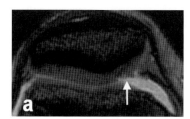 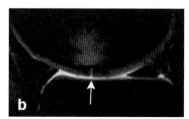

Abbildung 6.12 T2*-GRE ax. (**a**). Fibrillationen des Knorpels an der medialen Patellafacette (Pfeil). T2-FSE mit FATSAT sag. (**b**). Knorpelfissur am medialen Femurkondylus (Pfeil) mit subchondralem Spongiosaödem.

Eine optimale Knorpeldarstellung durch die MRT ermöglicht insbesondere auch einen sensitiven Nachweis von Frakturen am wachsenden Skelett. Bei noch nicht abgeschlossener Ossifikation ist die MRT die Methode der Wahl zum Nachweis von Epiphysenfrakturen, reinen Epiphyseolysen (Salter-Harris Typ I), epiphysären Stauchungsverletzungen (Salter-Harris Typ V) und apophysären Avulsionen. Ein weiteres, wichtiges Einsatzgebiet der MRT am wachsenden Skelett sind die aseptischen Knochennekrosen (Osteochondrosen), eine ätiologisch heterogene Gruppe von enchondralen Ossifikationsstörungen unterschiedlicher Altersprädilektion, die bis auf wenige Ausnahmen ebenfalls an noch nicht vollständig verknöcherten Epi- oder Apophysen auftreten. Die MRT dient hier vor allem zur Frühdiagnose und zur Therapiekontrolle. Aus Gründen der Biomechanik führen unbehandelte aseptische Knochennekrosen der unteren Extremitäten eher zu einer dauerhaften Beeinträchtigung. Auch die Osteochondrosis dissecans wird unter die Osteochondrosen subsumiert. Hier gestattet die MRT neben dem frühzeitigen Nachweis der Erkrankung eine Aussage zur Stabilität des In-situ-Fragments oder die Lokalisation eines bereits abgelösten freien Gelenkkörpers (Abb. 6.13).

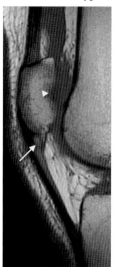

Abbildung 6.13 T1-FSE sag. Knocheninsel (Pfeil) im proximalen Lig. patellae bei Z. n. aseptischer Knochennekrose (Morbus Sinding-Larsen). Osteochondrosis dissecans an der Patellarückfläche (Pfeilspitze).

6.1.3 Synovialmembran

Die normale Synovialmembran kleidet Gelenke, Schleimbeutel und Sehnenscheiden aus. Sie ist im Gegensatz zur fibrösen Kapsel im MRT nicht erkennbar. Bei chronischen Entzündungen zeigt die Synovialmembran noduläre oder diffuse Verdickungen oder raumfordernde Proliferationen (Abb. 6.14). In der Gelenkflüssigkeit sieht man oft reiskornartige Signalaussparungen. Die Signalintensitäten entzündlicher synovialer Proliferationen sind von der Entzündungsaktivität und dem Grad der Fibrosierung abhängig. Ein Pannus mit hoher entzündlicher Aktivität zeigt u. U. in MRT-Nativbildern keinen Kontrastunterschied zur Gelenkflüssigkeit. Wenn sich daher keine eindeutigen Hinweise auf eine reaktive Arthritis ergeben, sind ergänzende Serien mit Kontrastmittelgabe indiziert. Bei der rheumatoiden Arthritis (RA) stellt die MRT Weichteilveränderungen als Frühzeichen bereits zu einem Zeitpunkt dar, an dem das Röntgenbild allenfalls indirekte Veränderungen erkennen lässt. Auch Rheumaknoten (Abb. 6.15) und Tenosynoviitiden der Handgelenkregion (Abb. 6.16) werden durch die MRT nachgewiesen. Die MRT zeigt bei der RA im Vergleich mit konventionellen Röntgenuntersuchungen mehr Erosionen und gestattet mittels dynamischer Sequenzen nach Kontrastmittelgabe eine Quantifizierung der Entzündungsaktivität. Die quantitative Auswertung des Signalanstiegs zeigt nach ersten Ergebnissen eine gute Korrelation zur klinischen Entzündungsaktivität und zum histologischen Entzündungsscore. Ein weiterer wichtiger MRT-Parameter bei der RA ist das Spongiosaödem, dem eine hohe prognostische Bedeutung für das Auftreten von Erosionen zukommt. Bisher wenig standardisierte Untersuchungsprotokolle haben eine Aussage zum Stellenwert der MRT erschwert. Die mittlerweile vereinfachte und standardisierte Befundinterpretation nach den Vorschlägen der OMERACT-Forschungsgruppe hat in den letzten Jahren zu einer breiteren Anwendung der MRT geführt. Als gesicherte Indikationen werden die frühzeitige Erfassung struktureller Gelenkveränderungen des Handskeletts und die Arthritis im Bereich des kraniozervikalen Übergangs angesehen. Die MRT eignet sich sowohl zur Frühdiagnostik der RA als auch zur prognostischen Einschätzung und zur Therapiekontrolle. Andere Arthritisformen, wie z. B. Lyme-Arthritis, postinfektiöse Monoarthritis oder Arthritiden im Rahmen von Systemerkrankungen zeigen keine spezifischen Charakteristika im MRT. Eine Abgrenzung zur entzündlich aktivierten Arthrose ist jedoch in den meisten Fällen möglich.

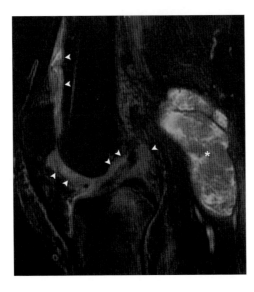

Abbildung 6.14 T2-FSE mit FAT-SAT sag. Ausgedehnte entzündliche Synovialproliferationen (Pfeilspitzen). Spongiosaödeme und voluminöse Baker-Zyste bei rheumatoider Arthritis.

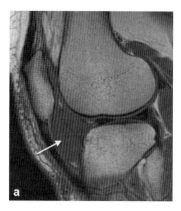 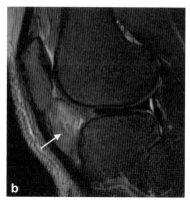

Abbildung 6.15 T1-FSE sag. (**a**). T2-FSE mit FATSAT sag. (**b**). Rheumaknoten im Corpus Hoffae (Pfeile).

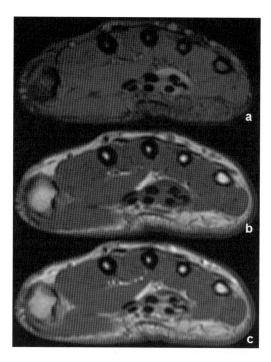

Abbildung 6.16 T2*-GRE ax. (**a**), T1-SE ax. (**b**), T1-SE ax. + KM (**c**). Tendovaginitis der oberflächlichen und tiefen Fingerbeugesehnen.

Ergüsse sind unspezifische Zeichen einer Synovialerkrankung oder eines Traumas. Im MRT können anhand der Signalintensitäten der Ergussflüssigkeit gelegentlich differentialdiagnostische Hinweise gewonnen werden. So deutet ein Hämarthros (Abb. 6.17) oder Lipohämarthros auf Verletzungen bzw. Frakturen hin. Hämosiderinablagerungen in der Synovia findet man nach alten Blutungen, nach Operationen sowie bei chronischen Hämarthrosen, z.B. infolge einer Hämophilie, eines Synovialhämangioms oder der PVNS (s. u.).

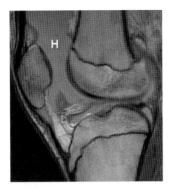

Abbildung 6.17 T1-SE sag. Patellafraktur mit ausgeprägtem Hämarthros (H).

Benigne, proliferative Synovialerkrankungen

Pigmentierte villonoduläre Synovitis (PVNS)

Die PVNS ist eine knotige oder diffuse, langsam progrediente Proliferation von subsynovialen Bindegewebszellen, welche sich klinisch durch Schmerzen, hämorrhagische Ergüsse und Einklemmungserscheinungen äußert. In der Regel sind jüngere Erwachsene betroffen. Monoartikulärer Befall ist typisch. Histologisch ist der Befund identisch mit dem so genannten Riesenzelltumor der Sehnenscheiden. Die Behandlung besteht in der Exzision und Synovektomie. Rezidive sind häufig und können mittels Radiosynoviorthese angegangen werden. Die MRT ist zum Nachweis und zur Therapiekontrolle der PVNS das diagnostische Verfahren der Wahl. Der typische MRT-Befund besteht in knotigen Raumforderungen der Gelenkkapsel, die sich in allen Sequenzen signalarm abbilden und nur wenig Kontrastmittel anreichern (Abb. 6.18).

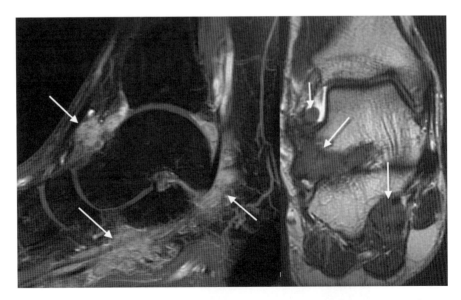

Abbildung 6.18 T1-FSE mit FATSAT sag. + KM (**a**), T2-FSE cor. (**b**). Multiple noduläre Veränderungen an der oberen und unteren Sprunggelenkkapsel sowie an den Sehnenscheiden der Mm. flexores hallucis et digitorum longus: PVNS (Pfeile).

Synoviale (Osteo-)Chondromatose

Der Krankheitsbegriff bezeichnet die typischerweise monoartikuläre Entstehung freier Gelenkkörper aus chondralen und osteochondralen Metaplasien der Synovialmembran. Auch Bursae und Sehnenscheiden können betroffen sein. Die Rezidivrate nach totaler Synovektomie liegt bei 25 %. Die MRT ist das beste Verfahren zur Erfassung der chondralen Anteile, der synovialen Veränderungen und der Gesamtausdehnung des Befunds (Abb. 6.19).

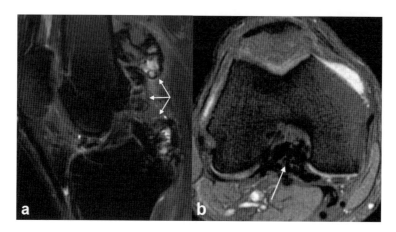

Abbildung 6.19 T2-FSE mit FATSAT (**a**), T2*-GRE mit FATSAT sag., T2* ax. (**b**). Multiple freie Gelenkkörper (Pfeile) bei Osteochondromatose.

Lipoma arborescens

Bei diesem seltenen Befund handelt es sich nicht, wie der Name suggeriert, um eine Neubildung, sondern um eine villöse Proliferation der synovialen Fettzellen. Am häufigsten ist das Kniegelenk betroffen. Auch bilaterales und polyartikuläres Vorkommen wurde beschrieben. Die Läsion zeigt im MRT fettäquivalente Signalwerte, im Gegensatz zum Lipom jedoch keine Bindegewebskapsel (Abb. 6.20). Als wichtigste Differentialdiagnose muss ein Liposarkom ausgeschlossen werden, was oft nur histologisch möglich ist. Da die Behandlung des Lipoma arborescens in der Synovektomie besteht, stellt dies jedoch kein Problem dar.

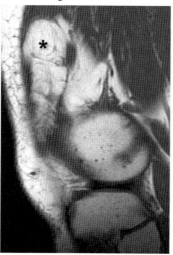

Abbildung 6.20 T1-SE sag. Lipoma arborescens (*) des Kniegelenkes.

Ganglion- und Synovialzysten

Hierunter versteht man seröse oder muzinöse Zysten mit bindegewebiger oder Synovialauskleidung, welche in der Regel in der Nachbarschaft zu Gelenken oder Sehnenscheiden (Abb. 6.21), aber auch intramuskulär auftreten. Eine Verbindung zum Gelenk ist bei echten Ganglien meist nicht vorhanden. Ganglien sind entweder asymptomatisch oder verursachen lokale Schmerzen und Schwellungen, in seltenen Fällen auch Nervenkompressionssyndrome. Die Ätiologie ist unbekannt, ein Zusammenhang mit Verletzungen wird angenommen. In bestimmten Lokalisationen sind sie mit Verletzungen der Faserknorpel (Meniskus, Labrum glenoidale, TFCC) assoziiert. Die Indikation zum MRT ist abhängig von der Lokalisation. Bei ungeklärten Schmerzen und Nervenkompressionssyndromen kann die MRT Ganglien auch dort nachweisen, wo der Ultraschall nicht hinreicht.

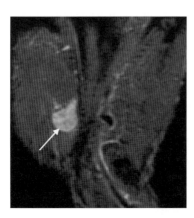

Abbildung 6.21 STIR cor. Sehnenscheidenganglion (Pfeil) in der Palma manus.

Bursitiden

Echte Bursae synoviales sind mit Schleimhaut ausgekleidet und kommen als „Verschiebeschichten" an Stellen erhöhter mechanischer Beanspruchung vor. Einige Bursae kommunizieren regelhaft mit benachbarten Gelenken (B. gastrocnemiosemimembranosa), andere nur in einem gewissen Prozentsatz der Fälle (B. iliopectinea), wieder andere zeigen unter physiologischen Bedingungen keine Verbindung zum Gelenk (B. subacromialis-subdeltoidea). Eine Entzündung führt meistens zu einer Ergussbildung (Abb. 6.22), die man auch im Ultraschall leicht nachweisen kann. Es kommen aber auch „trockene" Bursitiden vor. Dabei zeigen sich Verdickungen und Umgebungsödeme, die mittels fettsupprimierter, T2-gewichteter MRT-Sequenzen erkennbar sind.

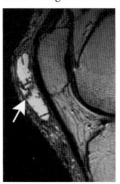

Abbildung 6.22 T2-FSE sag. Chronische Bursitis präpatellaris mit sog. Reiskörperchen.

6.1.4 Sehnen und Bänder

Sofern das klinische Bild eine anatomische Zuordnung gestattet, sind oberflächlich gelegene Sehnenrupturen einfach und kostengünstig im Ultraschall zu beurteilen. Der Ultraschall bietet auch den Vorteil einer dynamischen Beurteilung in Echtzeit. Die MRT wird vor allem bei unklarem sonographischem Befund, bei komplexen Verletzungen, zur Beurteilung des Ausmaßes einer Partialruptur, zur Darstellung der Rupturenden und zum Rezidivausschluss eingesetzt. Gesunde Sehnen reagieren auf hohe Zugbelastungen in der Regel mit knöchernen Ausrissen. Bei einer Sehnenruptur im Faserverlauf ist eine degenerative Vorschädigung anzunehmen. Zur Beurteilung chronisch-degenerativer Tendinopathien (Tendinosen) ist die MRT empfindlicher als der Ultraschall, was insbesondere bei der Begutachtung von Sehnenrupturen eine Rolle spielt. Der Ersatz des anisotrop ausgerichteten Typ-I-Kollagens im Sehnenverlauf durch minderwertige Faserstrukturen (muzinöse Degeneration bzw. Fibrose) führt zu spezifischen Signalveränderungen im Sehnenverlauf (Abb. 6.23), welche bei der chronischen Tendinose unabhängig von einer evtl. Durchmesserzunahme nachweisbar sind. Akute Entzündungen im Sinne der Paratenonitis/Peritendinitis lassen sich mit fettsupprimierten T2-FSE oder STIR-Sequenzen ebenfalls frühzeitig nachweisen. Aufgrund ihrer hohen Empfindlichkeit auf Spongiosaödeme wird die MRT darüber hinaus zur Darstellung von Überlastungssyndromen (Enthesiopathien) oder Entzündungen (Enthesitiden) an knöchernen Sehnenansätzen bzw. -ursprüngen eingesetzt.

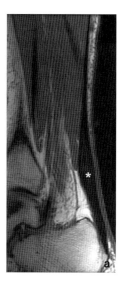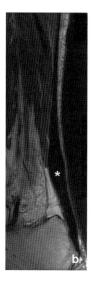

Abbildung 6.23 T1-FSE (**a**), T2-FSE (**b**) sag. Chronische Tendinose der Achillessehne mit spindelförmiger Auftreibung (*).

Gesunde Bänder stellen sich in T2(*)-gewichteten Sequenzen in der Regel signalarm dar (Abb. 6.24). Kapsel-Band-Verletzungen werden im MRT mit hoher Vorhersagegenauigkeit in drei Grade eingeteilt: Bei einer Zerrung ist das Band von einem Hämatom umgeben, bei einer Partialruptur zeigt der Bandverlauf ein alteriertes Signal und bei einer kompletten Ruptur findet sich eine Kontinuitätstrennung.

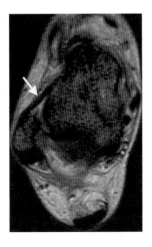

Abbildung 6.24 T2*-GRE ax. Typische Darstellung des Lig. fibulotalare anterius (Pfeil).

6.1.5 Muskulatur

Im Anschluss an die Denervation eines Muskels zeigt das MRT-Bild einen Schwund der signalarmen Muskelfasern, die allmählich durch signalreiches Vakatfettgewebe ersetzt werden. Dies lässt sich beispielhaft in der plastischen Chirurgie bei Verwendung freier und gestielter Muskelplastiken, aber auch als Folge von Nervenkompressionssyndromen und anderen neurologischen Erkrankungen, beobachten. Das Muster der Atrophie gestattet gelegentlich eine topische Zuordnung der nervalen Schädigung (Abb. 6.25). Typisch, aber nicht pathognomonisch, sind auch die Verteilungsmuster der Atrophien bei manchen erblichen Muskeldystrophien wie der myotonischen Dystrophie und der Muskeldystrophie Erb-Duchenne. Bei entzündlichen Muskelerkrankungen (Myositiden) finden sich auch in T2-gewichteten MRT-Sequenzen Signalsteigerungen, die zwar keine nähere nosologische Einordnung erlauben, aber auf einen günstigen Ort für eine Muskelbiopsie hinweisen. Die Auswahl der Untersuchungsregion im MRT ist wiederum abhängig von den Ergebnissen der klinischen und elektrophysiologischen Untersuchung. Deshalb sollte die MRT der elektrophysiologischen Untersuchung folgen und der Biopsie vorangehen.

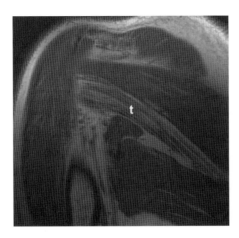

Abbildung 6.25 T1-FSE obl. cor. Atrophie des M. teres minor (t) bei Parese des N. axillaris.

Bei traumatischen Muskelfaserrupturen gestattet die MRT eine Differenzierung rein intramuskulärer Rupturen von Verletzungen der Sehnenspiegel, welche bei indirekter Gewalteinwirkung entstehen und zu den häufigsten Sportverletzungen gehören. Im Ultraschall lässt sich die Ausdehnung dieser Verletzungen nicht immer zuverlässig erfassen. Die MRT gestattet dagegen einen sicheren Nachweis und eine Stadieneinteilung, auch in tiefer gelegenen anatomischen Regionen. Bei Faserrupturen mit Ausbildung von Hämatomen kann durch die MRT das Blutungsalter und das Ausmaß der bindegewebigen Organisation eingeschätzt werden. Hierzu wird gelegentlich eine Kontrastmittelgabe erforderlich (Abb. 6.26).

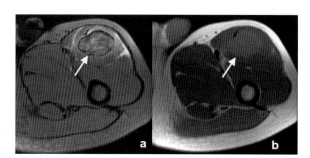

Abbildung 6.26 T2*-GRE ax. (**a**). T1-FSE ax. (**b**). Muskelfaserruptur 3. Grades im M. rectus femoris mit massiver Einblutung (Pfeile).

6.1.6 Weichteiltumoren

Die MRT ist das mit Abstand beste bildgebende Verfahren zur Ausdehnungsbeurteilung und Charakterisierung von Weichteiltumoren. Sie liefert von allen bildgebenden Verfahren die meisten Parameter zur nicht invasiven Einschätzung der Dignität einer Raumforderung. Hierzu gehören neben Lage, Größe und Begrenzung eines Tumors auch die Homogenität der Binnenstruktur, der Nachweis von Hämorrhagien oder Nekrosen, peritumorale Ödeme oder die Infiltration umgebender Organe. Zahlreiche Tumoreigenschaften spiegeln sich in den T1- und T2-Relaxationszeiten des Gewebes, aber auch in Spezialsequenzen (z. B. chemical shift, diffusionsgewichtete Bildgebung) sowie dem Anreicherungsverhalten nach intravenöser Kontrastmittelgabe wider. Die Zellularität von Tumoren ist anhand T2-gewichteter Sequenzen in gewissen Grenzen vorhersagbar. Tumoren mit hohem Stromaanteil stellen sich signalreich, zellreiche Tumoren, wie beispielsweise Lymphome, eher signalarm dar. Der zeitliche Verlauf der Signalintensität nach intravenöser Applikation eines Kontrastmittelbolus ist Ausdruck der Vaskularisation und der Gefäßpermeabilität im Tumorgewebe und zeigt somit das Ausmaß der Neoangiogenese. Für die meisten Einzelparameter des MRT existiert jedoch ein breiter Überlappungsbereich benigner und maligner Raumforderungen. Größe über 3 cm, heterogenes Signalverhalten und unregelmäßige Begrenzung sollen Malignität mit einem ppv von 88–90 % vorhersagen können. Das Fehlen dieser Parameter hat einen negativen Vorhersagewert (npv) von 92–96 %. Die spezifischsten Zeichen für Malignität sind Tumornekrosen, Destruktionen benachbarter Knochen und eine Größe von über 6 cm. Obwohl sämtliche Einzelparameter des MRT keine ausreichende Trennschärfe zwischen benignen und malignen Läsionen aufweisen, lässt sich durch ihre kombinierte Beurteilung eine korrekte histologische Diagnose in weit mehr als einem Viertel der Fälle vorhersagen. Bestimmte Weichteiltumoren können im MRT anhand ihres Gefäßreichtums (Abb. 6.27) oder ihres Fettgehalts (Abb. 6.28) identifiziert werden.

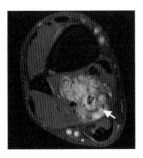

Abbildung 6.27 T2*-GRE ax. Arteriovenöses Angiom (Pfeil) in der Region der tiefen Unterschenkelflexoren rechts.

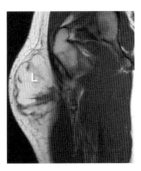

Abbildung 6.28 T1-FSE cor. Liposarkom (L) im Bereich der Fascia lata des rechten Oberschenkels.

6.2 Hüftgelenk

Die wichtigste Anwendung der MRT am Hüftgelenk des Erwachsenen ist der Nachweis der avaskulären Hüftkopfnekrose (HKN). Die MRT ist das mit Abstand sensitivste und zugleich spezifischste Verfahren und somit die Methode der Wahl zur Primärdiagnose. Zur Verlaufskontrolle und frühzeitigen Erkennung eines (drohenden) Einbruchs des subchondralen Knochens wird von einigen Autoren die CT bevorzugt. Die wichtigsten Differentialdiagnosen zur avaskulären HKN sind osteochondrale Frakturen, die Osteochondrosis dissecans und das transiente Knochenmarködem (Abb. 6.29). Da das nekrotische Gewebe bei der HKN ein variables Signal aufweisen kann und die Nekrose nicht selten mit einer erheblichen Entzündungsreaktion einhergeht, lassen sich diese Entitäten anhand des MRT-Befunds oft nicht unterscheiden. Das typische Erscheinungsbild der avaskulären HKN im MRT ist jedoch mit einem Blick zu erfassen (Abb. 6.30).

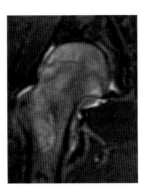

Abbildung 6.29 STIR cor. Transientes Knochenmarködem des rechten proximalen Femurs.

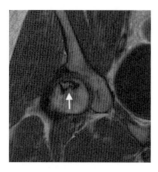

Abbildung 6.30 T1-FSE cor. Avaskuläre Knochennekrose (Pfeil) des rechten Femurkopfes.

Eine weitere Domäne der MRT ist die Beurteilung der Kapsel-Band-Strukturen am Hüftgelenk einschließlich des Labrum acetabulare. Labrumverletzungen sind nicht selten mit Ganglionzysten am Pfannenrand assoziiert. Ein direkter Rupturnachweis ist jedoch schwierig und erfordert zumeist eine direkte MR-Arthrographie (Abb. 6.31). Als weiterführendes diagnostisches Verfahren eignet sich die MRT bei Coxitiden und Bursitiden, zum Nachweis von Stress- bzw. Insuffizienzfrakturen des proximalen Femurs (Abb. 6.32) sowie zur Erkennung von subchondralen Mikrofrakturen und entzündlichen Komplikationen bei der Coxarthrose.

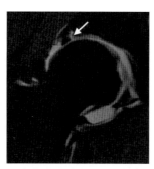

Abbildung 6.31 MR-Arthrographie des rechten Hüftgelenks. Einriss des superioren Limbus (Pfeil).

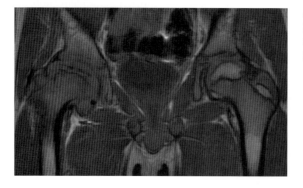

Abbildung 6.32 T1-FSE cor. Morbus Perthes im Fragmentationsstadium mit Deformierung der Epi- und Metaphyse.

Morbus Perthes

Die aseptische Knochennekrose der Hüftkopfepiphyse bei Kindern zwischen dem zweiten und zwölften Lebensjahr (meist im Alter von fünf bis sieben Jahren) betrifft Jungen vier- bis fünfmal häufiger als Mädchen und tritt in ca. 20 % der Fälle bilateral auf. Die Ursache dürfte in einer Störung der Blutzufuhr zur Epiphyse bestehen, deren Entstehungsmechanismus bisher ungeklärt ist. Oft fördert die Anamnese einen Sturz oder ein anderes Bagatelltrauma zutage. Die Symptomatik besteht in Schmerzen und Schonhinken, später in einer verminderten Beweglichkeit und Muskelatrophien. Die Erkrankung durchläuft mehrere Stadien, die nach ihrem Erstbeschreiber Waldenström bezeichnet werden (Tab. 6.1).

Tabelle 6.1	Waldenström-Stadien bei Morbus Perthes
1.	Wachstumsrückstand der Femurkopfepiphyse
2.	Kondensation (Sklerosierung der Epiphyse und subchondrale Fraktur)
3.	Resorption/Fragmentation
4.	Regeneration (Reossifikation)
5.	Ausheilungsstadium

Die Einteilung in vier Schweregrade nach Catterall bezieht sich auf die Beurteilung der Ausdehnung der Kopfnekrose zum Zeitpunkt der maximalen Resorption. Grad IV liegt vor, wenn der gesamte Epiphysenkern nekrotisch ist, Grad I bei nur einem Viertel. Von Nachteil ist, dass die Einteilung auf der Basis des Röntgenbefunds erst im fortgeschrittenen Fragmentationsstadium erfolgen kann. Außerdem besteht im Vergleich zu einfacheren Klassifizierungsschemata eine hohe Interobserver-Variabilität.

Im MRT dient die Signalminderung der Hüftkopfepiphyse in der T1-Wichtung als Frühzeichen zum Nachweis der Erkrankung. Sie ist zwar nicht gleichbedeutend mit der endgültigen Größe der Nekrose, erlaubt jedoch einen ersten Hinweis auf deren mögliche Ausdehnung. Die Signalminderung beginnt zunächst im Randbereich des Epiphysenkerns oder als lineares Band und ist mit einem positiven Knochenszintigramm korreliert. Des Weiteren sieht man im Frühstadium oft eine Verbreiterung der Knorpelschicht. Ein Erguss muss nicht unbedingt vorliegen. Wichtig für die Beurteilung von Verlaufskontrollen ist die Erkennung der Fälle mit einem hohen Risiko für die Entwicklung einer bleibenden Inkongruenz zwischen Kopf und Pfanne und somit einer frühzeitigen Arthrose. Die aus der Röntgendiagnostik bekannten prognostischen Parameter (Head-at-risk-Zeichen nach Catterall, Lateral-pillar-Konzept nach Herring) lassen sich größtenteils auf die MRT übertragen. Insbesondere können die Beteiligung des lateralen Stützpfeilers, die Mitreaktion der Metaphyse und die drohende Subluxation (sog. Containmentverlust) in der MRT wesentlich empfindlicher nachgewiesen werden. Die MRT gestattet außerdem eine exakte Höhenmessung der Epiphyse im Seitenvergleich und im Krankheitsverlauf (Abb. 6.32).

6.3 Kniegelenk

6.3.1 Menisci

Kongenitale Anomalien der Menisci betreffen in erster Linie den Außenmeniskus. Von Bedeutung ist v. a. der Scheibenmeniskus, der bei etwa 2 % der Bevölkerung vorkommt. Anstatt der typischen C-Form eines Meniskus zeigt der Faserknorpel hier eine komplette oder inkomplette Scheibenform (Diskus). Die Anomalie prädisponiert zum vorzeitigen Verschleiß. Die MRT ist die Nachweismethode der Wahl (Abb. 6.33).

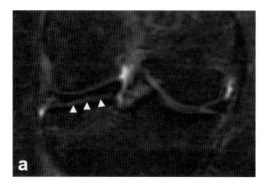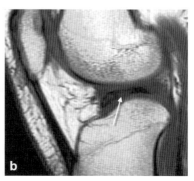

Abbildung 6.33 STIR cor. (**a**), T1-FSE sag. (**b**). Lateraler Scheibenmeniskus (Pfeilspitzen) mit degenerativen Veränderungen 2. Grades (Pfeil).

Degenerative oder traumatische Meniskusschäden

Die Treffsicherheit der MRT im Nachweis oder Ausschluss von Meniskusläsionen beträgt etwa 95 %, der negative Vorhersagewert (npv) liegt nahe 100 %, so dass im Falle eines negativen MRT-Befunds auf invasivere diagnostische Maßnahmen verzichtet werden kann. Für die Arthrographie und die Arthroskopie werden für die Treffsicherheiten Maximalwerte von 97 bzw. 95 % angegeben, wobei die Streubreite der Literaturangaben wesentlich größer ist als bei der MRT. Allein mit den klinischen Prüfmethoden und konventionellen Röntgenaufnahmen lassen sich Läsionen des Innenmeniskus in etwa 88 % richtig vorhersagen, solche des Außenmeniskus jedoch nur in 51 %. Für die MRT bestehen zwischen Innen- und Außenmeniskusläsionen keine signifikanten Nachweisunterschiede. Die Vorteile der MRT kommen insbesondere bei komplexen Kniebinnenschäden zum Tragen. Hier hat sich gezeigt, dass die Primärdiagnose eines Meniskusschadens mit klinischen Prüfmethoden zwar in 83 % korrekt gestellt wird, Begleitverletzungen bzw. Nebendiagnosen jedoch in fast 50 % der Fälle falsch eingeschätzt oder übersehen werden.

Die MRT gestattet nicht nur einen sensitiven Nachweis von Meniskusläsionen, sondern bietet auch eine nicht invasive Möglichkeit der Klassifikation. Aus der Rissform lassen sich Hinweise auf die Entstehung ableiten. Longitudinale (vertikale) Einrisse sind in der Regel traumatisch bedingt (Abb. 6.34), ebenso wie deren dislozierte Formen, die Lappen- und Korbhenkelrisse (Abb. 6.35). Auch die Separation des Innenmeniskushinterhorns von der Kapsel ist eine Traumafolge (Abb. 6.36). Dagegen entstehen Schrägrupturen, horizontale Spaltrisse (Abb. 6.37) und randständige, radiäre Einrisse eher infolge degenerativer Prozesse. Komplexe Rissformen werden von dieser Regel nicht erfasst. In der Literatur gibt es für Meniskusläsionen zahlreiche Klassifikationsschemata, von denen jedoch keines allgemein anerkannt ist. Die Planung des therapeutischen Vorgehens wird durch eine exakte Beschreibung des MRT-Befunds hinsichtlich Form, Lokalisation und Größe einer Ruptur sowie degenerativer Vorschädigungen des Faserknorpels erleichtert. Bei der myxoiden Degeneration des Meniskus sieht man in Sequenzen mit kurzen Echozeiten fokale oder bandförmige Signalsteigerungen des Gewebes. Wenn die Oberflächen dabei intakt sind, werden solche Signalveränderungen für gewöhnlich als Degeneration I. oder II. Grades klassifiziert. Dies impliziert jedoch nicht, dass sich daraus später unweigerlich eine Läsion III. Grades im Sinne einer degenerativen Ruptur entwickelt. Die meisten Grad-II-Läsionen schreiten nicht zu einer Ruptur fort. Auch degenerative Läsionen

III. Grades sind nicht selten asymptomatisch. Bei über 50-Jährigen findet man sie als Zufallsbefunde in bis zu 20 % aller MRT-Untersuchungen des Kniegelenks, die aus anderer Indikation veranlasst werden. Meniskuszysten werden bei etwa 1 % aller Meniskektomien gefunden. Der Außenmeniskus ist siebenmal häufiger betroffen, mediale Meniskuszysten sind jedoch im Mittel größer und werden öfter symptomatisch. Meniskuszysten sind oft mit horizontalen Spaltrissen assoziiert. Ein flüssigkeitsäquivalentes Signal in der T2-Wichtung innerhalb des Spalts ist dabei ein Hinweis auf Instabilität.

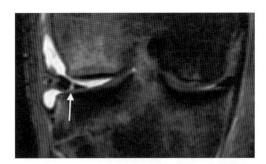

Abbildung 6.34 STIR cor. Vertikaler Außenmeniskusriss (Pfeil) in der Pars intermedia.

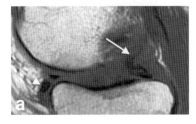 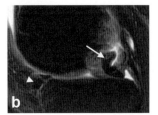

Abbildung 6.35 T1-FSE sag. (**a**), T2-FSE mit FATSAT sag. (**b**). Lappenriss des Innenmeniskus mit disloziertem Fragment am Vorderhorn (Pfeilspitze) und umgeschlagenem Anteil des Hinterhorns (Pfeil).

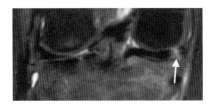

Abbildung 6.36 STIR cor., kapselnahe Longitudinalruptur des Innenmeniskushinterhorns (sog. meniskokapsuläre Separation).

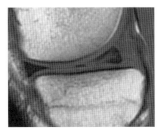

Abbildung 6.37 T1-FSE sag. Horizontaler Spaltriss im Innenmeniskushinterhorn.

6.3.2 Kapsel-Band-Verletzungen

In bis zu 75 % der Fälle eines posttraumatischen Hämarthros besteht die Ursache in einer Ruptur des vorderen Kreuzbands. Die Treffsicherheit der MRT-Diagnose (Abb. 6.38) liegt bei dieser Verletzung bei etwa 95 %, verglichen mit 78–89 % bei der klinischen Prüfung. Die Spezifität der MRT liegt bei nahezu 100 %. Eine Differenzierbarkeit kompletter von partiellen Rupturen durch die MRT konnte allerdings bisher nicht ausreichend belegt werden, wenngleich bei bestimmten Befundkonstellationen erfahrungsgemäß auch hier eine verlässliche Aussage möglich ist (Abb. 6.39). Die Arthroskopie eignet sich als Goldstandard nur bedingt, da auch sie nicht alle Partialrupturen nachweist. Obwohl nicht wenige Partialrupturen letztlich zu einer Bandinsuffizienz führen, ist initial ein konservatives Vorgehen gerechtfertigt. Eine Bandatrophie oder myxoide Degeneration kann bei entsprechender Klinik später durch eine MRT-Verlaufskontrolle nachgewiesen werden.

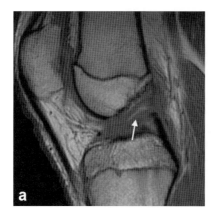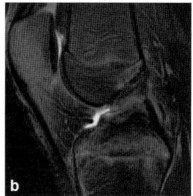

Abbildung 6.38 T1-FSE sag. (**a**), T2-FSE mit FATSAT sag. (**b**). Ruptur des vorderen Kreuzbandes mit signalintenser Einblutung in den Synovialschlauch (Pfeil).

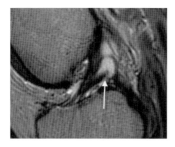

Abbildung 6.39 Hochauflösende T2-FSE sag. Ruptur des posterolateralen Faszikels des vorderen Kreuzbandes (Pfeil).

Nach einer Bandersatzplastik eignet sich die MRT zum nicht invasiven Nachweis oder Ausschluss von Komplikationen wie Implantatruptur, Impingement, hypertrophen Narben (Zyklopszeichen), Tunnelzysten, Hoffa-Fibrose u. a. Eine Verletzung des hinteren Kreuzbands erfordert einen höheren Kraftaufwand und ist daher seltener als die LCA-Ruptur. Zumeist entsteht eine Ruptur des hinteren Kreuzbands im Rahmen komplexer Knietraumen. Mit Ausnahme der posterioren Schublade sind die klinischen Prüfungen wenig sensitiv, daher wird die Diagnose oft mit Verzögerung gestellt. Das posteriore Band reißt in der Regel im mittleren Abschnitt. Bei isolierten Verletzungen ist die Behandlung konservativ. Die MRT-Untersuchung besitzt eine ähnlich hohe Treffsicherheit wie bei der Ruptur des vorderen Kreuzbands.

Die Ruptur des medialen Kollateralbands (MCL) durch Valgusstress ist die häufigste Knieverletzung überhaupt. Die MRT ist zwar zum Nachweis und zur Graduierung der Verletzung gut geeignet (Abb. 6.40), wird jedoch nur in Problemfällen erforderlich, beispielsweise zum Ausschluss von Begleitverletzungen oder bei chronischen Schmerzen und Instabilität. Der laterale Kapsel-Band-Apparat des Kniegelenks ist dagegen aufgrund seiner komplexen Anatomie einer klinischen Beurteilung weniger gut zugänglich. Laterale Gelenkinstabilitäten sind seltener als mediale, führen jedoch zu einer höheren Beeinträchtigung. Neben dem lateralen Kollateralband und der Kapsel wirken als stabilisierende Strukturen der Tractus iliotibialis, das Lig. patellofemorale und die Sehnen des M. popliteus und des M. biceps femoris. Laterale Kollateralbandverletzungen treten oft in Kombination auf, wobei auch die Menisci und v. a. das vordere Kreuzband betroffen sind.

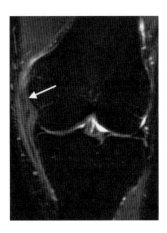

Abbildung 6.40 STIR cor. Proximale Ruptur des medialen Kollateralbands (Pfeil).

6.3.3 Osteochondrale Läsionen

Spontane Osteonekrosen bei Erwachsenen

Spontane Osteonekrosen am Kniegelenk des Erwachsenen (M. Ahlbäck) werden bei Steroidbehandlung, chronischem Alkoholismus, Hämoglobinopathien, Kollagenosen und anderen chronischen Grunderkrankungen beobachtet, können aber auch idiopathisch, d. h. ohne erkennbare Ursache auftreten (Abb. 6.41). Vaskuläre und traumatische Mechanismen werden für die Entstehung angeschuldigt. Spontane Osteonekrosen sind mit Meniskusläsionen assoziiert. Außerdem wurde ihr Auftreten nach arthroskopischen Eingriffen beschrieben. Die idiopathische Form betrifft insbesondere Frauen höheren Alters. Konventionelle Röntgenbilder weisen die Erkrankung oft erst nach, wenn es bereits zu einer subchondralen Fraktur gekommen ist. Die Nekrose findet sich typischerweise in der Belastungszone des medialen Femurkondylus, kann aber auch lateral oder am Tibiakopf entstehen. Da sich das Areal in MRT-Sequenzen mit kurzen Echozeiten in der Regel signalarm demarkiert, ist die Methode sowohl zum Nachweis als auch zur Größenbestimmung geeignet. Große Läsionen führen nicht selten zu einer Sinterungsfraktur, während kleine unter 3,5 cm Durchmesser oft folgenlos ausheilen. Die Ausdehnung des die Nekrose umgebenden Spongiosaödems hat dagegen keine prognostische Bedeutung.

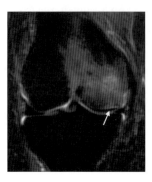

Abbildung 6.41 STIR cor. Osteonekrose (Pfeil) des medialen Femurkondylus mit ausgeprägtem Spongiosaödem.

Osteochondrosis dissecans (OD)

Die OD unterscheidet sich von der spontanen Osteonekrose des Erwachsenen durch die betroffene Patientengruppe (männliche Kinder und Jugendliche von 10 bis 20 Jahren), die weitaus häufigere Inzidenz von freien Gelenkkörpern und die typische Lokalisation. In etwas mehr als der Hälfte der Fälle ist die OD am lateralen Rand des medialen Femurkondylus anzutreffen, seltener in der Belastungszone. Etwa 15% treten lateral und 24% bikondylär auf. Selten ist auch die Patella betroffen. Bei jedem zweiten Patienten findet sich ein Knietrauma in der Anamnese.

Ein größeres umgebendes Spongiosaödem im MRT ist eher ungewöhnlich, das Erscheinungsbild bei älteren Patienten kann aber eine gewisse Überlappung mit der spontanen Osteonekrose zeigen. Das nekrotische Fragment ist anfangs signalarm in der T1-Wichtung, später demarkiert es sich durch einen signalarmen Saum (Abb. 6.42). Im Stadium I ist der Knorpel intakt. Flüssigkeitsäquivalente Signale um das Fragment in der T2-Wichtung zeigen eine Instabilität bzw., je nach Ausmaß, eine beginnende Ablösung an. Ein abgelöstes Dissekat lässt sich als Aussparung in der Gelenkflüssigkeit darstellen (Abb. 6.43). Hyperintensitäten in der T2-Wichtung können auch durch narbiges Granulationsgewebe hervorgerufen werden. Dieses lässt sich durch eine Kontrastmittelgabe von Synovialflüssigkeit unterscheiden. Läsionen ohne signalreichen Saum in der T2-Wichtung sind in der Regel stabil. Eine abgeheilte OD zeigt eine Remodellierung des Knochens mit Rückkehr der normalen Signalintensitäten.

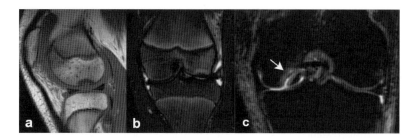

Abbildung 6.42 T2-FSE sag. (**a**), STIR cor. (**b**). Osteochondrosis dissecans Stadium II am lateralen Femurkondylus. STIR cor. (**c**). Fortgeschrittene Osteochondrosis dissecans (Pfeil) mit weitgehend abgelöstem, osteochondralem Fragment.

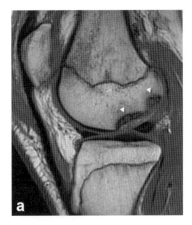
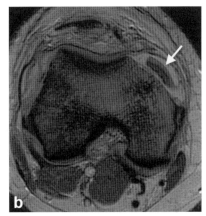

Abbildung 6.43 T1-FSE sag. (a), T2*-GRE ax. (b). Osteochondrosis dissecans am posterioren medialen Femurkondylus (Pfeilspitzen) mit freiem Gelenkkörper (Pfeil).

Osteochondrale Frakturen

Frakturen der Gelenkflächen des Kniegelenks können durch ein direktes Trauma oder als Begleitverletzungen bei Patellaluxationen oder Bandverletzungen entstehen (Abb. 6.44). Mit der MRT kann das Ausmaß der knöchernen Einstauchung und des Knorpelschadens festgestellt werden.

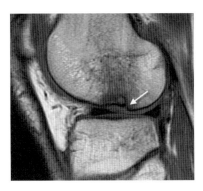

Abbildung 6.44 T1-FSE sag. Impressionsfraktur des lateralen Femurkondylus mit Stufenbildung an der subchondralen Grenzlamelle.

6.3.4 Patella und anteriores Kompartiment

Die MRT erlaubt den Nachweis von Dysplasien und Fehlstellungen der Patella in Verbindung mit einer Beurteilung der Qualität des retropatellaren Knorpels. Ebenso gestattet sie eine zuverlässige Beurteilung der Gelenkflächen bei osteochondralen Frakturen. Traumatische Patellaluxationen gehen mit einem charakteristischen Verletzungsmuster der osteochondralen und Kapsel-Band-Strukturen des Kniegelenks einher. Der Nachweis dieser Veränderungen im MRT erlaubt eine definitive Diagnose einer stattgehabten Luxation (Abb. 6.45).

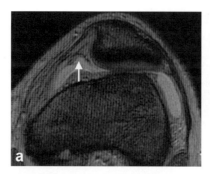
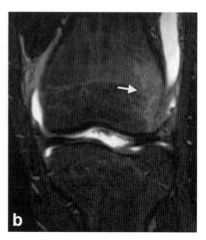

Abbildung 6.45 T2*-GRE (**a**), STIR cor. (**b**). Ruptur des medialen Netzbandes und Knochenkontusion im lateralen Femurkondylus (Pfeile) bei Z. n. lateraler Patellaluxation.

Entzündliche Veränderungen im Bereich der Patellaspitze finden sich als Überlastungssyndrome bei bestimmten Sportarten. Die MRT zeigt bereits leichte Formen einer Paratenonitis und kann zwischen einer Tendinose und Partialruptur differenzieren. Eine Patellasehnenruptur tritt nur bei chronischer Vorschädigung auf, bei einer gesunden Sehne führt eine unphysiologische Zugbelastung in der Regel zu einer Patellafraktur. Rupturen der Quadrizepssehne werden häufiger durch direkte Gewalteinwirkung verursacht. Eine komplette Ruptur ist in der Regel klinisch evident. Die MRT spielt insbesondere bei Partialläsionen mit unklarem Ultraschallbefund eine Rolle (Abb. 6.46). Chronische Gonalgien durch Entzündungen oder Einklemmungssyndrome im Bereich der Plicae synoviales, des Hoffaschen Fettkörpers oder des Quadrizepsfettkörpers (Abb. 6.47) lassen sich mithilfe der MRT näher einordnen und einer adäquaten Behandlung zuführen.

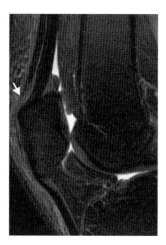

Abbildung 6.46 T2-FSE mit FATSAT sag. Partialruptur der Quadrizepssehne (Pfeil).

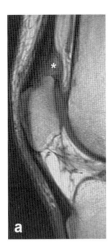 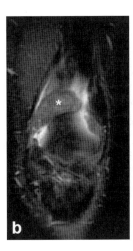

Abbildung 6.47 T1-FSE sag. (**a**), STIR cor. (**b**). Entzündlicher Reizzustand des Quadrizepsfettkörpers (*).

6.4 Fuß und Sprunggelenke

Die MRT ist nach der physikalischen Untersuchung und konventionellen Röntgenaufnahmen das optimale weiterführende Verfahren bei nahezu allen neoplastischen und entzündlichen wie auch bei einigen traumatischen und degenerativen Veränderungen der Fuß- und Knöchelregion. Die häufigsten Indikationen umfassen degenerative, entzündliche und traumatische Sehnenläsionen, tastbare Resistenzen, chronische posttraumatische Instabilitäten des Sprunggelenks und ungeklärte Schmerzsyndrome.

6.4.1 Band- und Syndesmosenrupturen

Trotz der Häufigkeit von Kapsel-Band-Verletzungen am oberen Sprunggelenk und der anerkannt hohen Nachweisgenauigkeit der MRT (nach neueren Studien beträgt die Spezifität nahezu 100 % und die Sensitivität um 74 %), sind MRT-Indikationen bei frischen Bandrupturen (Abb. 6.48) limitiert. Meist handelt es sich um aktive Wettkampfsportler, bei denen eine höhere Zuverlässigkeit der prognostischen Aussage oder Therapieindikation benötigt wird, oder um Patienten mit rezidivierenden Distorsionen. Eine Darstellung der Sprunggelenkanatomie in drei Ebenen ist immer erforderlich. Bei ausgedehnteren Verletzungen besteht der Vorteil der MRT vor allem im Nachweis von Begleitverletzungen, wie Knochenkontusionen, okkulten knöchernen oder osteochondralen Frakturen oder Bandverletzungen im Sinus tarsi. Auch Rupturen der Sehnen und Retinacula werden durch die MRT frühzeitig erkannt. Bei chronischen Gelenkinstabilitäten ohne frisches Trauma kann die MRT alte Bandverletzungen nachweisen, die Treffsicherheit ist jedoch weit geringer als im Akutfall. Einige Autoren empfehlen bei dieser Fragestellung eine MR-Arthrographie.

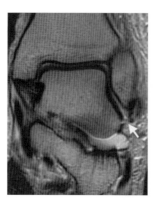

Abbildung 6.48 T2-FSE cor. Ruptur des Lig. fibulotalare anterius (Pfeil), subtalare Kapselläsion.

6.4.2 Osteochondrale Läsionen

An der lateralen Trochlea tali überwiegen osteochondrale Läsionen traumatischer Ursache. Läsionen der medialen Talusrolle (Abb. 6.49) werden auch nach Bagatelltraumen, repetitiven Mikrotraumen oder auch ohne fassbare Ursache gefunden. Im Gegensatz zu den obligatorischen konventionellen Röntgenbildern kann die hochauflösende MRT sowohl frühzeitige Veränderungen des subchondralen Knochens als auch Konturunterbrechungen des hyalinen Knorpels nachweisen. Die MRT ist das beste Verfahren zur Frühdiagnose einer Osteochondrosis dissecans (OD) und eignet sich sowohl zur Ausschlussdiagnostik bei ungeklärtem Belastungsschmerz der Sprunggelenke als auch zum Nachweis und zur Stadieneinteilung osteochondraler Läsionen. Zur Verlaufskontrolle einer bekannten OD unter Therapie wird dagegen die Mehrschicht-Computertomographie mit multiplanaren Rekonstruktionen bevorzugt, weil damit der knöcherne Heilungsfortschritt und die Belastungsstabilität des Knochens besser beurteilt werden können. Entzündliche Komplikationen sind wiederum mit der MRT empfindlicher zu erfassen.

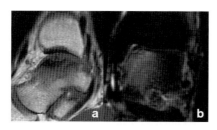

Abbildung 6.49 T1-FSE sag. (a), STIR cor. (b). Osteochondrosis dissecans an der medialen Talusrolle.

6.4.3 Tendinosen, Sehnenrupturen und -luxationen

Die Achillessehne ist als die am stärksten beanspruchte Sehne des Menschen auch am häufigsten von Rupturen betroffen. Die MRT weist Hämatome, Konturunterbrechungen der Sehne, entzündliche Veränderungen des Hüllgewebes (Paratenonitis) oder der Bursae nach und gestattet einen umfassenden Einblick in die Integrität der Sehnenfasern. Dargestellt werden u. a. chronische Tendinosen, Partialrupturen oder Rezidivrupturen nach operativer oder konservativer Behandlung. Die MRT kann anhand spezifischer Signalveränderungen intratendinöse Narben oder mukoide Degenerationen nachweisen und diese von Hämatomen unterscheiden. Darüber hinaus kann sie zwischen Partialläsionen mit hypertrophen oder atrophen Veränderungen sowie Komplettrupturen differenzieren (Abb. 6.50). Mithilfe paramagnetischer Kontrastmittel lassen sich Rezidivrupturen von narbigem Granulationsgewebe abgrenzen. Läsionen der Sehne des M. tibialis posterior sind im Gegensatz zu den Achillessehnenrupturen häufiger beim weiblichen Geschlecht anzutreffen. Oft besteht keine unmittelbare traumatische Ursache. Zeichen einer Degeneration sind nahezu die Regel (Abb. 6.51). An dritter Stelle stehen Rupturen der Peroneussehnen (Abb. 6.52). Diese sind auch von Luxationen betroffen. Traumatisch verursachte Luxationen gehen oft mit Avulsionsfrakturen des lateralen Retinaculums einher. Konstitutionell bedingte Luxationen treten in der Regel bilateral auf (habituelle Luxation – Abb. 6.53).

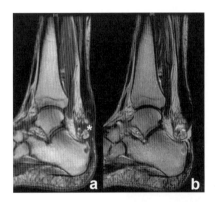

Abbildung 6.50 T1-FSE sag. (**a**), T2-FSE sag. (**b**). Komplette Ruptur der distalen Achillessehne.

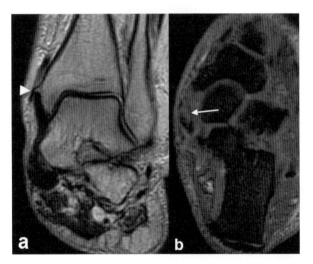

Abbildung 6.51 T1-FSE cor. (**a**), T2*-GRE ax. (**b**). Spornbildung am lateralen Rand der distalen Tibia bei chronischer Tendinose der Tibialis-posterior-Sehne (Pfeilspitze). Partialruptur der Tibialis-posterior-Sehne (Pfeil).

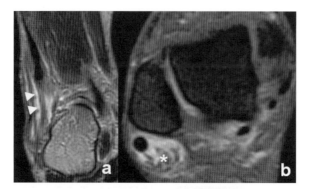

Abbildung 6.52 T2-FSE cor. (a), T2*-GRE ax. (b). Ruptur der Peroneus-brevis-Sehne.

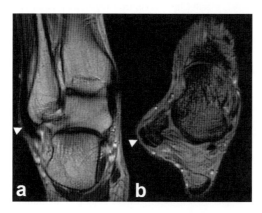

Abbildung 6.53 T2-FSE cor. (a), T2*-GRE ax. (b). Habituelle Peroneussehnenluxation (Pfeilspitzen).

Repetitive Mikrotraumen der Plantaraponeurose, meist durch unphysiologische Belastungen oder Fehlstellungen begünstigt, führen über eine chronische Entzündung zu einem plantaren Schmerzsyndrom (Fasciitis plantaris). Die Signalveränderungen der Fasziitis im MRT entsprechen denen anderer Tendopathien bis hin zur Ruptur (Abb. 6.54). Etwa die Hälfte der Fälle geht mit einem Fersensporn einher. Primär entzündliche Veränderungen der Sehnenansätze am Tuber calcanei (Enthesitiden) werden bei seronegativen Spondylarthritiden beobachtet. Die Apophysitis calcanei (M. Sever) des Kindesalters gehört in den Formenkreis der aseptischen Knochennekrosen.

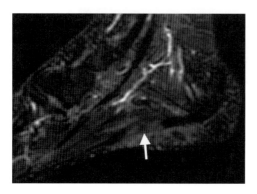

Abbildung 6.54 STIR sag. Fasciitis plantaris (Pfeil).

6.4.4 Entzündliche Veränderungen

Beim diabetischen Fuß etabliert sich die MRT zunehmend als Verfahren der Wahl zur Ausdehnungsbeurteilung von Entzündungsprozessen. Anhand des Verteilungsmusters etwaiger Signalveränderungen gestattet die MRT eine gewisse Differenzierung neuropathischer Veränderungen (Charcot-Arthropathie) von Entzündungen bei der Osteomyelitis. Mittels Kontrastmittelgabe lassen sich sichere Osteomyelitis-Zeichen wie Abszesse, transkortikale Fisteln oder Knochensequester nachweisen. Entzündliche und nicht entzündliche Synovialerkrankungen am Sprunggelenk sind ebenfalls eine Indikation zur MRT (s. Allgemeines).

6.4.5 Stressfrakturen

Überlastungs- bzw. Insuffizienzfrakturen des Fußskeletts manifestieren sich am häufigsten an den Ossa metatarsalia II und III. Die MRT erbringt einen frühzeitigen Nachweis bei negativem Röntgenbefund und ist zur Verlaufskontrolle geeignet (Abb. 6.4). Darüber hinaus lassen sich wichtige Differentialdiagnosen abgrenzen, wie aseptische Knochennekrosen (M. Köhler-Freiberg – Abb. 6.55), Synovialitiden oder aktivierte Arthrosen der Fußgelenke.

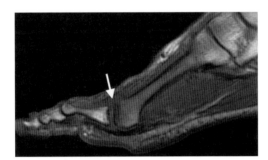

Abbildung 6.55 T1-FSE sag. Osteonekrose des Os metatarsale II (M. Freiberg-Köhler).

6.4.6 Raumforderungen

Bei raumfordernden Prozessen dient die MRT in erster Linie zur Bestimmung der lokalen Ausbreitung und zur Klärung der Lagebeziehung zu den wichtigen neurovaskulären Leitungsbahnen. Etwa drei Viertel aller Raumforderungen im Fußbereich sind gutartig. Bei einigen Läsionen, wie Lipomen, Hämangiomen, Ganglionzysten, Riesenzelltumoren der Sehnenscheiden, Plantarfibromatose (M. Ledderhose) oder pigmentierter villonodulärer Synovitis (PVNS – Abb. 6.18) ermöglicht die MRT eine spezifische Diagnose. Wichtige Nervenkompressionssyndrome in der Fuß- und Knöchelregion sind das Tarsaltunnelsyndrom und die Morton-Neuralgie. Beim Tarsaltunnelsyndrom besteht eine Kompression des Nervus tibialis oder seiner plantaren Aufzweigungen. Neben Raumforderungen im Tarsaltunnel (Abb. 6.56) kann das Syndrom auch durch Sportarten verursacht werden, die mit einer wiederholten, übermäßigen Pronation des Fußes einhergehen. Die Morton-Neuralgie betrifft die plantaren Digitalnerven zwischen dem 3. und 4., seltener dem 2. und 3. Mittelfußknochen. Als Ursache lassen sich in der MRT Bindegewebsproliferationen in den Intermetatarsalräumen nachweisen (sog. Interdigitalneurome), die sich im Gegensatz zu echten Nervenscheidentumoren in T2-gewichteten Sequenzen relativ signalarm darstellen und, je nach Reife des Fibrosierungsprozesses, mehr oder weniger stark Kontrastmittel anreichern.

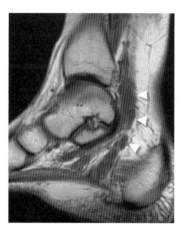

Abbildung 6.56 T1-FSE sag. Neurofibrome im Verlauf des distalen Nervus tibialis und der Plantarnerven (Pfeilspitzen).

6.5 Schulterregion

Bei Schmerzen oder Funktionseinschränkungen im Bereich des Schultergürtels gehört die MRT-Untersuchung zu den diagnostischen Standardverfahren. Sie gibt einen umfassenden Überblick über die komplexe Anatomie dieser Region und erlaubt oft Rückschlüsse auf die Ursache von Funktionseinschränkungen oder Gelenkinstabilitäten. Wie auch an anderen Skelettabschnitten eignet sich die MRT an der Schulter zum Nachweis okkulter Frakturen oder osteochondraler Läsionen (Abb. 6.57). Die MRT ermöglicht auch einen frühzeitigen Nachweis einer avaskulären Nekrose als Komplikation einer Humeruskopffraktur. Die Detektion reiner Knorpelschäden ist bei der relativ dünnen Knorpeldecke des Schultergelenks schwierig und erfordert Untersuchungsprotokolle mit hohen Orts- und Kontrastauflösungen. Selbst bei der direkten MR-Arthrographie werden Knorpelschäden am Schultergelenk nicht selten übersehen. Die Arthroskopie bleibt hier der Referenzstandard.

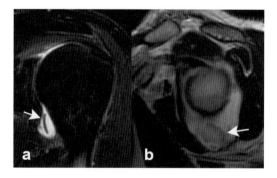

Abbildung 6.57 T2-FSE mit FATSAT cor. (**a**), T2-FSE sag. (**b**). Disloziertes Knorpelfragment im Recessus axillaris des Schultergelenks (Pfeile).

Bei entzündlichen Synovialerkrankungen und der adhäsiven Kapsulitis liefert die MRT selten Hinweise auf die Ursachen. Sie dient dabei eher zur Ausschlussdiagnostik. Bei dem letztgenannten Krankheitsbild zeigt sich nicht selten eine Kontrastmittelanreicherung im Rotatorenintervall. Wenig zuverlässig ist der Nachweis einer Kapselverdickung am Recessus axillaris. Die konventionelle Röntgen-Arthrographie erlaubt eine dynamische Beurteilung des Gelenkcavums unter Durchleuchtung und ist daher der Goldstandard bei der Schultersteife.

Die Sehnen des Schultergelenks stellen insofern eine Besonderheit dar, als sie einen integralen Teil der Gelenkkapsel bilden. Degenerative Veränderungen der Rotatorensehnen bezeichnet man als Tendinosen. Der Begriff bezeichnet ischämisch-degenerative Vorgänge, die primär oft durch Arbeiten über Kopfhöhe unter permanenter Abduktion ausgelöst werden. Eine Einwanderung von Entzündungszellen wird dabei in der Regel nicht beobachtet. Echte Sehnenentzündungen (Tendinitiden) sind selten und gehen meist mit einer Bursitis subacromialis einher.

6.5.1 Impingement-Syndrom

Ein primäres Impingement auf degenerativer Basis wird meist durch eine Einengung der Supraspinatussehne zwischen dem coracoacromialen Bogen und dem Humeruskopf bzw. den Tubercula verursacht. Seltener findet man auch ein subcoracoidales oder ein posterosuperiores Impingement (sog. internes Impingement bei Abduktion – Außenrotation). Strukturelle Faktoren, die zu der Erkrankung beitragen, sind u.a. degenerative Veränderungen am AC-Gelenk, ein Acromiontyp III n. Bigliani, das Os acromiale (Abb. 6.58), ossäre Anomalien des Proc. coracoideus, entzündliche Veränderungen der Bursa subacromialis (Abb. 6.59) sowie posttraumatische Skelettdeformitäten. Ein sekundäres Impingement wird durch rezidivierende Mikrotraumen bei glenohumeraler Instabilität verursacht. Hierbei finden sich typischerweise auffällige Signalveränderungen oder Läsionen am superioren Labrum und knöchernen Glenoid, an den Rotatorensehnen sowie am inferioren Labrum und Lig. glenohumerale inferius. Röntgenbefunde sind beim Impingement-Syndrom oft negativ. Subacromiale Enthesiophyten und paraartikuläre Verkalkungen bei Periarthritis calcarea besitzen eine geringe Spezifität. Die MRT erbringt beim Impingement-Syndrom den sensitiven Nachweis begünstigender Faktoren und kann Mikrotraumen oder entzündliche Veränderungen den anatomischen Strukturen zuordnen. Dabei wird eine Bursitis subacromialis selten isoliert angetroffen, meist ist auch sie Teil eines Impingement-Syndroms.

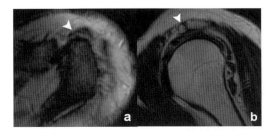

Abbildung 6.58 T2*-GRE ax. (**a**), T2-FSE sag. (**b**). Impingement bei Os acromiale (Pfeilspitzen).

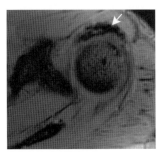

Abbildung 6.59 T2*-GRE ax. Signalauslöschungen durch Verkalkungen in der Bursa subacromialis-subdeltoidea (Pfeil).

6.5.2 Rotatorenmanschettenruptur

Die Tendinose der Supraspinatussehne schreitet in ca. einem Viertel der Fälle zu einer Ruptur fort. Neben traumatischen Ursachen spielen bei der Entstehung Durchblutungsstörungen, Kortikosteroide oder ein chronisches Impingement eine Rolle. Von degenerativen Rupturen sind meist Männer über 40 Jahre betroffen. Eine Rotatorenmanschettenruptur auf degenerativer Basis kann auch gänzlich symptomlos ablaufen. Der Ultraschall ist der MRT zwar in der Beurteilung der Rotatorenmanschette unterlegen, stellt jedoch aufgrund der ubiquitären Verfügbarkeit und der Möglichkeit einer dynamischen Beurteilung stets die Methode der ersten Wahl dar.

Die MRT zeigt bei einer Tendinose lediglich inhomogene oder diffuse Signalerhöhungen in der T1- oder Protonenwichtung, nicht aber in der T2-Wichtung. Wenn das T2-Signal der Sehne höher ist als das T1-Signal, ist von einer Ruptur auszugehen. Die Fettsignalunterdrückung in der T2-Wichtung erleichtert die Unterscheidung von ebenfalls signalreichen Fettinterpositionen, die v. a. bei nicht schichtparallelem Sehnenverlauf berücksichtigt werden müssen. Sichere Rupturzeichen sind ein flüssigkeitsäquivalentes Signal im Sehnenverlauf oder eine Retraktion der Sehnenfasern (Abb. 6.60). Die Genauigkeit der MRT im Nachweis oder Ausschluss von Rotatorenmanschettenrupturen ist vergleichbar mit der Arthrographie, wenn intraoperative Befunde als Referenzstandard herangezogen werden. Es werden reproduzierbare Sensitivitäten von 90 % bis 100 % und Spezifitäten von 80 % bis 95 % erreicht. Bei partiellen Rupturen, die nicht den gesamten Querschnitt der Sehne umfassen, ist die Treffsicherheit geringer. Im Gegensatz zur Arthrographie kann die MRT aber auch bursaseitige und intrinsische (longitudinale) Rupturen darstellen. Longitudinale Komponenten einer Partialruptur lassen sich noch zuverlässiger durch spezielle MRT-Aufnahmetechniken nachweisen (MR-Arthrographie in Abduktion-Außenrotation, sog. ABER-Position). MRT-Informationen über die Ausdehnung der Ruptur (transmural vs. partiell, bursa- oder gelenkseitig, Rissgröße und -lokalisation, Retraktion) und den Zustand der Sehnenfasern und der Muskulatur (Tendinose, Atrophie) beeinflussen sowohl die Indikationsstellung zur operativen Behandlung als auch die Verfahrenswahl.

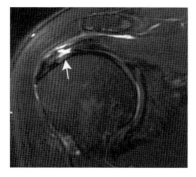

Abbildung 6.60 T2-FSE mit FATSAT obl. cor. Komplette (transmurale) Ruptur der Supraspinatussehne (Pfeil).

Eine weitere Domäne der MRT sind Läsionen im Rotatorenintervall. Verletzungen der Strukturen in diesem Bereich stellen eine wichtige Differentialdiagnose zur Supraspinatusruptur dar und sind bei der Arthroskopie schwer zu erkennen, man spricht daher auch von einer „hidden lesion". Die MRT eignet sich zur Beurteilung des Lig. glenohumerale superius und des Halteapparats der Sehne des langen Bizepskopfes auf Höhe des

Subscapularisansatzes. Ödemeinlagerungen, Tendinosen und Subluxationen der langen Bizepssehne können durch die MRT nachgewiesen werden. Im Gegensatz zur Supraspinatussehne sind an der Bizepssehne Tendinosen allerdings nicht von Partialrupturen zu unterscheiden. Bei kompletten Rupturen genügt zur Diagnose der klinische Lokalbefund. Das Sehnenende kann mit der Ultraschalluntersuchung lokalisiert werden. Subluxationen der langen Bizepssehne treten meist bei extensiven Rotatorenmanschettenrupturen oder Rupturen der Subscapularissehne auf, selten isoliert. Die Aufgabe des MRT besteht bei Rupturen der Sehnen am Schultergelenk nicht nur im Nachweis, sondern auch in der Ursachenklärung und der Zustandsbeschreibung der Sehnen.

6.5.3 Instabilität und Luxation

Schulterluxationen können sowohl die Ursache als auch die Folge einer Gelenkinstabilität sein. Insbesondere unidirektionale Instabilitäten resultieren überwiegend aus traumatischen Luxationen des Humeruskopfes. Außerdem treten sie bei bestimmten Sportarten (z. B. Wurfsportarten, Schwimmen) gehäuft auf. Mehr als 70 % betreffen den anteroinferioren Kapselbereich. Selten ist eine Schultergelenkinstabilität auf eine isolierte Läsion zurückzuführen. Der Nachweis der Instabilität wird mit klinischen Mitteln geführt, zum Nachweis von Ursachen und zur Planung der operativen Therapie ist die MRT das Verfahren der Wahl.

Sowohl das Labrum glenoidale als auch die Kapselanheftung am Skapulahals zeigen zahlreiche Normvarianten. Überdies weist das Labrum nicht selten degenerative Veränderungen auf, die eine Beurteilung im MRT erschweren. Der Ausschluss einer Läsion beim triangulären Normaltyp besitzt jedoch eine hohe negative Vorhersagewahrscheinlichkeit (npv). Die größte Variationsbreite zeigt das anterosuperiore Labrum, wohingegen die meisten Pathologien am anteroinferioren Labrum auftreten. Typische Varianten sind der sublabrale Recessus (75 %), das sublabrale Foramen (10 %) und der Buford-Komplex mit komplett fehlendem anterosuperiorem Labrum (2–5 %). Insbesondere der inferiore glenohumerale Bandkomplex stellt eine wesentliche Komponente für die Stabilisierung des Schultergelenks dar. Rupturen dieser Struktur sind bei traumatischen Schulterluxationen nahezu die Regel, die Bankart-Läsion (Abb. 6.61) ist dabei der häufigste Verletzungstyp. Luxationstypische knöcherne Verletzungen sind der Hill-Sachs-Defekt (Abb. 6.62) und die Through-Läsion am Humeruskopf sowie die knöcherne Bankart-Läsion am Glenoid. Daneben sieht man bei Schulterluxationen älterer Patienten oft auch Avulsionen der Tubercula (Abb. 6.63). Insbesondere bei knöchernen Bankart-Läsionen ist zur Planung einer evtl. anstehenden offenen Refixation ein CT erforderlich. Labroligamentäre Verletzungen können nicht nur bei einzeitigen Luxationen, sondern auch bei rezidivierenden Subluxationen durch repetitive Mikrotraumen entstehen.

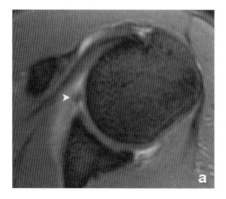
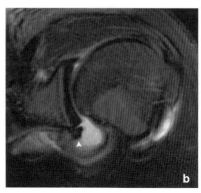

Abbildung 6.61 T2*-GRE ax. (**a**), T2-FSE mit FATSAT obl. cor. (**b**). Bankart-Läsion im Bereich des anteroinferioren Labrum glenoidale (Pfeilspitzen) infolge einer traumatischen Schulterluxation.

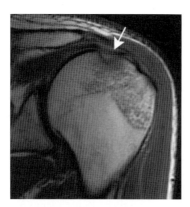

Abbildung 6.62 T1-FSE obl. cor. Impressionsfraktur des posterosuperioren Humeruskopfes (Pfeil) nach Schulterluxation (Hill-Sachs-Delle).

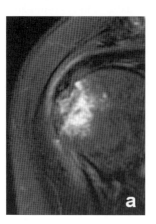
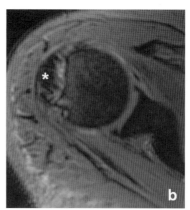

Abbildung 6.63 T2-FSE mit FATSAT obl. cor. (**a**), T2*-GRE ax. (**b**). Avulsionsfraktur des Tuberculum majus (*).

Rückschlüsse auf die Stabilität labroligamentärer Verletzungen ergeben sich aus der Lokalisation. Dabei sind vor allem die anterioren Verletzungen von klinischer Bedeutung. Der Einfluss von Läsionen des posterioren Labrums auf die Gelenkstabilität ist bislang wenig gesichert. Neben den Eigennamen Bankart und Perthes werden zur Klassifikation der anterioren Läsionen aus dem Englischen stammende Akronyme verwendet: ALPSA, HAGL, B-HAGL, SLAP, GLAD usw. Die genaue Pathoanatomie der einzelnen Läsionen ist der Speziallitteratur zu entnehmen. Einfache Labrumeinrisse, GLAD und einige SLAP-Läsionen (I und III) sind stabile Verletzungen, die meisten anderen sind instabil. Bankart, Perthes und ALPSA sind OP-Indikationen.

Bei der Einteilung der Läsionen des superioren Labrums (SLAP = **S**uperior **L**abral **A**nterior to **P**osterior lesion) spielt vor allem die Dislokation von Labrumanteilen und die Beteiligung des Bizepssehnenankers eine Rolle. Eine Unterteilung im MRT gelingt nur bei ausreichend Flüssigkeit im Gelenkcavum. Dies ist bei akuten Traumen meistens gewährleistet. Chronische Fälle ohne wesentliche Ergussbildung lassen sich mit der MR-Arthrographie genauer erfassen. In der angelsächsischen Literatur werden bis zu zehn pathoanatomische Typen von SLAP-Läsionen unterschieden. Für die Beurteilung der chirurgischen Behandlungsindikation genügen in der Regel die ersten vier (Tab. 6.2).

Tabelle 6.2   Einteilung der SLAP-Läsionen

SLAP I	Partielle Labrumläsion
SLAP II	Komplette Ablösung des Labrums mit der Bizepssehne
SLAP III	Korbhenkelriss des Labrums
SLAP IV	Korbhenkelriss mit Bizepssehnenriss

SLAP V–IX sind ausgedehntere, superiore Labrumverletzungen, die nicht auf die Umgebung des Bizepssehnenursprungs beschränkt sind. Dementsprechend ist der Bizepssehnenanker instabil. SLAP-Läsionen werden hauptsächlich arthroskopisch behandelt. Die MRT ist bei labroligamentären Verletzungen zu 90 % sensitiv und zu 93 % spezifisch und damit der Arthroskopie diagnostisch ebenbürtig. Bei SLAP-Läsionen soll die Treffsicherheit der MRT 90 % betragen, die direkte MR-Arthrographie kommt auf 98 %. Eine direkte Indikation zur MR-Arthrographie ergibt sich jedoch nur, sofern daraus therapeutische Konsequenzen entstehen.

6.5.4   Nervenkompressionssyndrome

Die häufigste Ursache nervaler Kompressionssyndrome im Schulterbereich sind perilabrale Zysten. Diese Ganglionzysten treten bei Sportlern gehäuft auf und weisen nicht selten auf versteckte labroligamentäre Verletzungen hin. Bei Ausdehnung der Zysten in die Incisura scapulae oder die spinoglenoidale Inzisur wird der N. suprascapularis in Mitleidenschaft gezogen (Abb. 6.64). Je nach Lokalisation zeigt die MRT bei längerem Bestehen Atrophien der Supraspinatus- oder auch der Infraspinatusmuskulatur. Ein Kompressionssyndrom des N. axillaris (quadrilaterales Engpass-Syndrom) tritt bei Raumforderungen in der lateralen Achsellücke auf (Abb. 6.65). Dabei sind im MRT atrophische Veränderungen des M. teres minor zu beobachten (Abb. 6.25).

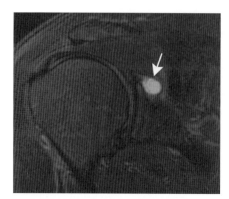

Abbildung 6.64 T2-FSE FATSAT obl. cor. Perilabrale Zyste (Pfeil) in der spinoglenoidalen Inzisur.

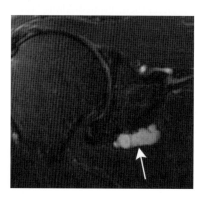

Abbildung 6.65 T2-FSE mit FATSAT obl. cor. Multilokuläre Zysten in der lateralen Achsellücke bei quadrilateralem Engpass-Syndrom.

6.5.5 Acromioclaviculargelenk

Schultereckgelenksprengungen vom Typ Tossy I und II sind mit konventionellen Röntgenbildern praktisch nicht zu erfassen. Mit der MRT lassen sich am AC-Gelenk Einblutungen, Gelenkergüsse, Kapselhämatome sowie Rupturen der acromioclaviculären Bänder und evtl. assoziierte Knochenkontusionen problemlos darstellen (Abb. 6.66). Bei einer Tossy-III-Läsion gelingt die Röntgendiagnose meist unter Zugbelastung des betroffenen Arms, in der MRT kann die Ruptur der coracoclaviculären Bänder jedoch direkt visualisiert werden (Abb. 6.67). Ebenso ermöglicht der multiplanare Charakter der Untersuchung bei höhergradigen Läsionen eine exakte Beschreibung der Dislokationsrichtung der Clavicula. Radiologisch nachgewiesene Osteolysen des lateralen Claviculaendes lassen sich gelegentlich durch die MRT näher einordnen: Differentialdiagnostisch kommen u. a. Überlastungssyndrome, Traumen, Arthritiden und Neoplasien als Ursachen infrage.

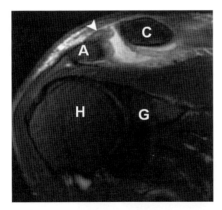

Abbildung 6.66 T2-FSE mit FATSAT obl. cor. Komplette Ruptur der Gelenkkapsel und der acromioclaviculären Bänder (Pfeilspitzen) bei Schultereckgelenksprengung. A = Acromion, C = Clavicula, H = Humerus, G = Glenoid.

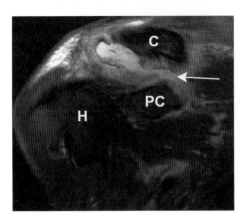

Abbildung 6.67 T2-FSE mit FATSAT obl. cor. Ruptur der coracoclaviculären Bänder (Pfeil) und ausgedehntes Hämatom bei Schultereckgelenksprengung. C = Clavicula, H = Humeruskopf, PC = Processus coracoideus.

6.6 Ellenbogengelenk

Die MRT ist die effektivste Methode zur Darstellung von sport- oder berufsbedingten myotendinösen Läsionen des Ellenbogens. Zur differentialdiagnostischen Eingrenzung von therapieresistenten Schmerzsyndromen oder Bewegungseinschränkungen und zur weiteren Therapieplanung liefert sie einen wertvollen Beitrag. Reiz- oder Ausfallserscheinungen peripherer Nerven an der oberen Extremität werden nicht selten durch Engpass-Syndrome in der Umgebung des Ellenbogengelenks verursacht. Zahlreiche Ursachen von kompressionsbedingten Neuropathien lassen sich mithilfe der MRT nachweisen. Weitere Anwendungsgebiete der MRT am Ellenbogengelenk sind traumatische Läsionen wie radiologisch okkulte Frakturen, Frakturen im Wachstumsalter, osteochondrale Läsionen, Kapsel-Band-Verletzungen sowie Verletzungen und Überlastungssyndrome der Sehnen. Bei Arthritiden und nicht entzündlichen Synovialerkrankungen spielt die MRT ebenfalls eine wichtige Rolle.

6.6.1 Überlastungssyndrome an den Epicondylen

Die Epicondylitis lateralis, der typische Tennisarm, wird auch bei zahlreichen anderen sport- oder berufsbedingten Beanspruchungen beobachtet. Die MRT dient nicht nur zum Nachweis der Tendinose und Enthesiopathie, sondern eignet sich auch zum Ausschluss einer Ruptur der Sehnenursprünge der Handgelenkextensoren am lateralen Epicondylus. Gleiches gilt für die Beugemuskulatur bei der selteneren Epicondylitis medialis (Abb. 6.68), die u. a. durch chronische Überlastungen bei Wurfsportarten oder beim Golf entsteht. Anhand der MRT-Untersuchung lassen sich Patienten identifizieren, die von einer operativen Behandlung profitieren würden. Apophysäre Avulsionen des medialen Epicondylus bei Wurfsportarten werden v. a. bei Kindern zwischen dem neunten und zwölften Lebensjahr beobachtet.

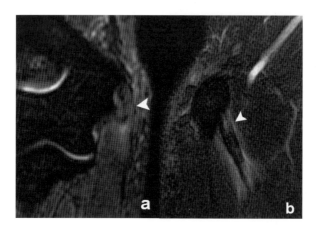

Abbildung 6.68 STIR cor. (**a**), STIR sag. (**b**). Ausgeprägte Entzündung der Sehnenursprünge am Epicondylus lateralis bei Epikondylitis.

6.6.2 Osteochondrosis dissecans, Corpora libera

Die typische Osteochondrosis dissecans (OD) am Capitulum humeri radiale entsteht vor allem bei Jugendlichen, nicht selten bilateral, durch repetitiven Valgusstress. Von der OD unterschieden wird die aseptische Knochennekrose des Capitulum humeri (M. Panner), eine entwicklungsbedingte Ossifikationsstörung, die zwischen dem fünften und zehnten Lebensjahr auftritt und im Gegensatz zur OD das gesamte Capitulum betrifft. Freie Gelenkkörper wie bei der OD sind beim M. Panner die Ausnahme. Ausgedehntere, nicht traumatische Osteonekrosen bei Erwachsenen stehen häufig im Zusammenhang mit einer Steroidbehandlung. Die MRT erfüllt eine wichtige Funktion in der Stadieneinteilung und Therapieplanung. Sie erlaubt eine Aussage über die Integrität des Knorpels, die Stabilität und Vitalität des Dissekats und kann sowohl chondrale als auch ossäre freie Gelenkkörper (Abb. 6.69) nachweisen, die auf Röntgenbildern nicht erfasst werden.

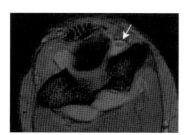

Abbildung 6.69 T2*-GRE ax. Chondraler freier Gelenkkörper (Pfeil) neben dem Olekranon mit erheblicher intraartikulärer Ergussbildung.

6.6.3 Frakturen und Avulsionen

Die MRT ist die Methode der Wahl zum Nachweis und zur Klassifizierung von Epiphysenverletzungen am wachsenden Skelett und das einzige bildgebende Verfahren, mit dem Avulsionen chondraler Apophysen, nicht dislozierte Epiphyseolysen oder Stauchungsverletzungen der Epiphysenfugen nachgewiesen werden können. Durch die direkte Darstellung der knorpeligen Skelettanteile erlaubt die MRT bei solchen Verletzungen eine zuverlässige Diagnose und prognostische Einschätzung. Auch nach Abschluss der Skelettreifung kann die MRT als sensitive Nachweismethode für Frakturen eingesetzt werden, deren Ausmaß röntgenologisch nicht vollständig erfasst werden kann (Abb. 6.70).

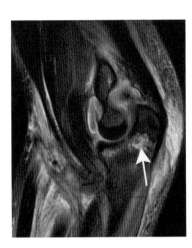

Abbildung 6.70 T2-FSE mit FATSAT sag. Nicht dislozierte Olekranonfraktur mit massivem Weichteilhämatom.

6.6.4 Läsionen der Sehnen und Bänder

Die Ruptur der distalen Bizepssehne ist die häufigste Sehnenruptur am Ellenbogengelenk, macht jedoch nur ca. 5 % aller Bizepssehnenverletzungen aus. Der Nachweis von Rupturen oder Tendopathien der distalen Bizepssehne gelingt am besten in sagittalen und axialen Schichtebenen (Abb. 6.71). Rupturen der Trizepssehne sind selten und lassen sich klinisch leichter diagnostizieren, da sie nicht durch andere Muskeln kompensierbar sind. Verletzungen der Kollateralbänder entstehen hauptsächlich durch Valgustraumen oder Luxationen im Ellenbogengelenk. Die Darstellung des Verlaufs der medialen und lateralen Kollateralbänder mittels T2-gewichteter MRT-Sequenzen ist bei Lagerung des Ellenbogens in 30°-Flexion ausreichend reproduzierbar. Signalerhöhungen im Bandverlauf, Kontinuitätstrennungen oder fehlende Abbildung sind Hinweise auf eine stattgehabte Verletzung (Abb. 6.72).

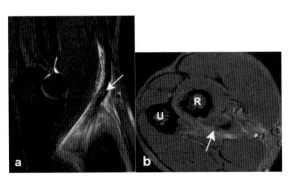

Abbildung 6.71 T2-FSE mit FATSAT sag. (**a**), T2*-GRE ax. (**b**). Ruptur der distalen Bizepssehne (Pfeile), U = Ulna, R = Radius.

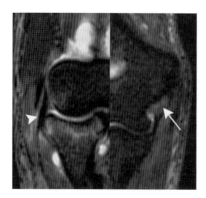

Abbildung 6.72 STIR cor. Proximale Ruptur des Lig. collaterale ulnare (Pfeil) bei Valgustrauma mit Radiusköpfchenfraktur. Intaktes radiales Kollateralband (Pfeilspitze).

6.6.5 Synovialerkrankungen

Über die unspezifische Ergussbildung hinaus kann die MRT bei bestimmten Synovialerkrankungen diagnostisch weiterführende Veränderungen nachweisen. Dies gilt für die nicht entzündlichen Synovialerkrankungen wie die pigmentierte villonoduläre Synovitis (PVNS) und die synoviale Chondromatose, manchmal auch für Kristallarthropathien und die synovialen Proliferationen der rheumatoiden Arthritis (Abb. 6.73).

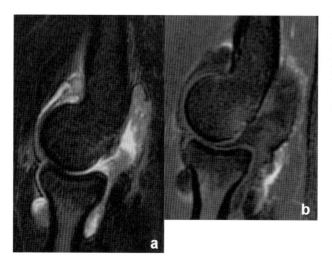

Abbildung 6.73 T2-FSE mit FATSAT sag. (**a**), T1-FSE mit FATSAT sag. + KM (**b**). Rheumatoide Arthritis mit Ergussbildung und schwach vaskularisiertem Pannusgewebe.

6.6.6 Nervenkompressionssyndrome

Kubitaltunnelsyndrom

Die Kompression des Nervus ulnaris in einem fibroossären Tunnel am Epicondylus medialis gehört zu den häufigsten peripheren Neuropathien. Die Kompression erfolgt nicht im knöchernen Sulcus, sondern distal davon unter dem Lig. anconeoepitrochlearis, einer Aponeurose des M. flexor carpi ulnaris. Bekannte Ursachen sind direkte und indirekte Traumen, rheumatoide Arthritis, Enthesiophyten oder andere Raumforderungen im

Kubitaltunnel. Eine rezidivierende Subluxation des Nervs bei fehlendem Retinaculum besitzt an sich keinen Krankheitswert, begünstigt jedoch die Schädigung durch repetitive Mikrotraumen. Neben sensiblen Reizsymptomen können Paresen der intrinsischen Handmuskulatur und später der ulnaren Handgelenkflexoren auftreten. Typisch ist eine Schwäche beim Spitzgriff (Schreibhaltung). Muskelatrophien entstehen meist unbemerkt durch den Patienten. Die MRT gestattet den direkten Nachweis von Raumforderungen im Verlauf des Nervs und zeigt eine eventuelle Verlagerung sowie ödembedingte Durchmesserzunahmen oder Signalsteigerungen in T2-gewichteten Sequenzen (Abb. 6.74).

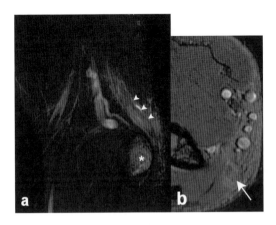

Abbildung 6.74 T2-FSE mit FATSAT sag. (a), T2*-GRE (b). Entzündlich-ödematöse Veränderungen des Nervus ulnaris (Pfeilspitzen) bei Z. n. Kontusion des Epicondylus medialis (*).

Supinatortunnelsyndrom

Der N. interosseus posterior aus dem N. radialis wird am häufigsten in Höhe der sog. Frohse-Arkade, am proximalen Rand des M. supinator komprimiert. Da es sich um einen rein motorischen Nerven handelt, besteht die Symptomatik in einer Parese der langen Streckmuskulatur der Finger und des Daumens. Ursächlich werden nicht selten Raumforderungen gefunden, insbesondere Lipome, Ganglien oder bizipitoradiale Bursitiden (Abb. 6.75). Weitere Ursachen sind Deformitäten nach proximalen Radiusfrakturen oder rein muskuläre Kompressionen.

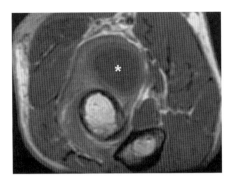

Abbildung 6.75 Septische Bursitis der Bursa bicipitoradialis im Anschluss an eine operativ versorgte Radiusköpfchenfraktur (nicht gezeigt).

Pronator-Teres-Syndrom

Dieses Syndrom bezeichnet eine Kompression des N. medianus zwischen den beiden Pronatorköpfen. Der Engpass kann jedoch auch weiter proximal, unter dem Lacertus fibrosus, oder distal, an der Arkade des M. flexor digitorum superficialis, liegen. Berufs- oder sportbedingte Überlastungen spielen ursächlich eine wichtige Rolle. Im Vergleich zu den übrigen Kompressionssyndromen sind die Symptome weniger spezifisch und ähneln meist denen eines Karpaltunnelsyndroms. Ein Kompressionssyndrom des N. medianus proximal des Ellenbogengelenks tritt gehäuft beim Vorhandensein einer entwicklungsgeschichtlichen Variante, dem sog. Struther-Ligament auf, das den Epicondylus medialis mit einem atypischen Knochenfortsatz am distalen Humerus, dem Processus supracondylaris verbindet. Mit dem MRT kann der Bandverlauf dargestellt und der Zustand des Nervs beurteilt werden.

6.7 Hand und Handgelenk

Infolge der kontinuierlichen Verbesserung der Abbildungsqualität von anatomischen Strukturen geringer Größe hat die Indikationsbreite der MRT zur Darstellung pathologischer Veränderungen des Handgelenks, der Hand und sogar der einzelnen Finger in den letzten Jahren eine deutliche Zunahme erfahren. In den folgenden Bereichen hat sich der Einsatz der MRT bewährt.

6.7.1 TFCC-Läsionen

Die Literaturangaben für die Treffsicherheit der MRT bei Verletzungen des triangulären Faserknorpelkomplexes (TFCC) sind im Allgemeinen sehr optimistisch. Für Diskusläsionen werden Sensitivitäten von 72–100 % und Spezifitäten von 89–100 % angegeben. Dies entspricht in etwa der konventionellen Röntgen-Arthrographie. Radial und zentral lokalisierte Defekte lassen sich im MRT hervorragend darstellen, bei ulnaren Läsionen hat die Methode jedoch eine limitierte Treffsicherheit. Neben der Darstellung des Discus triangularis erlaubt die MRT die anatomische Beurteilung der radioulnaren Bänder, des Lig. collaterale ulnare, der ulnolunären und -triquetalen Bänder sowie der Sehnenscheide des M. flexor carpi ulnaris. Ein ulnares Meniskus-Homologon lässt sich in ca. 70 % abgrenzen. Dieser ulnare Bereich ist durch seinen Gehalt an fibrovaskulärem Bindegewebe deutlich signalreicher als der Diskus. Der Nachweis von Läsionen im MRT erfolgt in erster Linie anhand des Signalverhaltens in T2- oder T2*-gewichteten Sequenzen (Abb. 6.76). Die alleinige Signalerhöhung in der T1-Wichtung kann nicht als Ruptur gewertet werden. Die Einteilung der TFCC-Läsionen erfolgt nach Palmer, wobei traumatische Läsionen (Typ I) nach der Lokalisation der Ruptur eingeteilt werden. Bei degenerativen Läsionen (Typ II) erfolgt die weitere Klassifikation nach dem Grad der assoziierten Chondropathie. Degenerative Läsionen des Diskus sind häufiger als traumatische. Beide können zu kompletten Rupturen führen. Asymptomatische Perforationen findet man bei älteren Leuten in bis zu 60 %. Auch kongenitale Fenestrationen kommen vor. Andererseits können auch partielle (nicht kommunizierende) Defekte Schmerzen verursachen, was die Beurteilung nicht gerade erleichtert.

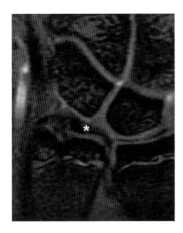

Abbildung 6.76 T2*-GRE cor. Kontrastreiche Darstellung des Discus triangularis (*).

6.7.2 Distales Radioulnargelenk

Als ulnolunäres Impaktionssyndrom bezeichnet man Reizzustände und degenerative Veränderungen am proximalen Os lunatum und triquetrum bei einer Plusvariante der Ulna. Häufig sind diese mit TFCC-Läsionen vom Typ II vergesellschaftet. Dagegen entsteht das ulnare Impingement eher bei einer Minusvariante der Ulna. Hier finden sich subchondrale Ödeme und Arthrosezeichen nicht an den Handwurzelknochen, sondern vorwiegend im radialen Anteil des distalen Radioulnargelenks. In fortgeschrittenen Fällen zeigen die distalen Unterarmknochen eine Konvergenz. Instabilitäten des distalen Radioulnargelenks betreffen meistens die dorsale Kapsel und führen in Pronationsstellung zum sog. Klaviertastenphänomen der Ulna. Mit der MRT kann die Verletzung des volaren radioulnaren Bands objektiviert werden.

6.7.3 Handgelenkinstabilitäten

Bei lateralen oder medialen Instabilitäten im Bereich der Handwurzel ist die MRT hilfreich in der Abgrenzung der scapholunären oder triquetrolunären Bänder. Voraussetzung hierzu ist eine hohe räumliche Auflösung bei akzeptablem Signal-Rausch-Abstand. An älteren MRT-Installationen oder Niederfeldscannern ist dies nur über 3D-Sequenzen realisierbar. Diese erfordern jedoch verhältnismäßig lange Messzeiten, was eine Anfälligkeit für Bewegungsartefakte mit sich bringt. Nachweiskriterien sind neben der Distanzierung der Knochen, die in Ruhe nicht vorliegen muss, Elongationen, Verlaufsabweichungen oder unvollständige Darstellungen der Bänder, letzteres jedoch nur unter der Voraussetzung optimaler Darstellungsverhältnisse. Signalerhöhungen der interkarpalen Bänder sind in ca. 30% der Fälle physiologisch und daher mit Vorsicht zu interpretieren. In unklaren und chronischen Fällen ist bei allen Kapsel-Band-Verletzungen des Handgelenks eine intravenöse Kontrastmittelgabe zum Nachweis narbiger Granulationen indiziert.

6.7.4 Frakturen und Osteonekrosen

Die häufigste und im Fall der verzögerten Diagnose folgenschwerste Fraktur im Bereich der Handwurzel ist die Kahnbeinfraktur. Die MRT besitzt im Nachweis von Frakturen der Handwurzelknochen eine hohe Sensitivität (Abb. 6.77) und kann diese beim Fehlen von

Spongiosahämatomen mit nahezu absoluter Sicherheit ausschließen. Zu den im Röntgenbild ebenfalls oft übersehenen Frakturtypen gehören auch die Fraktur des Hamulus ossis hamatis (Abb. 6.78) und die Avulsionsfraktur des Os triquetrum. Die MRT ist das gleichermaßen sensitivste und spezifischste Verfahren zum Nachweis von Osteonekrosen der Handwurzelknochen. In der Reihenfolge der Häufigkeit sind folgende Knochen betroffen:

1. Os lunatum (Lunatummalazie oder M. Kienböck – Abb. 6.79, repetitive Mikrotraumen),
2. Os naviculare (posttraumatisch – Abb. 6.80, aseptische Knochennekrose – M. Preiser),
3. Os capitatum (meist posttraumatisch).

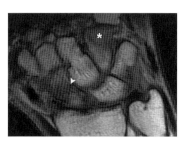

Abbildung 6.77 T1-SE cor. Frakturen des Os naviculare (Pfeilspitze) und des Os hamatum (*).

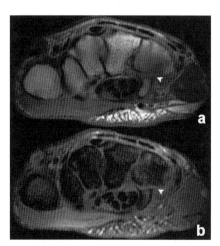

Abbildung 6.78 T1-SE ax. (**a**), T2*-GRE (**b**). Fraktur des Hamulus ossis hamatis (Pfeilspitzen).

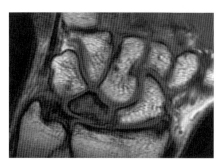

Abbildung 6.79 T1-SE cor. Osteonekrose des Os lunatum (M. Kienboeck).

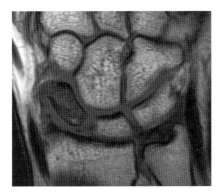

Abbildung 6.80 T1-SE cor. Posttraumatische Osteonekrose des Os naviculare.

Obwohl das diagnostische Hauptkriterium in einer Signalminderung in der T1-Wichtung besteht, beweist dies allein noch keine Nekrose. Die zeitliche Entwicklung muss mitberücksichtigt werden. In der T2-Wichtung treten Signalminderungen erst auf, wenn röntgenologisch bereits eine Sklerose vorliegt (Spätzeichen). Eine fehlende Kontrastmittelanreicherung der Spongiosa ist ein zusätzliches Kriterium für eine Nekrose und dient auch zur Vitalitätsbeurteilung des proximalen Fragments bei der verzögerten Heilung einer Kahnbeinfraktur. Beim Verdacht auf eine Pseudarthrose zeigt das CT den knöchernen Durchbau des Frakturspalts früher und sensitiver an.

6.7.5 Tendinopathien

Die MRT dient bei Läsionen der Hand- und Fingersehnen sowie bei Kapsel-Band-Verletzungen der Finger zur Lösung spezieller diagnostischer Probleme, sofern die Ultraschalluntersuchung keine ausreichende Aussage liefert. Typische Sehnenpathologien im Bereich des Handgelenks sind die Tendovaginitis stenosans de Quervain im ersten Strecksehnenfach (Abb. 6.81), das „intersection syndrome" an der Kreuzungsstelle des I. und II. Strecksehnenfachs, ca. 4 cm proximal des Radiokarpalgelenks und die Tendovaginitis der Extensor-carpi-ulnaris-Sehne im VI. Strecksehnenfach über dem Caput ulnae. Riesenzelltumoren der Sehnenscheiden sind neben Ganglionzysten auch die häufigsten Raumforderungen der Hand und der Finger. Die Tumoren zeigen im MRT ein relativ typisches Erscheinungsbild mit schwachen bis intermediären Signalen in beiden Wichtungen, Suszeptibilitätsartefakten durch Hämosiderinablagerungen und knöchernen Arrosionen.

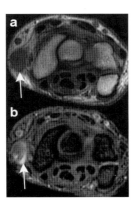

Abbildung 6.81 T1-SE ax. (**a**), T2*-GRE ax. (**b**). Chronische Tendovaginitis de Quervain mit Partialrupturen der Sehnen der Mm. abductor pollicis longus und extensor pollicis brevis.

6.7.6 Kapsel-Band-Läsionen der Finger

Bei der ulnaren Kollateralbandruptur am Daumengrundgelenk (Torhüter- oder Skidaumen) kann die Bandverletzung im MRT direkt dargestellt werden (Abb. 6.82). Eine Verlagerung des rupturierten ulnaren Kollateralbands über die Aponeurose des M. adductor pollicis bezeichnet man als Stener-Läsion. Sie stellt eine Indikation zur operativen Rekonstruktion dar, da eine Spontanheilung nicht zu erwarten ist. Im MRT sieht man dabei oft eine Retraktion oder Einrollung des proximalen Bandendes (Jojo-Zeichen). Des Weiteren eignet sich die MRT zum Nachweis von Ringbandverletzungen des Beugesehnenapparates der Finger. Diese Verletzung ist bei Bergsteigern (free climbers) häufig anzutreffen. Die dynamische Ultraschalluntersuchung unter Provokation ist jedoch insbesondere bei älteren Läsionen der MRT überlegen. Bei Hyperextensionsverletzungen der Finger hat sich die MRT-Diagnostik zum Nachweis von Verletzungen der palmaren Platte (Fibrocartilago palmaris) in Höhe der MP- und PIP-Gelenke ebenfalls als hilfreich erwiesen (Abb. 6.83).

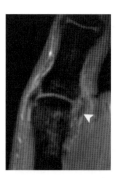

Abbildung 6.82 PD-FSE cor. Ruptur des ulnaren Kollateralbands (Pfeilspitze).

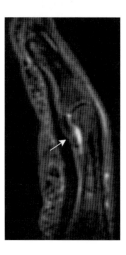

Abbildung 6.83 STIR sag. Ruptur des Fibrocartilago palmaris (Pfeil) nach Hyperextensionstrauma im PIP-Gelenk.

6.7.7 Arthritiden

Die Untersuchung der Hand im MRT mittels fettsupprimierter MRT-Sequenzen ist inzwischen ein etabliertes Standardverfahren zur Frühdiagnose struktureller Gelenkveränderungen bei der rheumatoiden Arthritis (s. unter Allgemeines). Die aus der Röntgendiagnostik bekannten Befallsmuster der Hand bei den unterschiedlichen Arthritisursachen bzw. Polyarthrosen gelten selbstverständlich auch für die MRT.

6.7.8 Nervenkompressionssyndrome

Karpaltunnelsyndrom

Beim Karpaltunnelsyndrom (Kompressionssyndrom des N. medianus unter dem Retinaculum flexorum) spielt die Bildgebung im Vergleich zur klinischen und elektrohysiologischen Untersuchung eine untergeordnete Rolle. Typische MRT-Befunde sind Signalsteigerungen des Nervs in der T2-Wichtung, eine Durchmesserzunahme in Höhe des Os pisiforme und eine Abflachung in Höhe des Hamulus ossis hamati, eine palmare Vorwölbung des Retinaculum, selten auch eine Raumforderung im Karpaltunnel. Die wahrscheinlich häufigste Ursache einer solchen Raumforderung ist die Tenosynovitis der Flexorensehnen, die sich im MRT ebenfalls gut nachweisen lässt. Gelegentlich ist dazu eine intravenöse Kontrastmittelgabe notwendig (Abb. 6.16).

Syndrom der Loge de Guyon

Das Syndrom bezeichnet ein Kompressionssyndrom des N. ulnaris zwischen dem Os pisiforme und dem Hamulus ossis hamati. Auslöser sind häufig Druckschädigungen (Krückenlähmung) oder repetitive Mikrotraumen der Hypothenarregion (hypothenar hammer syndrome), daneben wurden Raumforderungen (v. a. Ganglien und Bursitiden), Muskel- und Sehnenanomalien sowie Aneurysmata und Thrombosen der A. ulnaris (Abb. 6.84) als Ursachen beschrieben. Die MRT dient zum Nachweis morphologisch fassbarer bzw. operativ behandelbarer Ursachen.

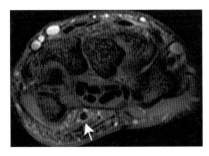

Abbildung 6.84 T2*-GRE ax. Suszeptibilitätsbedingte Signalauslöschung in der A. ulnaris durch einen frischen Thrombus (Pfeil).

6.8 Grenzen der MRT und sonstige Verfahren

Die Stabilität inkompletter Frakturen, der Heilungsfortschritt (knöcherner Durchbau) und die Integrität der Kortikalis bei osteolytischen Prozessen (Frakturgefährdung) lassen sich, soweit das konventionelle Röntgenbild Zweifel offen lässt, besser im CT beurteilen. Die Dignitätsbestimmung und Klassifizierung von Knochentumoren allein durch die MRT ist mit Ausnahme einiger charakteristischer Läsionen nicht möglich. Das konventionelle Röntgenbild ist hier die entscheidende Informationsquelle. In der Ausbreitungsdiagnostik maligner Knochentumoren ist die MRT dennoch unverzichtbar.

Die wichtigsten alternativen Verfahren am Bewegungsapparat sind die Computertomographie und der Ultraschall. Der Ultraschall ist das erste ubiquitär einsetzbare Verfahren für den einfachen Nachweis von Muskelfaser-, Sehnen- und Bandrupturen, von Hämatomen und Gelenkergüssen sowie Zysten und Ganglien. Die Echtzeitbildgebung im Ultraschall ermöglicht Stabilitätsbeurteilungen und dynamische Funktionsstudien von Gelenken. Die Computertomographie wird am peripheren Skelett hauptsächlich zur weiterführenden Diagnostik, beim Polytrauma auch primär eingesetzt. Typische Indikationen zeigt die Tabelle 6.3.

Tabelle 6.3 Ausgewählte CT-Indikationen am Bewegungsapparat

- OP-Indikation und Planung von (Luxations-)Frakturen
- Stellungs- und Heilungskontrolle von Frakturen
- Osteochondrosis dissecans
- Osteomyelitis (Sequesternachweis)
- Knochentumoren (Kortikalisdefekt, Kalzifikation, Periostreaktion)
- Chronische Sakroiliitis (Erosionen, Ankylosen)
- Periartikuläre und Weichteilverkalkungen

7 Thoraxorgane

Das leistungsfähigste Verfahren zur Darstellung des belüfteten Lungenparenchyms und die Methode der Wahl beim Thoraxtrauma und zur eingehenden bildgebenden Diagnostik von Thoraxerkrankungen ist die Computertomographie. Die MRT ist zur Pneumothoraxdiagnostik, zur Diagnostik interstitieller und emphysematischer Lungenerkrankungen, zum Nachweis bronchopneumonischer Infiltrate geringen Ausmaßes und zur Früherkennung intrapulmonaler Rundherde nicht ausreichend geeignet. Dies liegt weniger an der geringeren räumlichen Auflösung der MRT im Vergleich zur Computertomographie als an einem schlechten Signal-Rausch-Abstand durch die Protonenarmut des belüfteten Lungenparenchyms (Abb. 7.1). Darüber hinaus wird die MRT-Untersuchung der Lunge durch Artefakte beeinträchtigt, die infolge magnetischer Suszeptibilitätsunterschiede an den Grenzflächen zwischen Luft und Gewebe entstehen. Nicht zuletzt entstehen dadurch bewegte Spins (Herzpulsation, mehrdimensionaler Fluss in Gefäßen), Phasencodierartefakte (ghosting artifacts), die nicht mit echten intrapulmonalen Signalveränderungen verwechselt werden dürfen. Dagegen sind die Mediastinalorgane und die anatomischen Strukturen der Thoraxwand einer Beurteilung im MRT sehr gut zugänglich. Die MRT wird bei nicht kardiovaskulären Thoraxerkrankungen vorzugsweise zur Lösung spezieller diagnostischer Probleme eingesetzt. Dabei stellen Tumorerkrankungen das wichtigste Einsatzgebiet dar.

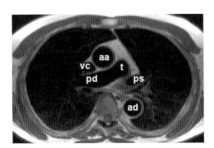

Abbildung 7.1 Double-IR-FSE ax. in Höhe des Truncus pulmonalis (t); mit dieser so genannten Black-blood-Technik stellen sich die großen intrathorakalen Blutleiter signalfrei dar, (aa) = Aorta ascendens, (ad) = Aorta descendens, (vc) = Vena cava superior, (t) = Truncus pulmonalis, (pd) = Arteria pulmonalis dextra, (ps) = Arteria pulmonalis sinistra.

7.1 Einsatzgebiete der thorakalen MRT (ohne Herz und Gefäße)

Die MRT ist die Methode der Wahl zur Beurteilung sämtlicher Weichteiltumoren im Bereich der Thoraxwand und des Zwerchfells (Abb. 7.2) und gestattet eine differenzierte anatomische Zuordnung von Zwerchfellhernien.

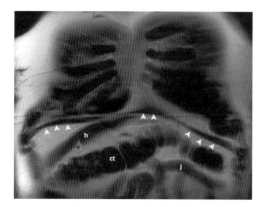

Abbildung 7.2 T2-FSE cor. Darstellung der Zwerchfellanatomie (Pfeilspitzen) und der subdiaphragmalen Organe (h = Leber, ct = Kolon transversum, j = Jejunum).

Beim Verdacht auf eine intrathorakale Neoplasie dient die MRT als weiterführendes Verfahren zur Beantwortung diagnostischer Fragen, die im Anschluss an eine technisch einwandfrei durchgeführte Spiral- oder MSCT des Thorax noch offen sind. Hierzu gehören beispielsweise die Unterscheidung zystischer von soliden intrathorakalen Raumforderungen oder die nicht invasive Suche nach einem signaldifferenten Tumorkern in atelektatischem Lungengewebe. Beim Staging des Bronchialkarzinoms ist die thorakale MRT der CT im Nachweis einer Thoraxwandinfiltration überlegen. In der Tumornachsorge kann sie in geeigneten Fällen eine Strahlenfibrose von einem rezidivierenden Bronchialkarzinom unterscheiden. Die MRT ist die Methode der Wahl in der Ausdehnungsbeurteilung von Pancoast-Tumoren (Abb. 7.3) und kann bei Läsionen des Plexus brachialis (Abb. 7.4) oder Kompressionssyndromen im Bereich der oberen Thoraxapertur diagnostisch wegweisende Hinweise liefern. Eine typische Indikation in dieser Region ist die Differenzierung neoplastischer Infiltrationen von postaktinischen Plexusschäden oder anatomischen Engpass-Syndromen beim Mammakarzinom.

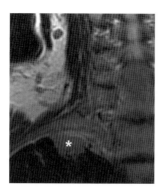
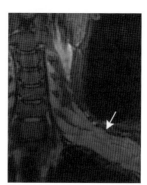

Abbildung 7.3 T2-FSE cor. Pancoast-Tumor (*) der rechten Lungenspitze.

Abbildung 7.4 STIR cor. Plexiforme Neurofibrome der zervikalen Spinalnerven und des Plexus brachialis (Pfeil).

Durch ihren überlegenen Weichteilkontrast ist die MRT das bevorzugte Verfahren zur Beurteilung des Thymus. Durch den Fettgehalt des normalen Thymusgewebes lässt sich mithilfe spezieller Sequenzen eine Thymushyperplasie von neoplastischen Signalveränderungen bei einem Thymom oder malignen Lymphom differenzieren. Aus Gründen der Strahlenhygiene empfiehlt sich der Einsatz der MRT bei Kindern und jungen Erwachsenen auch für häufige Verlaufskontrollen chronischer Lungenleiden. Das wichtigste Beispiel ist die Mukoviszidose.

8 Kardiale MRT

Unter Mitarbeit von Nidal Al-Saadi

Das Herz stellt durch die Bewegung und die anatomische Lage im Brustkorb eine besondere Herausforderung für die medizinische Bildgebung dar. Die kardiale MRT kann das Herz mit sehr hoher zeitlicher und räumlicher Auflösung in jeder beliebigen Schichtorientierung aufnehmen. Die Indikationsbereiche der MRT in der Herzdiagnostik sind vielseitig und umfassen zahlreiche kardiologische Fragestellungen. Anders als andere bildgebende Verfahren kann die MRT Gewebeeigenschaften charakterisieren. So lassen sich Narbengewebe, Nekrosen, lokale oder generalisierte Ödeme, Kapillarpermeabilität und Eiseneinlagerungen im Myokard bildlich darstellen und quantifizieren.

8.1 Morphologie und Funktion

Durch die dreidimensionale Information und höhere Präzision gegenüber anderen Verfahren gilt die MRT inzwischen als Goldstandard in der Beurteilung der Morphologie (Abb. 8.1, 8.2) und der Funktion des Herzens. Dadurch stellt die MRT vor allem in der Erstdiagnostik und Verlaufskontrolle von Kardiomyopathien, Myokard-Hypertrophien und kongenitalen Herzerkrankungen die Methode der Wahl dar. Mit der MRT kann sowohl die globale als auch die regionale ventrikuläre Funktion erfasst werden. Die Morphologie der Klappen bzw. deren Öffnungsflächen sind ebenfalls darstellbar. Zusätzlich sind mit der MRT nicht invasive Flussmessungen möglich. Bei Kenntnis des Gefäßdurchmessers lässt sich neben der Flussgeschwindigkeit auch das Flussvolumen pro Zeiteinheit ermitteln. Damit können Schlagvolumina, Herzminutenvolumina, Shuntvolumina, Regurgitationsvolumina bei insuffizienten Klappen sowie maximale Flussgeschwindigkeiten bei Klappen- oder Gefäßstenosen sehr genau bestimmt und Druckgradienten errechnet werden.

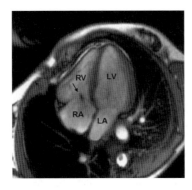

Abbildung 8.1 2D-FIESTA (SSFP). Vierkammerblick des Herzens mit Darstellung des linken Ventrikels (LV), des linken Vorhofes (LA), des rechten Ventrikels (RV) und des rechten Vorhofes (RA). Der Pfeil weist auf eine leichte Regurgitation über die Trikuspidalklappe.

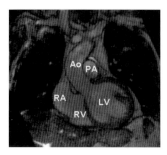

Abbildung 8.2 3D-FIESTA (SSFP). Koronale Schnittebene durch das Herz mit Darstellung des linken Ventrikels (LV), des rechten Ventrikels (RV), des rechten Vorhofes (RA), der Aorta (Ao) und der Pulmonalarterie (PA).

8.2 Ischämiediagnostik

In der Ischämiediagnostik werden als Ergänzung zum Belastungs-EKG in erster Linie die Stressechokardiographie und die Szintigraphie bzw. die SPECT-Untersuchung mit Belastung eingesetzt. Beide Verfahren haben jedoch ihre Limitationen. Während die Aussagefähigkeit der Stressechokardiographie häufig durch das Schallfenster und die Schallqualität begrenzt ist, leidet die Szintigraphie an einer geringen räumlichen Auflösung und erfordert den Einsatz radioaktiver Substanzen.

In der MRT können sowohl die Perfusionsanalyse als auch die Wandbewegungsanalyse zur Beurteilung einer myokardialen Ischämie eingesetzt werden. Während die Kinetikanalyse analog zur Stressechokardiographie unter einer Dobutamininfusion durchgeführt wird, basiert die Untersuchung der Myokardperfusion auf der Analyse der Passage eines Kontrastmittelbolus durch das Myokard während einer Belastung mit Adenosin. Ischämische Myokardbereiche weisen dabei eine verzögerte oder fehlende Kontrastmittelanflutung auf (Abb. 8.3). Das MRT-Verfahren besitzt eine sehr gute diagnostische Genauigkeit und vor allem eine sehr hohe Sensitivität. Es stellt daher ein geeignetes Verfahren zum Ausschluss einer koronaren Herzkrankheit dar.

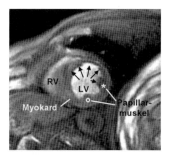

Abbildung 8.3 Perfusionsuntersuchung mit Adenosin. Die Passage eines Kontrastmittelbolus durch das Ventrikelmyokard wird mittels repetitiver Bildserien verfolgt. Die ausgedehnte anteriore Ischämie (Pfeile) führt zu einer verminderten oder fehlenden subendokardialen Kontrastierung, die den anterolateralen Papillarmuskel (*) mit einschließt. LV: linker Ventrikel, RV: rechter Ventrikel.

Mit der MRT wird die funktionelle Relevanz einer Koronarstenose beurteilt, während die Herzkatheteruntersuchung (ebenso wie die Koronar-CT) die morphologische Enge eines Gefäßes abbildet, ohne dass eine weitere Aussage über deren hämodynamische Auswirkungen möglich ist. Auch bei hochgradigen Koronarstenosen kann beim Vorhandensein von Kollateralgefäßen durch Kompensationsmechanismen die Myokardperfusion ausreichend gesichert sein. Eine Intervention an solch einer Stenose wäre dann nicht erforderlich. Der Patient würde den Gefahren einer Komplikation ausgesetzt, profitierte jedoch nicht von dem Eingriff. Überdies sind Rezidive nach der Dilatation einer Koronarstenose mit ca. 30 % nicht selten. Im umgekehrten Fall kann auch eine geringe Stenose, die in der Koronarangiographie als insignifikant eingestuft wird, unter Stressbelastung zu einer relevanten Ischämie führen, die einer Revaskularisation bedarf. Diese Patienten profitieren ebenfalls von einer kardialen MRT.

8.3 Vitalitätsdiagnostik und Narbenerkennung

Eine Revaskularisation von verschlossenen Koronargefäßen bei chronischen Infarkten sollte nur bei Nachweis von vitalem Myokard erfolgen. Die MRT kann die Ausdehnung einer myokardialen Narbe mit sehr großer Empfindlichkeit und hoher Genauigkeit darstellen (Abb. 8.4). Bereits wenige Gramm avitales Myokard können erkannt werden. Mit der MRT-Technik des delayed enhancement kann die Vitalität beurteilt und über die Notwendigkeit einer Revaskularisation entschieden werden. Die MRT wird inzwischen als Goldstandard zur Erkennung von avitalem Myokard angesehen. Zusätzlich können fibrotische Veränderungen und nicht ischämische Narben der Herzmuskulatur mit dieser Technik erkannt werden. Diese bilden häufige Foci für Herzrhythmusstörungen. Bei Kardiomyopathien hat das Vorliegen von Fibrosen eine schlechte prognostische Bedeutung. Auch bei Patienten mit klinischem Verdacht auf eine KHK, jedoch ohne bisherige Herzinfarkte geht das delayed enhancement kleiner Myokardbezirke mit einem erhöhten Risiko für bedrohliche kardiale Ereignisse einher.

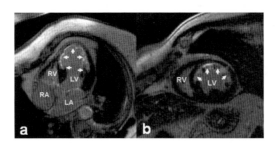

Abbildung 8.4 Kontrastverstärkte Spätaufnahme (delayed enhancement). Das Kontrastmittel kumuliert im Narbengewebe und erscheint in den T1-gewichteten Aufnahmen signalreich (hell). Durch die hohe Kontrast- und Ortsauflösung kann die transmurale Ausdehnung beurteilt werden. Ausgedehnter Vorderwandinfarkt in zwei Ebenen (Pfeile). Vierkammerblick (**a**). Beteiligung der medialen und apikalen Segmente des linken Vetrikels. Midventrikuläre Kurzachse (**b**). Transmurale Ausdehnung der Narbe von < 50 %. Daher günstige Prognose für die Erholung der Myokardfunktion nach Revaskularisation.

8.4 Entzündliche Myokarderkrankungen

Eine weitere, sehr wichtige Indikation für die MRT-Untersuchung ist die Erkennung und Verlaufskontrolle einer Herzmuskelentzündung (Myokarditis). Die Myokarditis ist mit den herkömmlichen diagnostischen Methoden oft schwer zu erkennen. Die Diagnose basiert in der Regel auf unspezifischen Zeichen, wie allgemeinen EKG-Veränderungen und Störungen in der Pumpfunktion des Herzens. Beides tritt allerdings nur bei fortgeschrittenen oder schweren Formen einer Myokarditis auf. Deshalb führen viele Zentren zur Diagnosesicherung eine Myokardbiopsie durch, welche nicht unerhebliche Risiken beinhaltet und eine Myokarditis zudem nicht zuverlässig genug ausschließen kann.

Die Stärke der kardialen MRT in der Diagnostik der Myokarditis liegt vor allem in der Detektion des myokardialen Ödems, einer Begleiterscheinung der Entzündung. Kein anderes Verfahren kann mit solcher Sensitivität die Myokarditis auch schon in frühen Stadien erkennen. Durch die Detektion von bereits sehr kleinen Nekrosen kann der Schweregrad einer Myokarditis eingeschätzt werden (Abb. 8.5). Mit der MRT werden nicht nur Myokarditiden viraler Genese erkannt, sondern auch myokardiale Beteiligungen im Rahmen von Systemerkrankungen, wie z. B. Lupus erythematodes, rheumatoide Arthritis, Sarkoidose und Vaskulitiden. Bleibt eine Myokarditis unerkannt und schont sich der Patient aus Unkenntnis nicht, kann die Entzündung fortschreiten und gegebenenfalls zu irreversiblen Schäden führen. Unabhängig vom Schweregrad der Entzündung kann es bei starker Kreislaufbelastung auch zu tödlichen Zwischenfällen kommen (plötzlicher Herztod beim Sport).

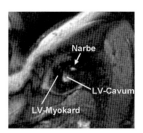

Abbildung 8.5 Kontrastverstärkte Spätaufnahme (delayed enhancement). Die Herz-MRT weist kleinste Myokardnarben im Millimeterbereich nach. Midmyokardiale Narben (Pfeil) sind typisch für nicht ischämische Schäden, im Beispiel als Folge einer Myokarditis.

8.5 Tabellarische Übersicht

Einen Überblick über die derzeitigen Möglichkeiten der Herz-MRT gibt die Tabelle 8.1.

Tabelle 8.1 Einsatzgebiete der MRT-Herzdiagnostik

- Koronare Herzkrankheit
    - Erkennung und Altersbestimmung eines Myokardinfarktes
    - Vitalitätsnachweis (delayed enhancement und kontraktile Reserve mittels Dobutaminbelastung)
    - Ischämienachweis (Adenosin- oder Dobutamin-Stress), auch Patienten mit Z. n. ACVB
    - Darstellung der proximalen Koronararterien (Abgangsanomalien, Hauptstammstenose)
    - Nachweis von LV-Thromben
- Kardiomyopathien
    - Morphologie und Funktion bei allen Formen der Kardiomyopathien
    - Ätiologische Abklärung (ischämisch/nicht ischämisch, postmyokarditisch)
    - Differenzierung obstruktive/nicht obstruktive Kardiomyopathie
    - Risikostratifizierung mittels delayed enhancement (vor allem bei HCM, HOCM)
    - Differenzierung restriktive/konstriktive Kardiomyopathie

- Entzündliche Myokarderkrankungen
  - Virale Myokarditis
  - Myokardiale Beteiligung bei Systemerkrankungen:
    Sarkoidose, Amyloidose
    Rheumatische Erkrankungen
    Kollagenosen (z. B. Lupus erythematodes)
    Vaskulitiden (z. B. Churg-Strauss-Syndrom)
- Perikarderkrankungen
  - Perikarderguss
  - Perikardverdickung
- Klappenerkrankungen (bei unzureichendem Echokardiographiebefund)
  - Aortenklappenstenose: Planimetrie und Kontinuitätsgleichung
  - Aortenklappeninsuffizienz: Regurgitationsvolumen und Regurgitationsfraktion
  - Mitralklappeninsuffizienz: quantitative Bestimmung
- Kongenitale Herzerkrankungen
  - Morphologie
  - Shuntbestimmung und Klappenbeurteilung
  - Vorhofseptumdefekt: Nachweis und Größenbestimmung
- Kardiale Raumforderungen
  - Tumoren: limitierte Artdiagnose, Dignität, Ausbreitung
  - Thromben (außer LAA-Thromben)
- Linksventrikuläre Anatomie, Funktion, Masse und Volumina
  - 3D-Messungen mit hoher Genauigkeit
- Evaluation des rechten Ventrikels
  - Arrhythmogene, rechtsventrikuläre Dysplasie (ARVD)
  - Cor pulmonale
  - Größe, Anatomie und Funktion des rechten Ventrikels

8.6 Sonstige Verfahren

Eine der häufigsten Fragestellungen in der Kardiologie ist die Frage nach dem Vorhandensein einer koronaren Herzkrankheit und der damit assoziierten Durchblutungsstörungen im Herzmuskel. Zur Erkennung von Durchblutungsstörungen des Myokards gibt es zahlreiche, etablierte diagnostische Verfahren, von denen jedoch noch keines die optimale Lösung hinsichtlich diagnostischer Sicherheit und möglichst geringer Risikobelastung des Patienten darstellt.

8.6.1 Belastungs-EKG

Als erster Schritt zur Klärung des Ischämieverdachtes wird in der Regel ein Belastungs-EKG durchgeführt. Die Methode hat mehrere Einschränkungen, die eine sichere Vorhersage einer KHK erschweren. Zunächst erfordert sie klare Kriterien für eine Ausbelastung der Herzens (gemessen anhand der erreichten Herzfrequenz). Bei Patienten mit peripherer arterieller Verschlusskrankheit oder Hypertonie, bei fehlendem Training oder bei Einnahme bestimmter Medikamente, z. B. Betablocker, kann es dazu kommen, dass die Belastung abgebrochen wird, bevor die Zielherzfrequenz erreicht wird. Die Beurteilung von Durchblutungsstörungen basiert überwiegend auf der Beurteilung des EKG-Verlaufs. Einige Medikamente können das EKG jedoch dergestalt beeinflussen, dass eine verlässliche Beurteilung nicht mehr gegeben ist. Auch nach Berücksichtigung dieser Einschränkungen liegt die diagnostische Genauigkeit des Belastungs-EKGs in einem kaum noch akzeptablen Bereich. Liegt allerdings ein pathologisches Ergebnis vor, so ist das Vorliegen von Durchblutungsstörungen sehr wahrscheinlich (hoher positiver Prädiktionswert). Folglich ist in zahlreichen Fällen bei entsprechender Symptomatik eine weitere Methode zum Nachweis einer Myokardischämie erforderlich. Zur Planung von Therapiemaßnahmen ist es überdies notwendig, die Durchblutungsstörung anatomisch genau zu lokalisieren. Als weiterführende Methoden haben sich daher sich die Szintigraphie und die Stressechokardiographie etabliert.

8.6.2 Myokardszintigraphie (SPECT)

Die Methode basiert darauf, dass ein Radionuklid (Tracer) intravenös verabreicht wird. Dieses wird von den Herzmuskelzellen in Abhängigkeit von der Durchblutung aufgenommen. Durch eine Gammakamera wird dann die Aktivität dieser Substanz im Herzmuskel erfasst und registriert. Gut durchblutete Areale speichern mehr Radionuklid als schlecht durchblutete. Die Szintigraphie ist sehr abhängig von der technischen Ausstattung und der Art des radioaktiven Tracers. Die Methodik weist einige technische Probleme auf, v. a. falsch positive Ergebnisse im Sinne von Durchblutungsstörungen in der Hinterwand oder, bei adipösen Personen bzw. Frauen, auch in der Vorderwand. Zudem ist die Ortsauflösung der Bilder gering. Die diagnostische Genauigkeit, Sensitivität und Spezifität schwanken daher in den Literaturangaben stark. Nachteilig ist außerdem die Strahlenexposition durch die Applikation radioaktiver Substanzen. Dies macht das Verfahren für Verlaufskontrollen oder wiederholte Untersuchungen weniger geeignet.

8.6.3 (Stress-)Echokardiographie

Die Ultraschalluntersuchung hat die Diagnostik der Herzerkrankungen revolutioniert, da durch sie nicht nur die Anatomie des Herzens genau abgebildet werden konnte, sondern durch die Darstellung der Wandbewegung in Echtzeit auch eine Bestimmung der Funktion der Herzkammern möglich wurde. Seit Einführung der Doppler-Methode kann man dabei auch die Auswirkungen von Klappenvitien und pathologischen Kurzschlussverbindungen bei angeborenen Herzfehlern ohne jegliche Invasivität beurteilen. Leider besteht bei der Echokardiographie der große Nachteil, dass Luft in den Lungen und Knochen sowie dickere Fettschichten das Eindringen der Schallwellen stark beeinträchtigen. Daher ist die Bildqualität sehr abhängig von den anatomischen Gegebenheiten. Die Echokardiographie ist sehr untersucherabhängig und aufgrund der o. g. Einschränkungen in einem nicht unwesentlichen Teil der Untersuchungen nicht ausreichend genau. Mit der Stress-Echokardiographie werden die Durchblutungsstörungen am Herzen indirekt über die resultierende Funktionsstörung beurteilt. Der Blutfluss kann zwar mit besonderen Ultraschallkontrastmitteln untersucht werden, es sind dabei aber nicht alle Regionen des

Myokards beurteilbar. Die Belastung des Herzens bei der Stress-Echokardiographie erfolgt entweder über ein Fahrradergometer oder mittels Infusion von Dobutamin, welches durch seine positiv inotrope und chronotrope Wirkung den Sauerstoffverbrauch des Herzmuskels erhöht.

8.6.4 Koronarangiographie

Aufgrund der limitierten Aussage der etablierten, nicht invasiven Untersuchungsverfahren werden bei einer Herzkatheteruntersuchung oft keine relevanten Koronarstenosen gefunden. Wird jedoch eine Stenose nachgewiesen, so kann in der Regel in gleicher Sitzung ein therapeutischer Eingriff in Form einer Ballondilatation und nötigenfalls einer Stentimplantation vorgenommen werden. Die Herzkatheteruntersuchung gibt Aufschluss über die Beschaffenheit der großen Herzkranzgefäße, nicht aber über die Durchblutung des Herzmuskels. Eine Koronarstenose kann durch Kollateralen kompensiert werden, ohne dass eine Minderversorgung auftritt. Die Entscheidung zur Intervention hätte in solchen Fällen keinen Nutzen für den Patienten, birgt aber das Risiko von Komplikationen. Eine Herzkatheteruntersuchung ist auch kein ganz risikoarmer Eingriff. Das statistische Mortalitätsrisiko liegt bei 1:1000. Die Risiken durch den intravasalen Katheter bzw. Führungsdraht umfassen Gefäßverletzungen wie Dissektionen und Perforationen, Herzrhythmusstörungen und embolische Komplikationen, die schlimmstenfalls zum apoplektischen Insult führen können. Die Patienten erhalten jodhaltige Röntgenkontrastmittel, die ihrerseits toxische oder allergische Nebenwirkungen hervorrufen können. Zudem ist die Strahlenbelastung im Vergleich zu anderen Röntgenuntersuchungen relativ hoch. In Einzelfällen sind deterministische Strahlenschäden beschrieben worden.

In Deutschland werden mehr Herzkatheteruntersuchungen durchgeführt als in den meisten Ländern mit hochentwickelten Gesundheitssystemen. Nur in etwa der Hälfte der Fälle resultiert daraus eine therapeutische Konsequenz in Form eines endovaskulären oder operativen Eingriffs (Bruckenberger Bericht 2003). Trotzdem ist die Sterblichkeit an koronarer Herzkrankheit in Deutschland nicht geringer als in Ländern mit deutlich geringeren Untersuchungszahlen. Aufgrund der Unzulänglichkeiten der üblichen, nicht invasiven Verfahren wird aus der Sorge, eine relevante KHK zu übersehen, die Indikation zur Herzkatheteruntersuchung oft zu großzügig gestellt. Von der Herz-MRT und der Koronar-CT erhofft man sich eine Eingrenzung des Indikationsspektrums und damit eine Reduktion so genannter Ausschlusskoronarangiographien.

8.6.5 Kardiale CT (Koronar-CT)

Vor einigen Jahren gelang die Entwicklung spezieller Computertomographen (Multidetektor-Volumenscanner), mit denen es möglich wurde, hochauflösende, EKG-gesteuerte Aufnahmen von Schnittbildern des bewegten Herzens ohne Bewegungsunschärfen anzufertigen. Die Multidetektor-CT bietet heute die Möglichkeit, nicht invasiv, d.h. ohne Herzkatheter, anatomische Abbildungen der Herzkranzgefäße zu erzeugen. Hierin ist sie der Herz-MRT überlegen. Gegenüber der Herzkatheteruntersuchung besitzt die CT-Koronarangiographie (CTCA) im Hinblick auf die Kontrastmitteltoxizität und die Strahlenbelastung bisher keine Vorteile. Die Strahlenexposition an 64-Zeilern oder Dual-Source-Geräten ist sogar noch deutlich höher als bei einer diagnostischen Katheterangiographie. Das Risiko vaskulärer Komplikationen wird mit der CTCA jedoch umgangen, sofern damit relevante Stenosen ausgeschlossen werden können. Dass dies in einem hohen Prozentsatz der Fälle möglich ist, zeigen neuere Studien, in denen negative Vorhersagewerte (npv) der Methode von 99–100 % angegeben werden. Die Sensitivität und Spezifität für die Untersuchung an einem Gerät mit 64 Detektorzeilen wird mit bis zu 99 bzw. 96 % angegeben. Gegenüber dem 16-Zeiler können mit diesem Gerät auch kleinere Gefäße in bisher schwer einsehbaren Segmenten dargestellt werden. Beim Jahrestreffen der nordamerikanischen Röntgengesellschaft (RSNA) 2007 wurden Geräte mit 256 und 320 Detektorzeilen vorgestellt, von denen einerseits eine weitere Verbesserung der zeitlichen Auflösung, andererseits aber auch erstmals eine substantielle Reduktion der Dosisbelastung zu erwarten ist. Zur Darstellung von Anomalien der Koronararterien und zur Kontrolle nach aortokoronaren Bypassoperationen ist die Koronar-CT bereits heute das Verfahren der Wahl. Zum Ausschluss einer KHK bei niedriger und mittlerer Erkrankungswahrscheinlichkeit wird sie sich höchstwahrscheinlich ebenfalls als Wahlverfahren durchsetzen.

Eine weitere Anwendung der Herz-CT ist die Koronarkalkmessung, die es gestattet herauszufinden, ob bei einem ermittelten statistischen Risiko eines Patienten bei diesem auch tatsächlich eine Atherosklerose vorliegt. Da eine direkte Korrelation zwischen dem Ausmaß der Verkalkungen und dem Ausmaß der Atherosklerose besteht, ist dazu eine Quantifizierung des Kalks notwendig. Der fehlende Nachweis von Verkalkungen ist bei 45- bis 74-Jährigen mit einem sehr geringen kardiovaskulären Risiko assoziiert. Andererseits sind Koronarverkalkungen in der Bevölkerung sehr häufig (ca. bei jedem Zweiten ab dem 50. Lebensjahr) und es ist bekannt, dass auch nicht verkalkte Atherome thromboembolische Ereignisse hervorrufen können. Bei der instabilen Angina pectoris sind Plaques nur in ca. 33 % verkalkt, bei der stabilen Angina dagegen in bis zu 66 %. Der Informationsgewinn durch einen koronaren Kalkscore (z. B. Agatston-Score) oberhalb der alters- und geschlechtsabhängigen 75. Perzentile ist besonders groß bei Patienten mit mittlerem Risiko, die dann als Hochrisikopatienten eingestuft werden können. Ein positiver Kalkscore ist jedoch nicht gleichbedeutend mit einer Koronarstenose und somit keine unmittelbare Indikation zur Herzkatheteruntersuchung. Fast alle großen kardiologischen Fachgesellschaften haben die Koronarkalkmessung mittels CT zur Bestimmung des kardiovaskulären Risikos von bestimmten Bevölkerungsgruppen in ihre Leitlinien aufgenommen.

9 MR-Angiographie

Bei der MR-Angiographie (MRA) handelt es sich um ein nicht invasives Verfahren zur Gefäßdarstellung, welches eine anatomiegerechte Abbildung nahezu aller Gefäßregionen liefern kann und dabei ohne ionisierende Strahlung auskommt. Die verwendeten paramagnetischen Kontrastmittel bei der kontrastverstärkten MRA (ce-MRA) führen weitaus seltener zu allergischen Reaktionen oder toxischen Organschäden als jodhaltige Röntgenkontrastmittel. Die kontrastmittelverstärkte MRA ist gegenüber den älteren Verfahren der Time-of-flight(TOF)-MRA und Phasenkontrast-Angiographie (PCA) weniger artefaktanfällig und bietet Vorteile bei nahezu allen Gefäßen, da die Messzeiten im Vergleich zur „kontrastmittelfreien" MR-Untersuchung kürzer und die darstellbaren anatomischen Bereiche weitaus größer sind. Mit einer auf die Kontrastmittelanflutung abgestimmten, automatischen Verschiebung des Untersuchungstischs ist es sogar möglich, den gesamten Gefäßbaum vom Aortenbogen bis zu den Fußknöcheln mit nur einer einzigen Kontrastmittelinjektion abzubilden.

Aufgrund der Vielzahl diagnostischer Alternativen einerseits und der raschen Entwicklung der kontrastverstärkten MR-Angiographie andererseits sind die Indikationen in der Angiologie bisher weniger klar definiert als in den übrigen Einsatzgebieten der MRT. Einsatzmöglichkeiten ergeben sich v.a. bei Kontraindikationen gegen jodhaltige Röntgenkontrastmittel. Aber auch als risikoarme Alternative zur Katheterangiographie (DSA) setzt sich die kontrastverstärkte MRA in zahlreichen Gebieten der Gefäßdiagnostik allmählich durch. Vorteilhaft ist dabei die dreidimensionale Darstellung der Gefäße mit Rekonstruktionsmöglichkeiten in jeder beliebigen Raumebene, insbesondere bei der Beurteilung von exzentrischen Gefäßstenosen und ulzerösen Plaques. Computergestützte Analyseverfahren gestatten auch die Ausschaltung von Überlagerungseffekten, die Verfolgung von Gefäßverläufen, die Quantifizierung von Stenosen und den Einblick in das Gefäßlumen (virtuelle Angioskopie – Abb. 9.1).

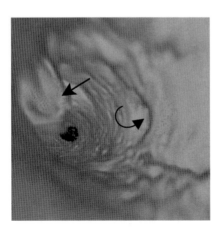

Abbildung 9.1 CE-MRA der Aorta mit virtueller Angioskopie. Einblick in das Gefäßlumen von kranial nach kaudal. Metallgitterstent in der A. renalis dextra (Pfeil), Ostium der A. renalis sinistra (gebogener Pfeil).

Neue technische Verfahren der Signalverarbeitung, z.B. TRICKS (time-resolved imaging of contrast kinetics, GE healthcare, Milwaukee, USA) erlauben an modernen MRT-Installationen die Erstellung von 3D-Datensätzen mit zeitlichen Auflösungen im Bereich weniger Sekunden, wodurch die Verfolgung eines Kontrastmittelbolus bei der Passage durch den arteriellen und venösen Schenkel in hoher räumlicher Auflösung ermöglicht wird. Aufgrund der fehlenden Strahlenexposition ist die MR-Technik das prädestinierte bildgebende Verfahren für Mehrfachakquisitionen bei zeitaufgelösten Kontrastmittelstudien und wird hier in Zukunft gegenüber der MSCT weiter an Boden gewinnen.

9.1 Supraaortale Arterien

Die Reduktion des Schlaganfallrisikos durch die operative Behandlung symptomatischer Stenosen der A. carotis interna (ACI) ab 70 % ist durch groß angelegte Studien ausreichend belegt. Bei asymptomatischen ACI-Stenosen ist der Benefit einer Intervention vergleichsweise geringer und wird entscheidend durch die perioperative Morbidität bestimmt. Die präoperative Diagnostik hat hierauf einen nicht unerheblichen Einfluss. In der ACAS-Studie trat fast die Hälfte der perioperativen Schlaganfälle im Zusammenhang mit einer arteriellen Katheterangiographie auf. Eine Reduktion dieses Risikos durch ein weniger invasives Vorgehen bei der präoperativen Untersuchung von Patienten mit einer ACI-Stenose wäre also dringend zu wünschen. Als nicht invasives Verfahren der Wahl bei der ACI-Stenose steht dabei die farbkodierte Duplexsonographie (FKDS) im Vordergrund. Die Ergebnisse dieses Verfahrens sind in hohem Maße untersucherabhängig und für den Operateur nicht unmittelbar nachvollziehbar. Die MR-Angiographie ermöglicht mit der Abbildung der Karotisgabel die anatomische Darstellung der aortalen Gefäßabgänge, des vertebrobasilären Stromgebiets und des Circulus arteriosus mit den Hirnbasisarterien in einem Untersuchungsgang (Abb. 9.2). So lassen sich Hinweise auf die hämodynamische Bedeutung und eventuelle Differentialdiagnosen einer Perfusionsminderung gewinnen.

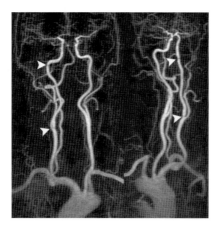

Abbildung 9.2 3D-TRICKS-CE-MRA der supraaortalen Arterien. MIPs in ap- und Schrägprojektion. Geringgradige, ringförmige Stenosen der A. carotis interna am Abgang und an der Schädelbasis (Pfeilspitzen). Filiformes Lumen der A. vertebralis links.

Verglichen mit dem angiographischen Goldstandard beträgt bei der Messung des Stenosegrads die Sensitivität der MRA bei Karotisstenosen 90–100 %, die Spezifität 91–100 %. Bei Verschlüssen beträgt die Treffsicherheit 100 %. Ähnlich hoch ist sie bei Aneurysmen und atheromatösen Ulzera im Bereich der Karotisgabel. Aufgrund der hohen Empfindlichkeit der Sequenzen auf paramagnetische Kontrastmittel kann eine Restperfusion des poststenotischen Lumens bei Pseudookklusionen evtl. sogar empfindlicher nachgewiesen werden als mit der DSA. Die MRA bietet gegenüber dem Ultraschall eindeutige Vorteile bei unübersichtlichem Gefäßverlauf, z. B. Kinking und Coiling, Dissektionen, Mehrfachstenosen derselben oder multipler Gefäße, schädelbasisnahen Stenosen, fraglichen Okklusionen sowie bei Hämatomen und Wundinfektionen frisch operierter Patienten. Eine Indikation ergibt sich auch als Ergänzung zur Therapieentscheidung bei mittlerem Stenosegrad. Bei Verzicht auf die DSA sollten hier zumindest zwei unterschiedliche, nicht invasive Verfahren zum Einsatz kommen.

Bei Durchblutungsstörungen im vertebrobasilären Stromgebiet und bei Dissektionen der hirnversorgenden Arterien ist die Kombination aus MRT und MRA das diagnostische Verfahren der Wahl. Die kombinierte Untersuchung weist nicht nur das murale Hämatom (Abb. 9.3) oder ggf. entry und reentry eines falschen Lumens nach, sondern auch Komplikationen wie Infarkte, Pseudoaneurysmen oder Subarachnoidalblutungen. Bei Vertebralisstenosen ab 50 % beträgt die Treffsicherheit der MR-Diagnostik 98–100 %, bei Dissektionen der ACI oder AV 86–100 %. Moderne 3D-Verfahren mit einer zeitlichen Auflösung im Sekundenbereich ermöglichen den Nachweis einer retrograden Durchströmung der A. vertebralis bei proximalen Stenosen der A. subclavia (Abb. 9.4). Weitere Einsatzgebiete der kombinierten Untersuchung aus MR-Angiographie und -Tomographie sind die Takayasu-Arteriitis (Darstellung des Wandödems) sowie das Thoracic-outlet-Syndrom (Nachweis des anatomischen Engpasses).

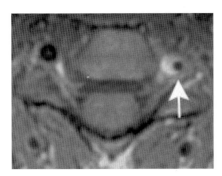

Abbildung 9.3 T1-FSE ax. Signalreiches Wandhämatom bei langstreckiger Dissektion der A. vertebralis links (Pfeil).

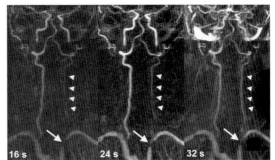

Abbildung 9.4 3D-TRICKS-CE-MRA der supraaortalen Arterien. MIP-Rekonstruktionen 16, 24 und 32 Sekunden nach i.v. Kontrastmittelinjektion. Verzögerte und retrograde Kontrastmittelfüllung der linken A. vertebralis (Pfeilspitzen) bei proximaler Subclaviastenose (Pfeil): Subclavian-steal-Effekt. Weitere Stenosen des Vertebralisabgangs und der distalen A. subclavia rechts.

9.2 Viszeralarterien

Bei akuten abdominellen Erkrankungen ist die CT-Angiographie (CTA) Methode der Wahl, mit der sowohl proximale Viszeralarterienverschlüsse als auch ein mit peripheren Verschlüssen einhergehendes Darmwandödem erfasst werden können. Darüber hinaus lassen sich Differentialdiagnosen eines akuten Abdomens im CT schnell und umfassend klären. Mittels der kontrastverstärkten MR-Angiographie können die proximalen Viszeralarterien ebenfalls in hoher Qualität dargestellt werden (Abb. 9.5). Zur Beurteilung der Darmwand sind jedoch zusätzliche Sequenzen notwendig. Falls der Verdacht auf einen Viszeralarterienverschluss nicht ausgeräumt werden kann, ist eine Laparotomie meistens nicht zu umgehen. In chronischen Fällen werden arterielle Kollateralkreisläufe (z. B. Riolan-Anastomose) mit der CE-MRA nur bei ausreichend großem Messfeld erfasst. Bei unklaren postprandialen Abdominalbeschwerden steht zunächst die farbkodierte Duplexsonographie (FKDS) im Vordergrund. Aneurysmen der Viszeral- oder Nierenarterien sind i. d. R. Zufallsbefunde. Die Untersuchung mittels MRA ist möglich, aber in der Regel nicht notwendig. Auch hier ist der Farbdoppler Methode der Wahl. Die Darstellung eines evtl. vorhandenen Aneurysmahalses gelingt am besten mithilfe der CTA.

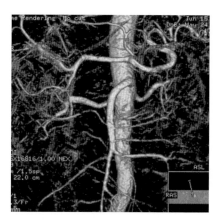

Abbildung 9.5 CE-MRA der Viszeralarterien. 3D-Oberflächenrekonstruktion.

9.3 Nierenarterienstenose

Bei der Nierenarterienstenose (NAS) haben nicht invasive Schnittbildverfahren die diagnostische Katheterangiographie nahezu vollständig ersetzt. Die digitale Subtraktionsangiographie (DSA) wird bei der NAS heute in der Regel erst als Bestandteil der interventionellen Therapie eingesetzt. Die hervorragende räumliche Auflösung und die Möglichkeit der Messung des transstenotischen Druckgradienten sichern der DSA aber weiterhin den Stellenwert als Goldstandard. Im ambulanten Bereich hat sich für die Abklärung der renovaskulären Hypertonie neben der FKDS die kontrastmittelunterstützte MR-Angiographie (CE-MRA) durchgesetzt (Abb. 9.6). Gegenüber der CT-Angiographie (CTA) weist die CE-MRA den entscheidenden Vorteil auf, dass die verwendeten paramagnetischen Kontrastmittel eine geringere Nephrotoxizität aufweisen als Röntgenkontrastmittel. Über die Darstellung der Stenose hinaus sind beide Verfahren in der Lage, akzessorische Polarterien zu erfassen und die Anatomie der Nierenarterien abzubilden, so dass ein interventioneller Zugang geplant werden kann. Der Nachweis einer NAS ist nicht gleichbedeutend mit einer renovaskulären Hypertonie. Eine NAS kann auch im Rahmen einer langjährigen essentiellen Hypertonie infolge einer Arteriosklerose entstehen. Bei Patienten mit Diabetes mellitus, Bauchaortenaneurysma oder PAVK findet man Nierenarterienstenosen überzufällig häufig. Eine renovaskuläre Hypertonieursache liegt nur in

3–5 % aller Hypertoniefälle vor. Darunter ist die arteriosklerotische NAS am häufigsten, gefolgt von der fibromuskulären Dysplasie (Abb. 9.7). Andere Ursachen sind selten.

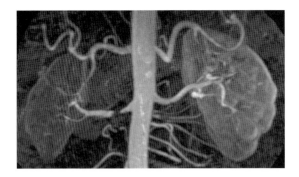
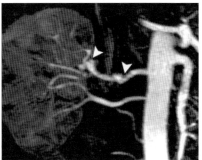

Abbildung 9.6 CE-MRA der Nierenarterien. MIP in ap-Projektion. Vaskuläre Schrumpfniere rechts bei hochgradiger Stenose der A. renalis dextra.

Abbildung 9.7 CE-MRA der Nierenarterien, Dünnschicht-MIP. Doppelanlage der A. renalis dextra, fibromuskuläre Dysplasie (Pfeilspitzen) in der kranialen Anlage.

Nach vorherrschender Meinung ist eine Screeninguntersuchung auf eine NAS nur dann sinnvoll, wenn mindestens eine 25%ige Erkrankungswahrscheinlichkeit vorliegt. Ein zu breit angelegtes Screening führe zu einem zu hohen Anteil unnötiger Angiographien. Die mangelnde Spezifität der nicht invasiven Diagnoseverfahren verursacht falsch positive Ergebnisse, die einer angiographischen Kontrolluntersuchung bedürfen. Für die CE-MRA der Nierenarterien hat sich die Spezifität in letzter Zeit allerdings erheblich verbessert. Die diagnostischen Parameter wurden extensiv evaluiert und liegen für die Sensitivität bei 93–100 % und für die Spezifität bei 83–100 %. Metaanalysen zeigen dabei eine gleichwertige Aussage von CTA und kontrastverstärkter MRA. Beide Verfahren sind der farbkodierten Duplexsonographie (FKDS), der Captopril-Nierenszintigraphie und der Time-of-flight-MRA ohne Kontrastmittel überlegen. Dennoch wird in spezialisierten Zentren zur initialen Abklärung bei Verdacht auf eine NAS meist die farbkodierte Duplexsonographie (FKDS) eingesetzt. Allerdings erfordert sie eine hohe Expertise des Untersuchers und hat ihre technischen Grenzen. So ist fast jede zehnte Nierenarterie überhaupt nicht auffindbar. Da bei Patienten mit hohen intrarenalen Flusswiderständen eine Intervention zur Beseitigung der NAS wenig Erfolg verspricht, ist bei der FKDS die Bestimmung des Widerstandsindex (RI) grundsätzlich zu empfehlen.

Tabelle 9.1 Indikationen für das NAS-Screening (nach Koch et al.)

- Schwere Hypertonie, Seitendifferenz der Nierengröße > 1,5 cm
- Neu aufgetretene oder aggravierte Hypertonie bei allgemeiner Arteriosklerose
- Therapieresistente Hypertonie trotz Zweifach-Therapie
- Strömungsgeräusche im Oberbauch bis in die Diastole
- Anstieg des Serumkreatinins > 20 % unter Therapie mit ACE-Hemmern oder AT1-Antagonisten
- Lungenödem bei schwerer Hypertonie und Niereninsuffizienz

Eine weitere Anwendung der MRA der Nierenarterien ist die Evaluation von Lebendspendern vor Nierentransplantation. Das zusätzliche Morbiditätsrisiko einer arteriellen DSA wird dadurch vermieden.

9.4 Aortenerkrankungen

9.4.1 Aneurysma

Die CT(-Angiographie) ist aufgrund des geringen Zeitbedarfs die Methode der Wahl beim symptomatischen Aneurysma. Asymptomatische Bauchaortenaneurysmen können sonographisch kontrolliert werden, jeder Erstbefund sollte jedoch mittels CT(-A) weiter abgeklärt werden. Vor allem Wandulzera, (gedeckte) Rupturen und Dissektionen sind im CT zuverlässiger nachzuweisen als im Ultraschall. Zur Therapieplanung und zur Kontrolle nach endovaskulärer Therapie (Aortenstent) ist ebenfalls die CT(-A) Methode der Wahl. Bei asymptomatischen Aneurysmen bietet die MRA als Alternative zur CT nur in Kombination mit MRT-Transversalschichten (Abb. 9.8) eine gleichwertige Aussage, wobei die längere Untersuchungsdauer zu berücksichtigen ist. Ergänzend zur CT kann die MRT mit fettsaturierten T2-gewichteten Sequenzen bei symptomatischen Patienten die Diagnose eines inflammatorischen Aneurysmas untermauern. An der Aorta thoracica ist die Kombination aus MRT und MRA für Verlaufskontrollen bei jüngeren Patienten (z. B. Marfan-Syndrom) aus Gründen der Strahlenhygiene der CT vorzuziehen. Die rein diagnostische Katheterangiographie (DSA) spielt beim Aortenaneurysma kaum noch eine Rolle.

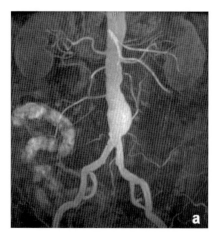
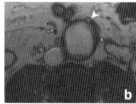
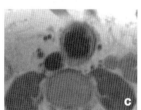

Abbildung 9.8 CE-MRA der Aorta abdominalis, MIP in ap-Projektion (**a**). Fusiformes infrarenales Aortenaneurysma. 2D-FIESTA ax. (**b**). Signalreiche Darstellung des fließenden Blutes bei wandständigem Thrombus in Höhe des Abganges der A. mesenterica inferior (Pfeilspitze). T1-double-IR-FSE ax. (**c**). In dieser sog. Black-blood-Sequenz stellt sich das fließende Blut signalfrei und der Abscheidungsthrombus mit intermediärem Signal dar.

9.4.2 Koarktation, Stenose und Verschluss

Bei der angeborenen Lumeneinengung der Aorta ermöglicht die MR-Technik nicht nur die morphologische Darstellung, sondern auch Flussmessungen mithilfe von Phasenkontrastsequenzen. Da es sich in der Regel um jüngere Patienten handelt, ist die MR-Angiographie das bevorzugte Verfahren zur nicht invasiven Diagnostik (Abb. 9.9). Beim distalen Aortenverschluss (Leriche-Syndrom) kann durch die Anwendung der MRA anstelle der DSA das geringe, für die Betroffenen jedoch deletäre Schlaganfallrisiko einer transbrachialen Angiographie vermieden werden. Die CT-Angiographie stellt bei der okkludierenden Arteriosklerose eine Alternative dar, sofern ein Mehrschicht-CT verfügbar ist.

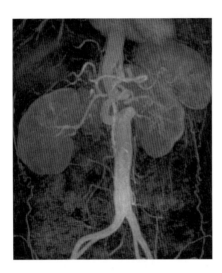

Abbildung 9.9 CE-MRA der A. abdominalis. MIP-Rekonstruktion. Kongenitale Aortenfehlbildung mit Lumeneinengung und Elongation kaudal der Viszeral- und Nierenarterienabgänge.

9.4.3 Dissektion

Im Akutfall einer Aortendissektion ist die CT-Angiographie mittels MSCT die Methode der Wahl. Zur Darstellung von entry und reentry muss die Aorta in der gesamten Länge dargestellt werden. Wichtig ist die Mitbeurteilung der Viszeralarterien zum Nachweis eventueller Organdurchblutungsstörungen und deren Zuordnung zum wahren oder falschen Lumen. Mit Magnetresonanztechniken wie Black-blood-(Double-IR-FSE-) Sequenzen und kontrastverstärkter MRA lässt sich die Dissektion ebenfalls nachweisen (Abb. 9.10). Die Phasenkontrastmethode gestattet Flussmessungen im falschen Lumen. Allerdings ist der Zeitaufwand im Vergleich zur CTA beträchtlich. MRT und MRA sind daher eher für Verlaufskontrollen bei jüngeren Patienten, in der Schwangerschaft und bei Kontraindikationen gegen jodhaltiges Kontrastmittel geeignet.

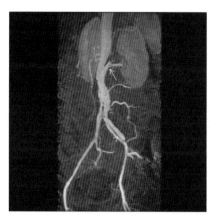

Abb. 9.10 CE-MRA der Aorta abdominalis und der Beckenarterien. MIP-Rekonstruktionen in Schrägprojektion. Langstreckige Dissektion der Aorta abdominalis und A. iliaca communis sinistra. Darstellung der Dissektionsmembran (Pfeilspitze) und des Abganges der linken Nierenarterie aus dem falschen Lumen (Pfeil).

9.5 Periphere arterielle Verschlusskrankheit

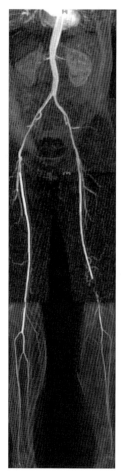

Im Allgemeinen besteht die Indikation zur bildgebenden Diagnostik der Becken- und Beinarterien bei erheblich reduzierter Gehstrecke (Fontaine-Stadium IIb), bei individuellem Leidensdruck evtl. früher. Da es sich bei der kontrastverstärkten MR-Angiographie (CE-MRA) um ein nicht invasives und relativ risikoarmes Verfahren zur Gefäßdarstellung handelt, ist ein großzügiger Einsatz medizinisch vertretbar. Die CE-MRA ist in der Diagnostik der PAVK nicht mehr nur bei Kontraindikation gegen Röntgenkontrastmittel indiziert, sondern ersetzt in gefäßmedizinischen Kompetenzzentren zunehmend die rein diagnostische Katheterangiographie. Invasive Angiographien werden immer häufiger nur noch in Bereitschaft zur interventionellen Therapie vorgenommen.

Die CE-MRA bietet die Möglichkeit der Darstellung mehrerer Gefäßprovinzen (z. B. Abdomen/Becken-Oberschenkel-Unterschenkel) in einem Untersuchungsgang (Abb. 9.11). Durch die ausschließlich venöse Kontrastmittelinjektion bei der CE-MRA besteht für den Patienten kein Risiko eines Schlaganfalls, welches insbesondere bei einem transbrachialen arteriellen Katheterzugang (z. B. bei einem Aortenverschluss oder unmöglichem Gefäßzugang in der Leiste) gegenüber dem femoralen Zugang nochmals deutlich erhöht ist. Die diagnostische Aussagefähigkeit der CE-MRA bei der PAVK ist durch zahlreiche Studien belegt. In Metaanalysen wird die Sensitivität der 3D-CE-MRA im Nachweis hämodynamisch relevanter Stenosen oder Verschlüsse mit 92–100 %, die Spezifität mit 90–99 % angegeben.

Abbildung 9.11 CE-MRA der A. abdominalis und der Becken-Bein-Arterien. Kurzstreckiger Verschluss der A. poplitea und Verschluss der A. tibialis posterior links.

Durch technische Weiterentwicklungen wie parallele Bildgebung und zeitaufgelöste 3D-Protokolle konnte die diagnostische Aussagekraft nochmals deutlich verbessert werden. In mehr als 93 % der Fälle genügt die CE-MRA als alleinige Methode zur Planung des Behandlungskonzepts der PAVK.

An älteren MR-Installationen bestehen noch Schwierigkeiten bei der Darstellung der Unterschenkelarterien als Bestandteil der Becken-Bein-MRA. Diese können jedoch durch angepasste Kontrastmittelinfusionsprotokolle oder zeitaufgelöste Sequenzen überwunden werden. Schon seit längerem ist bekannt, dass mithilfe der MRA in der Peripherie angiographisch okkulte Run-off-Arterien darstellbar sind, die für die Bypasschirurgie verwendet werden können. Bei einer kritischen Ischämie ist daher auch die Darstellung der proximalen Fußarterien (Abb. 9.12) notwendig, wozu häufig eine weitere Kontrastmittelinjektion und evtl. ein Spulenwechsel erforderlich wird. Auch für Kontrollen nach Intervention oder Bypasschirurgie in sonographisch schlecht zugänglichen Regionen ist die CE-MRA hervorragend geeignet (mit Sensitivitäten und Spezifitäten von 91–100 % ersetzt sie die früher häufig zu diesem Zweck durchgeführte, weit weniger zuverlässige intravenöse DSA). An der oberen Extremität eignet sich die CE-MRA zur Darstellung der Arterien vom Arcus aortae bis in die Mittelhandregion, einschließlich der Hohlhandbögen und ihrer Abgänge (Abb. 9.13). Zur Darstellung der akralen Digitalarterien, z. B. beim Raynaud-Syndrom, kann sie die konventionelle intraarterielle DSA jedoch nicht ersetzen.

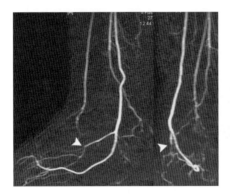

Abbildung 9.12 CE-MRA der Fußarterien, MIP in zwei Ebenen. Kollateralisierte Verschlüsse der A. plantaris medialis (Pfeilspitzen) und der A. dorsalis pedis.

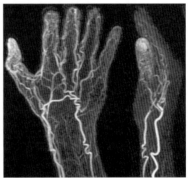

Abbildung 9.13 CE-MRA der Handarterien. MIPs in dorsovolarer und seitlicher Projektion.

9.6 Venöse MR-Angiographie

Die Darstellung von Körperstammvenen an Ganzkörpertomographen im Rahmen einer Abdominal- und Becken-MRT ist heute medizinischer Standard. Vor der Ära der Multislice-CT-Geräte bestand der Vorteil der MRT vor allem in der Auswahl von Schichtebenen entlang des Gefäßverlaufs. Dies kann zwar die MSCT weiterhin nicht leisten, die zeitliche Auflösung und die Qualität der multiplanaren und 3D-Rekonstruktionen von CT-Angiographien an modernen Multislice-Geräten lassen jedoch kaum mehr zu wünschen übrig. Der Einsatz der MRT in der Venendiagnostik ist jedoch auch aus anderen Gründen von Interesse. Einerseits kann die Anwendung spezieller Pulssequenzen sowohl schnellen als auch langsamen Blutfluss in den Gefäßen sichtbar machen und so stationäre Aussparungen im Gefäßlumen anhand ihres Signalunterschieds zum fließenden Blut nachweisen, andererseits lassen sich solche Aussparungen anhand der charakteristischen Signaleigenschaften von Hämoglobinabbauprodukten als Thromben identifizieren (Abb. 9.14). Eine grobe Aussage zum Thrombosealter ist ebenfalls möglich, wobei neben dem Signalverhalten im MRT die unterschiedlichen Pathomechanismen bei der Thrombose (Lyse, puriforme Erweichung, bindegewebige Organisation, Rekanalisation) und deren zeitlicher Ablauf berücksichtigt werden müssen. Mit der Phasenkontrasttechnik lassen sich im MRT nicht nur morphologische, sondern auch funktionelle Informationen über Flussrichtung, Flussgeschwindigkeit und Flussvolumina in den Gefäßen gewinnen. All dies erfordert im Gegensatz zur CT-Venographie weder den Einsatz von Kontrastmitteln noch von ionisierender Röntgenstrahlung.

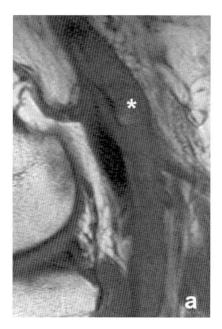
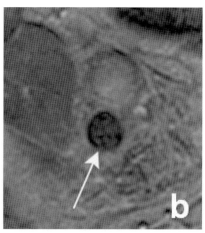

Abbildung 9.14 T1-FSE sag. (**a**). Frische Phlebothrombose der Vena poplitea (*). T2-GRE ax. (**b**). Suszeptibilitätsbedingte Signalauslöschung im Venenlumen durch suprapara-magnetische Blutabbauprodukte (Pfeil).

Mit der kontrastverstärkten MR-Angiographie lässt sich an modernen Geräten inzwischen auch eine gute Qualität bei der Abbildung der Extremitätenvenen erreichen. Dabei wird von verschiedenen Untersuchern sowohl eine direkte Technik mit Injektion verdünnten paramagnetischen Kontrastmittels in das zu untersuchende venöse Stromgebiet als auch eine indirekte Technik mit sukzessiver Aufnahme einer Kontrastmittelboluspassage durch den arteriellen und venösen Schenkel angewandt (Abb. 9.15). Mittels zeitaufgelöster 3D-Gradientenechosequenzen (z.B. TRICKS: time-resolved imaging of contrast kinetics, GE-Healthcare, Milwaukee, USA) lassen sich durch die digitale Subtraktion der arteriellen von der venösen Kontrastmittelpassage und durch die Auswahl begrenzter Schichtstapel für die Rekonstruktion (Thin-slab-MIPs) überlagerungsfreie Bildrekonstruktionen der Venen gewinnen (Abb. 9.16). Die noch bestehenden Hinderungsgründe für einen breiten Einsatz der MRT an den Venen der unteren Extremität sind die hydrostatischen Verhältnisse bei der Untersuchung im Liegen mit unzureichender Füllung der Leitvenen und die an den meisten Geräten bisher ungenügende zeitliche

Auflösung. Kontrollierte Provokationsmanöver zur Prüfung der Klappenfunktion und zur Erkennung von Insuffizienzpunkten lassen sich an dem im geschlossenen Scanner liegenden Patienten schlecht durchführen. Beim varikösen Symptomenkomplex stellt die MR-Venographie deshalb bisher keine Alternative dar. Der Nachweis einer tiefen Beinvenenthrombose ist im Einzelfall möglich (Abb. 9.14), wobei die Ausdehnungsbeurteilung eine Untersuchung mehrerer Körperregionen erfordert.

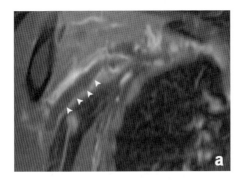 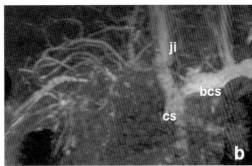

Abbildung 9.15 CE-MRA der Arm- und Schultervenen (**a**). Thrombose der Vena axillaris (Paget-von-Schroetter-Syndrom – Pfeilspitzen). MIP-Rekonstruktion (**b**). Verschluss der Venae axillaris und subclavia mit ausgedehnten Kollateralen (ji = Vena jugularis interna, bcs = Vena brachiocephalica sinistra, cs = Vena cava superior).

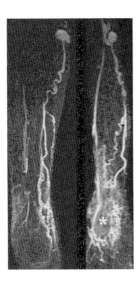

Abbildung 9.16 Orthogonale Dünnschicht-MIPs einer CE-MR-Venographie. Darstellung der Drainagesituation bei Ulcus cruris (*).

9.7 Grenzen der MRA und sonstige Verfahren

Die Methodik der MRA beinhaltet zahlreiche Artefakt- und Fehlermöglichkeiten. Berücksichtigt werden müssen u. a. die Bolusgeometrie der Kontrastmittelinjektion, die Zeitverzögerung der Messung, die Signalverarbeitung, die Spulenreichweite, die Partitionslage und -größe sowie Gefäßpulsationen und Suszeptibilitätseffekte aus der Injektionsvene oder den Knochen. Technische Fehler müssen vermieden und Artefakte von tatsächlichen Pathologien unterschieden werden. Überschätzungen von Stenosen durch die kontrastverstärkte MRA können auftreten bei hochgradiger Strömungsbeschleunigung mit turbulentem Fluss bzw. magnetischen Suszeptibilitätsartefakten durch Kalkplaques, endovaskuläre Stents (Abb. 9.17) oder Knochen an der Schädelbasis. Generell besteht bei der Einschätzung des Stenosegrads jedoch eine gute Korrelation der Schnittbildverfahren zur DSA, zumal sich gezeigt hat, dass die biplanare DSA im Vergleich zur 3D-Rotations-DSA Gefäßstenosen systematisch unterschätzt. Artefaktmöglichkeiten sind bei der kontrastverstärkten MRA weniger bedeutsam als bei den Flugzeitverfahren (TOF-MRA) ohne Kontrastmittel, da hier neben Turbulenzen auch Sättigungseffekte in der Ebene eine Rolle spielen. Die fehlende Selektivität der Gefäßdarstellung und die zurzeit noch geringere zeitliche und räumliche Auflösung bedingen im Vergleich zur DSA eine geringere Treffsicherheit bei der Klärung von Zu- und Abflüssen bei arteriovenösen Malformationen. Vorteilhaft gegenüber der planaren Zwei-Ebenen-DSA sind jedoch die überlagerungsfreie Abbildung der Gefäße und die Möglichkeit der 3D-Darstellung mit der MRA. Vor- und Nachteile der sonstigen bildgebenden Verfahren in der Gefäßdiagnostik sind den Tabellen 9.2 bis 9.4 zu entnehmen.

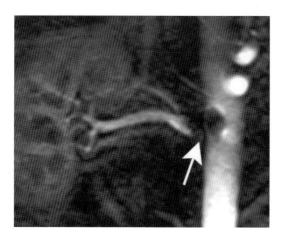

Abbildung 9.17 CE-MRA der Nierenarterien. Signalauslöschung durch einen Stent in der rechten A. renalis (Pfeil).

MR-ANGIOGRAPHIE

Tabelle 9.2 Farbkodierte Duplexsonographie

Vorteile	Nachteile
Mobil einsetzbar, nicht invasiv, ubiquitär verfügbar	Hohe Untersucherabhängigkeit
Geringe Anschaffungs- und Unterhaltskosten	Keine anatomiegerechte Abbildung größerer Gefäßabschnitte
Gute Korrelation zum Stenosegrad in der DSA	Hohe Rate falsch positiver „Okklusionen"
Plaquemorphologie beurteilbar	Erheblicher Zeitaufwand für die lückenlose Untersuchung längerer Gefäßabschnitte
	Physikalische Untersuchungshindernisse: Darmgas, Luft, Gefäßkalk, Knochen, Adeps

Tabelle 9.3 CT-Angiographie (CTA)

Vorteile	Nachteile
Luminographische Abbildung mit 3D-Datensatz	Hochauflösende Darstellung längerer Gefäßabschnitte nur an Mehrzeilendetektorsystemen möglich
Geringer Zeitbedarf für die Untersuchung	Hohe Strahlenexposition, doppelte Strahlenbelastung bei zusätzlicher venöser Phase
Bessere Darstellung kleiner peripherer Gefäße als MRA	Injektion potentiell nephrotoxischen Kontrastmittels
Bessere Abbildung atheromatöser Ulzera	Keine primär koronale Schichtakquisition
Sensitivstes Verfahren bei Pseudookklusion (ACI)	Artefakte im Karotisbereich durch metallische Zahnfüllungen, Brücken, Implantate

Tabelle 9.4 Digitale Subtraktionsangiographie (DSA)

Vorteile	Nachteile
Echtzeitmethode, hohe zeitliche und räumliche Auflösung	Invasives Verfahren – erfordert Kontrastmittelinjektion über intraarteriellen Katheter
Interventionsbereitschaft bei akuten bzw. embolischen Okklusionen (Notfallverfahren)	Injektion potentiell nephrotoxischen Kontrastmittels
Beste Darstellung von arteriellen Kollateralkreisläufen und AV-Shunts	Hohe Strahlenexposition, v. a. bei selektiven Untersuchungen und Interventionen

10 MRT der Brustdrüse

Die Kernspintomographie der Brustdrüse (MR-Mammographie – MRM) ist das empfindlichste verfügbare Nachweisverfahren für das duktal invasive Mammakarzinom. Die Sensitivität der MRM beträgt bei dieser Tumorart nahezu 100 % ab einem Durchmesser von 3 mm. Für die Erkennung invasiver Tumoren spielt der Nachweis der Tumorneoangiogenese eine wichtige Rolle. Daher schließt die Untersuchung neben der morphologischen Beurteilung in möglichst hochauflösenden T1- und T2-gewichteten Sequenzen eine dynamische Untersuchungsserie nach intravenöser Kontrastmittelgabe mit quantitativer Auswertung anhand von Zeit-Intensitäts-Profilen ein. Duktal invasive Karzinome zeichnen sich dabei u. a. durch einen schnell einsetzenden, hohen Signalanstieg und einen anschließenden Signalabfall um mehr als 10 % des Maximalwerts aus (Wash-out-Phänomen). Im direkten Vergleich werden durch die MR-Mammographie drei- bis viermal mehr Karzinome entdeckt als durch die konventionelle Mammographie. Dies bedeutet jedoch nicht, dass die konventionelle Röntgen-Mammographie durch die Kernspintomographie ersetzt werden kann. Voraussetzungen für den nutzbringenden Einsatz der Methode sind eine korrekte Indikation, eine adäquate und reproduzierbare Untersuchungstechnik, die multifaktorielle Analyse bei der Auswertung und nicht zuletzt die Kenntnis der Krankengeschichte sowie des aktuellen Mammographie- und Mammasonographiebefunds der Patientin. Die Kombination der beiden letztgenannten Verfahren gilt als Standard in der Primärdiagnostik des Mammakarzinoms. Aufgrund neuerer Studienergebnisse wird die Indikation zur MRT jedoch immer großzügiger gestellt. Dies betrifft insbesondere die präoperative lokale Ausbreitungsdiagnostik des Mammakarzinoms sowie den Einsatz als Screeningverfahren bei Frauen mit erhöhtem Erkrankungsrisiko bzw. familiärer Belastung. Darüber hinaus ist die Kernspintomographie Methode der Wahl bei silikonhaltigen Brustimplantaten, sowohl zur Beurteilung des Implantats selbst als auch der näheren Umgebung, insbesondere der thoraxwandnahen Bereiche.

10.1 Indikationen zur MR-Mammographie

In folgenden Situationen wird der Einsatz der Mamma-MRT als medizinisch sinnvoll erachtet.

Karzinomausschluss bei Hochrisikopatientinnen

Bei Vorliegen von Risikofaktoren muss eine individuelle Früherkennungsstrategie, möglichst in einer für das familiäre Mammakarzinom spezialisierten Einrichtung besprochen und empfohlen werden. Die MR-Mammographie hat den höchsten negativen Vorhersagewert aller Verfahren und kann durch einen negativen Befund ein invasives Karzinom weitestgehend ausschließen. Auch ein positiver (d.h. suspekter) MRT-Befund hat in Risikogruppen einen höheren Vorhersagewert für ein Karzinom. Anders als in der Gesamtbevölkerung wird bei Risikopatientinnen der Anteil unnötiger Biopsien durch den MRT-Einsatz nicht erhöht.

Cancer of unknown primary (CUP-Syndrom)

Die MR-Mammographie eignet sich zur Primärtumorsuche, insbesondere bei axillären Lymphknotenmetastasen oder auch Fernmetastasen, die einen Streuherd im Bereich der Mamma aufgrund des histologischen Befunds nicht ausschließen lassen. Die MRT wird eingesetzt, wenn die Mammographie in Kombination mit der Mammasonographie keinen Primärtumor nachgewiesen hat oder kein schlüssiges Ergebnis liefert.

Unklarer Gesamtbefund in der Mammadiagnostik

Zur Charakterisierung von Herdbefunden fraglicher Dignität im Mammogramm (BIRADS 3), insbesondere bei diskrepanten Befunden verschiedener Modalitäten oder eingeschränkter Beurteilbarkeit des Mammogramms (dichte Mamma – ACR 3), kann die MRM als diagnostisch ausschlaggebendes Verfahren eingesetzt werden. Bei unklaren mammographischen Verdichtungen ohne Mikrokalk und ohne sonographisches Korrelat sollte der MRM Vorrang vor der Biopsie gegeben werden, da sich im negativen Falle (keine KM-Anreicherung) ein invasives Karzinom mit an Sicherheit grenzender Wahrscheinlichkeit ausschließen lässt und somit oft auf eine Stanzbiopsie oder diagnostische Exstirpation verzichtet werden kann.

Lokales Staging bei nachgewiesenem Mammakarzinom

In der Ausbreitungsdiagnostik vor Behandlungsbeginn eines nachgewiesenen Mammakarzinoms eignet sich die MR-Mammographie zur Vorhersage der Tumorgrenzen (Abb. 10.1) und zum Nachweis oder Ausschluss multizentrischer und bilateraler Karzinome. Das korrekte prätherapeutische Staging hat erhebliche Auswirkungen auf die Wahl des geeigneten Therapieverfahrens (brusterhaltende Therapie versus Mastektomie, evtl. Thoraxwandresektion, neoadjuvante Chemotherapie).

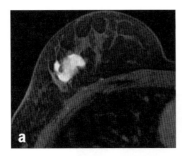
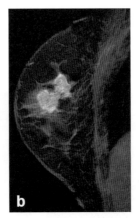

Abbildung 10.1 3D-VIBRANT ax. (**a**) und sag. (**b**). Invasiv-lobuläres Mammakarzinom mit Überschreitung der lateralen Quadrantengrenze.

Monitoring bei neoadjuvanter Chemotherapie

Bei Vorliegen eines MRT-Ausgangsbefunds lässt sich das Ansprechen des Tumors auf die Chemotherapie verfolgen. So lassen sich evtl. Aussagen über die Prognose oder die Notwendigkeit eines Protokollwechsels treffen.

Rezidivausschluss nach brusterhaltender Therapie des Mammakarzinoms

Bei symptomfreien Frauen nach abgeschlossener brusterhaltender Therapie ist die apparative Diagnostik im Bereich der ipsilateralen Brust unverzichtbar. Ist bei Verdacht auf ein Rezidiv in der Mammographie die Differenzierung zwischen narbiger und karzinomatöser Läsion nicht zu treffen, sollte eine kernspintomographische Untersuchung der Mamma eingesetzt werden (Abb. 10.2).

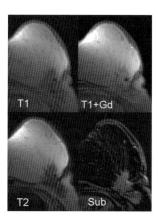

Abbildung 10.2 Transversale T2-FSE (T2). Transversale 3D-FSPGR nativ (T1) und 90 s nach intravenöser Bolusinjektion eines Gadoliniumchelats (T1+Gd). Digitale Subtraktion (Sub) der T1-gewichteten „Maske" links von der kontrastverstärkten Aufnahme rechts. Massive KM-Anreicherung in der Region der sternförmig konfigurierten Operationsnarbe bei duktal invasivem Mammakarzinomrezidiv.

Nachsorge bei prothetischer Aufbauplastik

Die MRT ermöglicht als einzige Methode die Beurteilung der thoraxwandnahen Bereiche unter dem Implantat. In der Gegenwart eines Implantats besitzt die MR-Mammographie generell erhebliche Vorteile im Karzinomnachweis gegenüber den konventionellen Methoden, insbesondere der Mammographie (Abb. 10.3). Auch bei Wiederaufbauplastiken mit körpereigenem Gewebe ergeben sich Vorteile der MRT gegenüber der Mammographie.

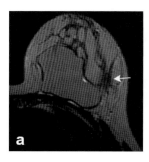 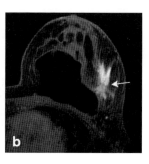

Abbildung 10.3 T2-FSE ax. (**a**), 3D-VIBRANT ax. + KM (**b**). Kontralaterales Zweitkarzinom (Pfeil) bei Z. n. Ablatio mammae rechts und Silikonimplantaten beiderseits.

Implantatdiagnostik bei kosmetischen Augmentationsplastiken

Die MRT ist die Methode der Wahl zum Nachweis intra- oder extrakapsulärer Rupturen von reinen Silikon- oder Mehrkammerimplantaten. Durch eine selektive Darstellung der unterschiedlichen Resonanzfrequenzen von Fett, Wasser und Silikon lassen sich diese Strukturen im MRT sicher differenzieren (Abb. 10.4). Der Austritt und die Migration von Silikongel kann zuverlässig erkannt und lokalisiert werden (Abb. 10.5). Ebenso führen postoperative Hämorrhagien, Serome oder Kapselfibrosen zu charakteristischen Befunden im MRT. Sofern nur eine Beurteilung der Implantate erfolgen soll, ist die Kontrastmittelgabe in der Regel entbehrlich. Durch die Kontrastmittelinjektion lassen sich jedoch manchmal floride entzündliche Vorgänge im Bereich der Implantatkapsel nachweisen.

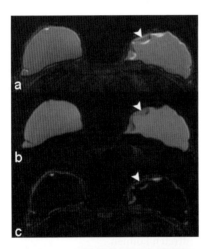

Abbildung 10.4 STIR ax. ohne (**a**) und mit (**b**) selektiver Unterdrückung des Wassersignals und des Silikonsignals (**c**). Intrakapsuläre Prothesenruptur links mit Silikonaustritt (Pfeilspitzen) in die fibröse Kapsel.

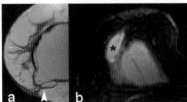

Abbildung 10.5 3D-FSPGR sag. (**a**), STIR ax. (**b**). Extrakapsuläre Prothesenruptur (Pfeil) mit Ausbildung eines Silikongranuloms (*).

10.2 Grenzen der Methode

Hauptkritikpunkt an der MR-Mammographie ist die vergleichsweise geringe Spezifität im Karzinomnachweis. Aufgrund einer relativ hohen Rate falsch positiver Befunde von bis zu 18 % eignet sich die MRM nicht als Screeningverfahren für die Gesamtbevölkerung. Um die Spezifität nicht unnötig weiter zu verringern, sollte die Untersuchung nicht in der ersten oder vierten Zykluswoche erfolgen. Hormonpräparate sollten, soweit möglich, sechs Wochen vorher abgesetzt werden, da sie häufig zu diffusen oder multifokalen unspezifischen Kontrastmittelanreicherungen des Drüsengewebes führen, welche die Differentialdiagnose erschweren. Nach operativen Eingriffen an der Mamma sind im Allgemeinen Wartezeiten von drei bis sechs Monaten, nach Strahlentherapie von sechs bis zwölf Monaten zu empfehlen, um die Trennschärfe zwischen Granulationsgewebe im Narbenbereich und einem Tumorrezidiv zu erhöhen. Die Kernspintomographie erlaubt keine Differenzierung zwischen einem inflammatorischen Karzinom und einer Mastitis und ist demnach bei diesen Zuständen auch nicht indiziert, es sei denn, die Differenzierung einer Abszedierung von einer blanden Zyste ist mit klinischen Mitteln und der Sonographie nicht möglich.

Palpatorisch, sonographisch oder mammographisch in zwei Ebenen problemlos lokalisierbare Herdbefunde werden in aller Regel ohne Umweg über das MRT direkt einer Biopsie zugeführt. Dennoch lässt sich in geeigneten Fällen der benigne Charakter einer Läsion durch die MR-Mammographie sichern und somit die Biopsie umgehen (Abb. 10.6). Beim mammographischen Nachweis von suspektem Mikrokalk ist zu beachten, dass der Anteil falsch negativer Ergebnisse der MRM bei duktalen In-situ-Karzinomen (DCIS) mit bis zu 30 % angegeben wird. Eine bioptische Klärung ist bei suspekten Mikroverkalkungen also in jedem Fall indiziert, unabhängig vom Ergebnis der MRM. Ein direkter Nachweis von Mikroverkalkungen kann durch die MRT im Gegensatz zur Mammographie nicht erbracht werden. Eine wesentliche höhere Nachweisquote der MRM für das DCIS wurde kürzlich von Kuhl et al. anhand einer prospektiven Studie an mehr als 7300 Frauen beschrieben. Im Vergleich zur konventionellen Mammographie betrug die Sensitivität hier 92 % versus 56 %. Insbesondere bei DCIS mit hohem Malignitätsgrad erreichte die MRM in dieser Studie praktisch die gleiche Sensitivität wie bei invasiven Karzinomen. Aus diesen Ergebnissen wäre zu folgern, dass die MRM entgegen der bisherigen Lehrmeinung der Mammographie auch im Nachweis duktaler In-situ-Karzinome deutlich überlegen ist (Abb. 10.7). Bei invasiven Karzinomen wird die Rate der falsch negativen Befunde in der MRM von etwa 1,6 bis 5,8 % angegeben. Histologisch handelt es sich allerdings meist um lobuläre oder tubuläre Karzinomtypen. Unter einer zytostatischen Chemotherapie wird die Tumorneoangiogenese und damit auch die Kontrastmittelanreicherung maligner duktal invasiver Karzinome reduziert, so dass bei bestehenden Tumorresten Nachweisprobleme auftreten können.

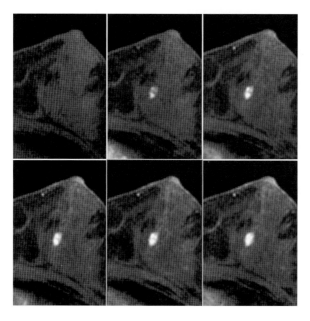

Abbildung 10.6 3D-VIBRANT nativ und mit fünf Wiederholungen nach Applikation eines intravenösen KM-Bolus. Glatt begrenzter Herd mit zentralen Septierungen und über die gesamte Messzeit allmählich ansteigender, zentrifugaler KM-Anreicherung. Typischer Befund eines Fibroadenoms.

MRT DER BRUSTDRÜSE

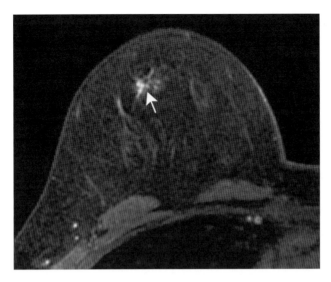

Abbildung 10.7 3D-VIBRANT + KM ax. Duktales Carcinoma in situ (DCIS).

11 Abdominal- und Urogenitalorgane

Während die MRT-Diagnostik am ZNS sowie am Stütz- und Bewegungsapparat schon längere Zeit etabliert ist, hat im Bereich des Abdomens erst die technologische Entwicklung der letzten Jahre zu einer Ausweitung des Indikationsspektrums für MRT-Untersuchungen geführt. Wie alle Computertechnologien hat die MRT mit der Zunahme der Prozessorgeschwindigkeiten und der Speicherkapazität große Fortschritte gemacht. Aber auch Entwicklungen in der Sequenzprogrammierung und der Spulentechnologie haben zu dieser Entwicklung erheblich beigetragen. Schnelle Bildakquisitionen sind während weniger Sekunden eines Atemstillstands oder innerhalb eines Herzzyklus möglich geworden. Dynamische MR-Kontrastmittelstudien decken immer kürzere Zeitintervalle und immer größere anatomische Bereiche ab und treten somit in Konkurrenz zur MSCT, bei der jede weitere Scanphase mit einer zusätzlichen Strahlenexposition verbunden ist. Von schnelleren Sequenzen profitieren nicht nur Patienten, die nur kurze Zeit stillliegen oder die Luft anhalten können. Die Aufnahme von größeren Datenmengen pro Zeiteinheit führt auch zu detaillierteren Abbildungen mit hohem Bildkontrast. Spezielle klinische Fragestellungen erfordern einen zielgerichteten Einsatz der Bildgebung. Nicht selten wird die MRT zur näheren Charakterisierung von unklaren Befunden aus anderen bildgebenden Verfahren eingesetzt. Daher stellt sich die Frage, ob sich nicht manche Unklarheiten durch einen primären Einsatz der MRT von vornherein vermeiden lassen.

11.1 Leber

Bei praktisch jeder Lebererkrankung wird zunächst die Sonographie eingesetzt. Die farbkodierte Duplexsonographie ist die Eingangsuntersuchung der Wahl zur Darstellung portosystemischer Umgehungskreisläufe, der Pfortaderthrombose und des Budd-Chiari-Syndroms. Die MR-Angiographie des portalvenösen Systems mit paramagnetischen Kontrastmitteln ersetzt zur weiterführenden Diagnostik sowohl die indirekte als auch die komplikationsträchtige direkte Splenoportographie. MRT und CT sind in der Leberdiagnostik weitgehend gleichwertige Verfahren. Bei der Suche nach fokalen Leberläsionen, insbesondere nach Metastasen, dürfte die MRT die CT jedoch früher oder später ersetzen. Einer der Gründe dafür ist die Verfügbarkeit leberspezifischer MR-Kontrastmittel, mit denen eine selektive Kontrastierung der Hepatozyten oder der Kupfferschen Sternzellen des Makrophagen-Phagozyten-Systems (MPS) möglich ist. Dadurch wird die ohnehin dem CT überlegene Erkennbarkeit pathologischer Fremdgewebseinlagerungen noch weiter verbessert. Die MRT dient sowohl zum Nachweis als auch zur Charakterisierung von Leberläsionen. Auch zur Dignitätsbestimmung ist sie das beste verfügbare, nicht invasive Verfahren. Bei potentiell Gesunden mit sonographisch nicht eindeutigen Leberzysten, Hämangiomen oder zonalen Fetteinlagerungen ermöglicht die MRT eine nähere Charakterisierung inzidenteller Läsionen ohne Strahlenbelastung.

11.1.1 Fokale Leberläsionen

Leberzysten

Zysten sind normalerweise im Ultraschall problemlos zu diagnostizieren und somit keine Indikation für eine MRT. Bei atypischen oder komplexen Befunden kann die MRT als weiterführendes Verfahren den benignen Charakter beweisen.

Hämangiome

Hämangiome zeigen bei Akquisition mehrerer Bildserien nach Kontrastmittelgabe im MRT dasselbe Verhalten wie im CT (frühes noduläres Randenhancement, Irisblendenphänomen, Bloodpool-Phänomen – Abb. 11.1). Darüber hinaus leuchten sie in nativen T2-gewichteten MR-Sequenzen hell auf (Glühbirnen-Phänomen). Die Signalintensität steigt mit Verlängerung der Echozeit. Bei fraglichen Läsionen in CT oder Ultraschall ist die MRT die bevorzugte Methode zur Sicherung eines Hämangioms bzw. Ausschluss einer Metastase. Hämangiome können manchmal erhebliche Ausmaße annehmen (Abb. 11.2). In seltenen Fällen kann dies diagnostische Probleme bereiten, welche den Einsatz nuklearmedizinischer Verfahren erfordern.

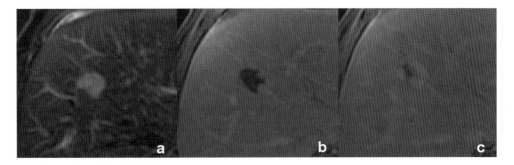

Abbildung 11.1 T2-FSE mit FATSAT (**a**). Hyperintenser, scharf berandeter Bezirk im rechten Leberlappen. 3D-LAVA + KM, arterielle Phase (**b**). Noduläres, randständiges Enhancement der Läsion. 3D-LAVA + KM, Äquilibriumphase (**c**). Nachweis eines Irisblendenphänomens. Typischer Befund eines Hämangioms.

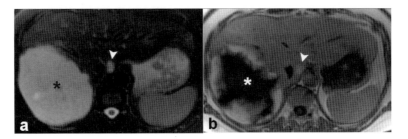

Abbildung 11.2 T2-FSE mit FATSAT (**a**) und T1-SE + KM ax. (**b**). Riesenhaftes Hämangiom im rechten Leberlappen (*). Weiteres kleines Hämangiom im Lobus caudatus (Pfeilspitzen).

Fokale noduläre Hyperplasie

Die FNH zeigt aufgrund ihrer Histogenese kaum Signal- oder Dichteunterschiede zum umgebenden Leberparenchym. Wegen ihrer hohen Kontrastauflösung im Weichteilgewebe ist die MRT die zuverlässigste Nachweismethode. Nach Kontrastmittelgabe reichert die FNH meist frühzeitig an (Abb. 11.3). Typisch, aber nicht konstant, ist eine zentrale hypovaskuläre Narbe mit Kontrastmittelspeicherung in der Spätphase.

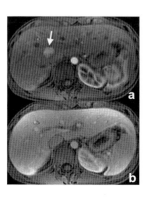

Abbildung 11.3 3D-FAME + KM, früharterielle Phase (**a**). Kräftiger Signalanstieg einer FNH im rechten Leberlappen (Pfeil). Portalvenöse Phase (**b**). Hier lässt sich die Läsion nicht mehr vom umgebenden Leberparenchym abgrenzen.

Leberzelladenom

Adenome sind in der Regel hypervaskularisierte Läsionen mit heterogenem Signalverhalten durch regressive Veränderungen. Gelegentlich sind im MRT Fetteinlagerungen oder Hämorrhagien nachweisbar.

Hepatozelluläres Karzinom

Zum Nachweis eines hepatozellulären Karzinoms (HCC) in der zirrhotischen Leber bzw. zur Differenzierung eines HCCs von Regeneratknoten ist die MRT die Methode der Wahl. Die Tumoren sind oft hypervaskularisiert und in der T2-Wichtung meist hyperintens (isointens zum Milzparenchym). Die Signalintensität in Nativsequenzen ist jedoch variabel. Kleine, gut differenzierte Läsionen lassen sich vom Lebergewebe ohne Kontrastmittelgabe schwer abgrenzen (Abb. 11.4). Je größer die Läsion, desto inhomogener ist die Binnenstruktur. In ca. 30 % findet sich eine Pseudokapsel. Manganhaltige Kontrastmittel (z.B. Teslascan) werden durch das Tumorgewebe aufgenommen, eisenhaltige (z.B. Endorem) nicht. In ca. 20 % entwickelt sich ein HCC bei jüngeren Patienten in der nicht zirrhotisch veränderten Leber (fibrolamelläre Variante). Das fibrolamelläre HCC verkalkt in bis zu 30 %.

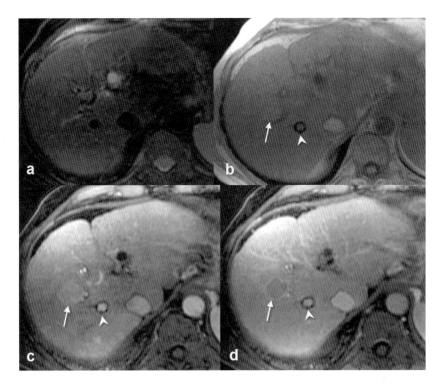

Abbildung 11.4 Hepatozelluläres Karzinom bei Leberzirrhose. T2-FSE mit FATSAT ax. (**a**). Kein eindeutiger Kontrastunterschied der Läsion zum Lebergewebe. T1-GRE in Phase ax. (**b**). Die Läsion gibt sich durch eine signalarme Pseudokapsel zu erkennen. 3D-LAVA + KM, früharterielle Phase (**c**). Hier reichert der Tumor deutlich stärker an als das umgebende Lebergewebe. 3D-LAVA ax. + KM, portalvenöse Phase (**d**). Ringförmiges, peripheres Enhancement der Läsion. Z. n. Anlage eines portosystemischen Stent-Shunts (TIPS – Pfeilspitze).

Cholangiozelluläres Karzinom

Das CCC und seine intrahepatischen Absiedelungen zeigen ein oft sehr heterogenes Signalverhalten (Abb. 11.5). Auf Spätaufnahmen in der Postequilibriumphase sieht man sowohl im CT als auch im MRT eine Kontrastmittelretention in der Tumorperipherie. Dies steht im Gegensatz zu Metastasen, die auf Spätaufnahmen ein peripheres Auswaschphänomen aufweisen.

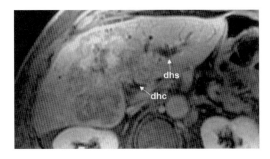

Abbildung 11.5 3D-LAVA + KM, portalvenöse Phase. Unscharf konturierte, inhomogene Raumforderung in der Region der Hepatikusgabel – cholangiozelluläres Karzinom, Klatskin Typ IV. Deutliche Erweiterung der intrahepatischen Gallenwege. dhs = Ductus hepaticus sinister, dhc = Ductus hepaticus communis.

Lebermetastasen

Die MRT ist das sensitivste, nicht invasive Verfahren zur Metastasensuche in der Leber und somit zum abdominellen Staging zahlreicher maligner Grunderkrankungen. Sie eignet sich zur Verlaufs- und Therapiekontrolle von Malignomen und ist unverzichtbar vor einer chirurgischen Leberteilresektion. Bei dieser Indikation ist die MRT-Untersuchung mit supraparamagnetischen Eisenoxid-Kontrastmitteln (z. B. Endorem) dem Referenzstandard der selektiven CT-Arterioportographie gleichwertig. Die diagnostischen Kriterien in kontrastverstärkten T1-gewichteten MRT-Serien sind identisch mit denen im CT und werden in der MRT um das Signalverhalten in nativen T1- und T2-gewichteten Serien und verschiedenen speziellen Pulssequenzen erweitert. Die häufigsten Organtumoren sind Adeno- und Plattenepithelkarzinome. Lebermetastasen dieser Tumoren sind schwach vaskularisiert und reichern daher wenig Kontrastmittel an. Selten sind stark durchblutete Leberfiliae, die bereits in der frühaterielle Phase Kontrastmittel anreichern. Die häufigsten Primärtumoren dieser Art zeigt Tabelle 11.1.

Tabelle 11.1 Primärtumoren bei hypervaskulären Leberfiliae

- Neuroendokrine Tumoren
- Nierenkarzinome vom Klarzelltyp
- Medulläre Schilddrüsenkarzinome
- Maligne Melanome
- Chorionkarzinome

Bei diesen Läsionen besitzt die MRT, soweit bisher untersucht, keine Vorteile gegenüber der CT.

11.1.2 Diffuse Lebererkrankungen

Zonale Verfettungen des Leberparenchyms stellen sich im Ultraschall echoreich und in der CT hypodens dar und können so zur Verwechslung mit Metastasen Anlass geben. Mithilfe einer speziellen Technik, der Chemical-shift-Bildgebung, lassen sich im MRT solche fettreichen Inseln normalen Parenchyms von Fremdgewebseinlagerungen differenzieren. Bei inhomogener Steatose wie auch bei Leberzirrhose ist die MRT zum Tumorausschluss die Methode der Wahl. Bei der Zirrhose und portalen Hypertension lassen sich anhand der MRT und der venösen MR-Angiographie auch typische pathomorphologische Veränderungen sowie portosystemische Umgehungskreisläufe nachweisen. Bei Eisenspeicherkrankheiten (Hämochromatose, Hämosiderose) kann die MRT zum Nachweis der Eisenablagerungen und zur näheren Einordnung anhand der betroffenen Organe eingesetzt werden (Abb. 11.6).

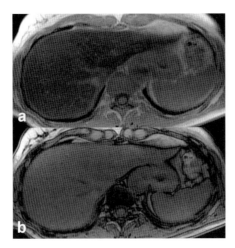

Abbildung 11.6 T1-Gradientendoppelechosequenz in Phase (**a**) und gegen Phase (**b**). Die Aufnahmen mit den Fett- und Wasserresonanzen in Phase zeigen einen deutlichen Signalverlust des Leberparenchyms bei Eisenspeicherkrankheit (Hämochromatose).

11.2 Biliäres System

Der Ultraschall ist Methode der Wahl zur Beurteilung der Gallenblase und der Gallenwege. Zum Nachweis von Gallensteinen spielt die CT eine untergeordnete Rolle, da sich ca. 25 % aller Gallenkonkremente in der Dichte nicht von der Gallenflüssigkeit unterscheiden. Die CT kann jedoch den Kalkgehalt von Konkrementen vor einer Chemolitholyse oder ESWL (extrakorporale Stoßwellenlithotripsie) bestimmen und stellt zum Nachweis von Gaseinschlüssen in den Gallenwegen (Aerobilie, emphysematöse Cholezystitis) das optimale Verfahren dar. Sie kann eine Cholestase sowie Komplikationen der akuten Cholezystitis sicher erfassen. Zum Staging und zur Differentialdiagnose von Gallengangstumoren stellt sie derzeit das Verfahren der Wahl dar. Die MRT ist der CT im Nachweis von Gallensteinen überlegen, da sich Festkörper im MRT ausnahmslos signalfrei abbilden (Abb. 11.7). Eine Cholestase kann im MRT sowohl durch kontrastverstärkte, T1-gewichtete Aufnahmen analog zur CT-Untersuchung (Abb. 11.8) als auch durch spezielle, für den Nachweis von Flüssigkeiten kontrastoptimierte Techniken nachgewiesen werden.

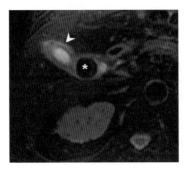

Abbildung 11.7 T2-FSE mit FATSAT ax. Große Signalaussparung (*) durch ein Konkrement im Infundibulum der wandverdickten Gallenblase (Pfeilspitze).

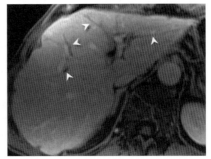

Abbildung 11.8 3D-LAVA ax. Ektasie der peripheren Gallenwege sowohl im rechten als auch im linken Leberlappen (Pfeilspitzen).

11.2.1 MR-Cholangiopankreatikographie (MRCP)

Die Darstellung der Gallengänge und des Pankreasgangs mit MR-Techniken beruht darauf, dass statische Flüssigkeiten lange T2-Relaxationszeiten besitzen und sich daher in T2-gewichteten Sequenzen kontrastreich von den umgebenden Weichteilgeweben abheben (Abb. 11.9). Es handelt sich somit um eine Darstellung der Flüssigkeitssäule innerhalb eines Hohlraumsystems, die qualitativ umso besser gelingt, je mehr Volumen an Flüssigkeit dort enthalten ist. An den Gallenwegen eignet sich die MRC zum Nachweis von Varianten und kongenitalen Fehlbildungen (z.B. Choledochuszysten, Caroli-Syndrom, kongenitale hepatische Fibrose). Vor laparoskopischer Cholezystektomie wird die Methode zunehmend zum Ausschluss von anatomischen Varianten eingesetzt. Bei schlechten Untersuchungsbedingungen für den Ultraschall oder unübersichtlichen Verhältnissen (z.B. Mirizzi-Syndrom, Gallenblasenhydrops bei Infundibulumstein) lassen sich Konkremente als signalfreie Strukturen erfassen. Stenosen der Gallengänge können mit der MRC problemlos nachgewiesen und lokalisiert werden.

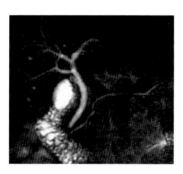

Abbildung 11.9 MRCP als T2-SS-FSE, dicke Schicht. Normale Weite und anatomisch regelrechte Darstellung der Gallengänge und des D. Wirsungianus. Die Gallenblase wird zum Teil durch das flüssgkeitsgefüllte Duodenum überlagert. Daneben vereinzelte winzige Leberzysten.

Obwohl die MRCP (bei geringerer räumlicher Auflösung) weitgehend dieselbe Bildinformation liefert wie die ERCP, ist ihre Spezifität bei malignen Strikturen der Gallenwege vergleichsweise gering. Die endoskopische Diagnostik bietet neben der Kontrastmittelinjektion weitere Möglichkeiten wie die Cholangioskopie, den intraduktalen Ultraschall und die Gewebsentnahme, die ihr erhebliche Vorteile im Nachweis eines Malignoms verschaffen. Um diesen Nachteil wenigstens teilweise zu kompensieren, sollte die MRCP immer in Kombination mit der MRT der umgebenden Organe (Leber und Pankreas) durchgeführt werden, um einen stenosierenden Tumor nicht zu übersehen.

Eine spezielle Indikation zur MRC stellt die primär sklerosierende Cholangitis (PSC) dar. Ergänzend zu den typischen Signalalterationen der Periportalfelder in der MRT deckt die MRC bei dieser Erkrankung periphere Gangerweiterungen auf, die bei der ERC infolge der Strikturen durch das Kontrastmittel gewöhnlich nicht erreicht werden. Dadurch lassen sich frühe periphere cholangiozelluläre Karzinome besser erfassen. An der Gallenblase zeigt die Adenomyomatose ein charakteristisches Erscheinungsbild in der MRC (Abb. 11.10). Des Weiteren erlaubt die MRC in Verbindung mit der kontrastverstärkten MRT eine Differenzierung von Cholesterolsteinen und echten Polypen.

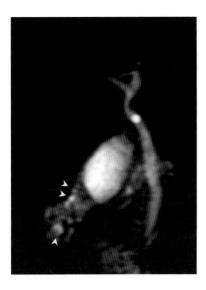

Abbildung 11.10 MRCP als T2-SS-FSE, dicke Schicht, Schrägprojektion. Adenomyomatose der Gallenblase mit typischer Erweiterung der Aschhoff-Rokitansky-Sinus.

Eine wichtige Ausweichmöglichkeit bietet die MRCP bei postoperativen Zuständen, bei denen eine ERCP entweder nicht möglich oder nicht ratsam ist, z. B. Billroth-II-Magenresektion mit langer zuführender Schlinge, biliodigestive Anastomosen nach Whipple-Operation bzw. Pankreatikojejunostomie oder Anastomosenkomplikationen nach Lebertransplantation. Bei unmöglicher ERCP wird eine Optimierung der Darstellung durch die (relativ kostspielige) Gabe von Sekretin und eines negativen oralen Kontrastmittels (z. B. Lumirem) empfohlen.

Für die Durchführung einer MRCP als Ausschlussverfahren sind Patienten geeignet, bei denen eine Gallenwegserkrankung eher unwahrscheinlich ist und denen das Komplikationsrisiko einer ERCP erspart werden soll. Beispielhaft für diese Indikation ist das so genannte Postcholezystektomie-Syndrom. Durch die Verwendung gallegängiger Kontrastmittel (z. B. Gd-EOB-DTPA-Multihance) wird die Bedeutung der MRC in der Zukunft noch weiter ansteigen, da sich mit diesen Substanzen Extravasate nach Eingriffen an den Gallenwegen direkt nachweisen lassen und eine bessere Einschätzung der funktionellen Bedeutung von Stenosen möglich wird.

11.3 Pankreas

11.3.1 Fehlbildungen

Die häufigste, im Erwachsenenalter diagnostizierte Fehlbildung ist das Pancreas divisum. Dabei drainiert der dorsale Pankreasgang in die Papilla duodeni minor, die zur Stenosierung neigt. Die hypoplastische ventrale Ganganlage mündet zusammen mit dem D. choledochus in die Majorpapille. Die MRT inklusive MRCP weist sowohl die Anomalie als auch Komplikationen im Sinne von Abflussbehinderungen und chronisch-entzündlichen Veränderungen nach.

11.3.2 Akute Pankreatitis

Die CT ist das Standardverfahren bei mangelhafter sonographischer Beurteilbarkeit des Pankreas und in allen Fällen schwerer oder fortschreitender Verlaufsformen der akuten Pankreatitis. Sie dient zur Stadieneinteilung der Erkrankung und ist zur Erkennung bestimmter Komplikationen wie Kalkseifenbildung oder Superinfektion von Nekrosen besser geeignet als die MRT. Zum direkten Steinnachweis ist die CT nur begrenzt geeignet, eine Gangerweiterung ist jedoch meist erkennbar. Zur weiterführenden Diagnostik bei biliärer Pankreatitis wird unter stationären Bedingungen aufgrund der therapeutischen Option die ERCP der MRCP vorgezogen.

11.3.3 Chronische Pankreatitis

Die Kombination aus MRT und MRCP dient als weiterführende Untersuchung und zeigt die Organatrophie des Pankreas, Pseudozysten sowie Kaliberschwankungen und Nebengangerweiterungen des D. pancreaticus. Zur Parenchymbeurteilung und zum Nachweis von Pseudozysten sind die Magnetresonanzverfahren aussagekräftiger als die diagnostische ERP (endoskopische retrograde Pankreatikographie).

11.3.4 Pankreasneoplasien

Die MRT besitzt ein hohes Potential zur Erkennung von Pankreasneoplasien und kann zur Problemlösung bei unklarem CT-Befund, zur näheren Charakterisierung zystischer Läsionen, aber auch als primäres Verfahren zum Tumorausschluss eingesetzt werden. Im Vergleich zur CT erzielt die MRT-Untersuchung einen besseren Gewebekontrast bei fokalen Läsionen und eine kontrastreichere Gangdarstellung in der T2-Wichtung. Dies hat Vorteile im Nachweis kleiner, noch resektabler Karzinome. Erhaltene Gangstrukturen innerhalb einer Raumforderung sind ein Abgrenzungskriterium gegen entzündliche Pseudotumoren.

Die MRT ist zur Differenzierung von Zysteninhalt der CT deutlich überlegen. Bei zystischen Pankreasläsionen besteht eine erhöhte Inzidenz maligner Veränderungen und zwar nicht nur in den Zysten selbst, sondern im gesamten Pankreasorgan. Bei Patienten über 70 Jahre sind etwa 60 % aller Pankreaszysten maligne. Insbesondere sind Zysten suspekt, die Muzin enthalten oder bei Verlaufskontrollen an Größe zunehmen. Hypodense Areale durch fokale Fetteinlagerungen können im CT einen Tumor vortäuschen. Durch die bessere Kontrastauflösung der MRT und insbesondere die Technik der Chemicalshift-Bildgebung ist in diesen Fällen oft ein zuverlässiger Tumorausschluss möglich. Eine fokale oder globale Zunahme des Organdurchmessers ohne Entzündungssymptome und ohne eindeutigen Herdbefund im CT sollte ebenfalls durch ein MRT weiterführend beurteilt werden.

11.4 Milz

In der Diagnostik von Milzveränderungen gibt es keine primäre Indikation zur MRT, da die Beurteilung im Ultraschall in der Regel ausreichend ist. Die neuen Bildgebungstechniken der MRT sind jedoch zur Darstellung der meisten Milzpathologien hervorragend geeignet und spielen daher eine immer wichtigere Rolle zur näheren Charakterisierung von Milzläsionen. Die gesunde Milz hat längere Relaxationszeiten als die Leber und erscheint daher in T1-gewichteten Sequenzen dunkler, in T2-gewichteten heller als das Leberparenchym.

11.4.1 Benigne Läsionen

Bei fokalen Veränderungen handelt es sich meist um Zysten, alte Hämatome oder Hämangiome. Letztere können an der Milz zu Spontanrupturen führen. Vaskuläre Läsionen wie Infarkte oder kleine Hämorrhagien haben im MRT oft ein charakteristischeres Erscheinungsbild als im CT. Eine diffuse Hämangiomatose der Milz ist mit dem Klippel-Trénaunay-Weber-Syndrom assoziiert, Milzhamartome mit der tuberösen Hirnsklerose (M. Bourneville-Pringle). Obwohl die Signalcharakteristika von Hamartomen im MRT bekannt sind, ist eine Abgrenzung gegen maligne Veränderungen nicht sicher möglich. Fokale Signalminderungen der Milz in der T2-Wichtung durch Hämosiderinablagerungen (Gamna-Gandy bodies) sieht man in 9%–12% von Patienten mit portaler Hypertension. Bei der Hämosiderose und bei extramedullärer Hämatopoese zeigt die Milz eine diffuse Signalminderung durch Eisenablagerungen.

11.4.2 Maligne Läsionen

Wichtig ist der Ausschluss eines sekundären Tumorbefalls vor Einleitung einer potentiell kurativen Therapie bei Malignomen. Hier kommt die MRT als weiterführendes Verfahren in unklaren Fällen zum Einsatz. Unter den sekundären malignen Milztumoren ist das Lymphom am häufigsten. Die Relaxationszeiten der Lymphome ähneln denen des normalen Milzparenchyms und etwa 30% führen nicht zur Splenomegalie. Dies erschwert die Erkennung im Nativbild. Eine Kontrastmittelgabe ist daher obligat. Der Lymphombefall kann grob nodulär, miliar oder diffus sein. Besonders Letzteres bereitet diagnostische Schwierigkeiten, bei denen der Einsatz supraparamagnetischer Eisenoxid-Kontrastmittel (SPIO) weiterhelfen kann. Diese reichern sich nach intravenöser Verabreichung im Makrophagen-Phagozyten-Sytem (MPS) an, was zu einem Signalverlust des normalen Milzgewebes durch T2-Dephasierung führt. Das Fremdgewebe nimmt das Kontrastmittel nicht auf und erscheint daher heller. Milzmetastasen von Organkarzinomen sind in der Regel Ausdruck eines fortgeschrittenen Leidens. Primäre Milztumoren gehören zu den absoluten Raritäten.

11.5 Intestinaltrakt

Aufgrund des hohen Weichteilkontrasts mit der Möglichkeit der Fettsignalunterdrückung ist die MRT heute das Verfahren der ersten Wahl zur Darstellung perianaler bzw. anorektaler Fisteln und Abszesse. Unter Verwendung moderner hochauflösender Techniken bietet die MRT Vorteile im lokalen T-Staging des Rektumkarzinoms.

Die Rolle der MRT am übrigen Gastrointestinaltrakt ist dagegen noch nicht endgültig etabliert. Während die Röntgenuntersuchungen des Magens und des Colonrahmens im Doppelkontrast durch die endoskopischen Verfahren weitgehend verdrängt worden sind, hat sich die Dünndarm-Doppelkontrastdarstellung nach Sellink bisher eine diagnostische

Nische erhalten. Die Schnittbildpathologie des Intestinaltrakts ist schon seit langem ausführlich dokumentiert. Die Entwicklung von MRT-Untersuchungstechniken des Dünn- und Dickdarms in reproduzierbarer Qualität wurde jedoch erst mit der Entwicklung der ultraschnellen MR-Bildgebung möglich. Anders als bei der virtuellen CT-Koloskopie, die als negatives Kontrastmittel ein Gas (CO_2) verwendet, erfolgt die Distension des Darmlumens bei der MRT-Darstellung durch reines Wasser, welches je nach verwendeten MR-Pulssequenzen sowohl einen positiven als auch einen negativen Kontrast liefern kann. In der T1-Wichtung wird ein Negativkontrast durch die intravenöse Gabe eines paramagnetischen Kontrastmittels noch verstärkt (Dark-lumen-Technik). Hypervaskularisierte, exophytische Läsionen lassen sich so besser von intraluminalen Stuhlresten bei unvollständiger Darmreinigung differenzieren. Die Instillation des Wassers in den Darm und die Aufweitung der Darmabschnitte lässt sich mit Single-shot-RARE-Sequenzen nahezu in Echtzeit verfolgen (sog. MR-Fluoroskopie – Abb. 11.11); so lassen sich gezielte Bildserien zum Zeitpunkt der optimalen Füllung erstellen. Als Bright-lumen-Technik bezeichnet man die Kolondarstellung mittels Instillation gadoliniumhaltiger Kontrastmittel in den Darm. Aufgrund des hohen Kontrastunterschieds zur Umgebung eignet sich diese Technik besser zur computergestützten Nachverarbeitung (virtuelle Koloskopie).

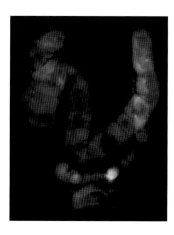

Abbildung 11.11 T2-SS-FSE, dicke Schicht. Darstellung des Kolonrahmens während der Füllungsphase einer MR-Kolonographie.

11.5.1 MR-Enteroklysma

Hier wird dem Leitungswasser ein Quellmittel zugefügt (Methylzellulose, Guarkernmehl o. Ä.) welches analog der konventionellen Dünndarm-Röntgenuntersuchung nach Sellink über eine jenseits des Treitzschen Bands platzierte Dünndarmsonde in das Jejunum instilliert wird. Die Technik ist im Prinzip dieselbe wie bei der Röntgenmethode. Der Nachteil der fehlenden Palpationsmöglichkeit im MR-Scanner wird durch die überlagerungsfreie und mehrdimensionale Darstellung ausgeglichen. Mit Real-time- oder Cine-SSFP-Sequenzen lässt sich die Peristaltik beobachten, um Adhäsionen und Passagehindernisse besser zu erkennen. Zudem erlaubt die MRT, anders als die Projektionsradiographie, eine direkte Beurteilung der Darmwand (Abb. 11.12). Die räumliche und zeitliche Auflösung der durchleuchtungsgestützten Röntgenmethode wird allerdings nicht erreicht. Dies ist insbesondere bei der Suche nach einer intestinalen Blutungsquelle von Nachteil. Bei dieser Fragestellung wird die konventionelle Röntgenmethode nach Sellink allerdings inzwischen durch die Videokapselendoskopie ersetzt.

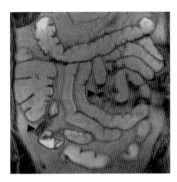

Abbildung 11.12 MR-Enterographie (2D-FIESTA cor.). Nachweis segmental eng gestellter Dünndarmabschnitte (Pfeilspitzen) ohne wesentliche Passagebehinderung.

Da es sich bei der häufigsten Indikation M. Crohn meist um junge Patienten handelt, ist die durch das MRT eingesparte Strahlendosis nicht ohne Bedeutung. Um die für den Patienten unangenehme, durchleuchtungsgestützte Einbringung der Duodenalsonde zu umgehen, wird von einigen Autoren eine per os zu verabreichende Quellmittelpräparation vorgeschlagen. Diese führt zu einer weniger effektiven Darmdistension, was eine Beeinträchtigung der Erkennbarkeit von Läsionen befürchten lässt, wenngleich dies bisher nicht nachgewiesen wurde. Über die Indikationen des MR-Enteroklysmas besteht noch kein Expertenkonsens, wenngleich das Verfahren insbesondere beim Morbus Crohn in zahlreichen Institutionen bereits die erste Wahl darstellt. Der Vorteil besteht bei dieser Erkrankung u. a. in der Darstellung entzündlich veränderter mesenterialer Lymphknoten, dem sensitiven Nachweis von Fistelgängen und der Differenzierung entzündlicher und fibrotischer (operationspflichtiger) Stenosen durch Cine-SSFP-Sequenzen. Eine weitere Anwendung des MR-Enteroklysmas ist die Suche nach Dünndarmtumoren, wobei aufgrund der Seltenheit dieser Befunde eine abschließende Beurteilung der Methode im Vergleich zur CT nicht möglich ist. Bei Dünndarmobstruktionen unklarer Genese kann die MR-Enterographie zur Lösung spezieller diagnostischer Probleme eingesetzt werden.

11.5.2 Dark-lumen-MR-Kolonographie

Aus den unterschiedlichen, in der Literatur angegebenen Techniken zur Darstellung des Colons im MRT hat sich die Dark-lumen-MR-Kolonographie als diejenige mit der höchsten Aussagefähigkeit herausgestellt. Das Verfahren eignet sich, anders als die auf rektal appliziertem, gadoliniumhaltigem Kontrastmittel basierenden, helllumigen Techniken, auch zur Beurteilung der Darmwand und ihrer Umgebung (Abb. 11.13) und somit zum Nachweis entzündlicher Affektionen. Die Sensitivität der helllumigen MR-Kolonographie beträgt für Polypen ab 10 mm Größe über 90%, die Spezifität nahezu 100%. Die Dark-lumen-Technik dürfte aufgrund des zusätzlichen Kriteriums der Kontrastmittelanreicherung den Nachweis von Polypen eher noch verbessern. Bei 5 mm großen Polypen fällt die Nachweisgenauigkeit gegenüber der Kolonoskopie deutlich ab. Geht man jedoch davon aus, dass erst ab 10 mm Durchmesser ein Entartungsrisiko von mehr als 1% gegeben ist, eignet sich die Methode durchaus als Ergänzung zur kolonoskopischen Früherkennungsstrategie des kolorektalen Karzinoms. Polypen und Karzinome in Darmabschnitten, die kolonoskopisch nicht einsehbar sind, können so nachgewiesen werden. Als Alternative bietet sich das Verfahren auch bei Patienten an, die die Kolonoskopie ablehnen oder nicht tolerieren. Unter Berücksichtigung der Wachstumsgeschwindigkeit der Polypen sollte die MR-Kolonographie zu Vorsorgezwecken in kürzeren Abständen als die

Koloskopie, nämlich alle drei bis fünf Jahre, eingesetzt werden. Voraussetzung für die optimale Untersuchung und Grundlage der virtuellen Koloskopie ist wie auch bei der CT-Kolonographie eine gründliche Darmreinigung. Es konnte jedoch gezeigt werden, dass durch eine vorhergehende, fraktionelle, orale Einnahme einer Bariumsulfatsuspension in den meisten Fällen eine befriedigende Signalunterdrückung der Faeces bei der Dark-lumen-MR-Kolonographie erzielt werden kann. Man bezeichnet dieses Vorgehen als Stuhlmarkierung (fecal tagging). Mit diesem Vorgehen kann man den Patienten die Unannehmlichkeit der Abführmaßnahmen ersparen.

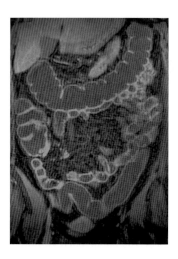

Abbildung 11.13 3D-LAVA + KM cor. Kontrastmittelanreicherung der nicht verdickten Darmwand bei der Dark-lumen-MR-Kolonographie.

11.5.3 Rektumkarzinom

Die T2-gewichtete Dünnschicht-MRT mit Phased-array-Oberflächenspulen erlaubt mit hoher Genauigkeit die Darstellung der mesorektalen Faszie und die Lagebeziehung des Tumors zu ihr. Bei der kontinenzerhaltenden, totalen mesorektalen Exzision ist dies die kritische Resektionsgrenze. In den neuesten Studien war die MRT dem CT in Bezug auf eine korrekte Beurteilung einer Infiltration der mesorektalen Faszie unter Einsatz der o. g. Technik überlegen. Problematisch ist mit beiden Verfahren die korrekte Vorhersage des Lymphknotenstatus. Des Weiteren ist die MRT der Beckenregion zur Differenzierung einer Tumorprogression von unerwünschten Wirkungen der Strahlentherapie geeignet. Über den routinemäßigen Einsatz der MRT in der Nachsorge besteht jedoch bisher kein Konsens.

11.5.4 Perianale Fisteldarstellung

Die konventionelle, projektionsradiographische Fistulographie im Perianalbereich gestattet keine Beurteilung der Lagebeziehung zu wichtigen anatomischen Strukturen, zeigt häufig nicht die gesamte Ausdehnung der Fistelgänge und kann die inneren Öffnungen der Fistelgänge oft nur unzureichend lokalisieren. Zudem ist die Untersuchung unangenehm, teilweise auch schmerzhaft. Sie ist daher als obsolet zu betrachten. Auch die endoanale Sonographie oder die MRT mit der Endorektalspule bereiten bei diesem Krankheitsbild Akzeptanzprobleme und sind von limitierter Aussagekraft.

Die MRT mit hochauflösenden Phased-array-Oberflächenspulen gestattet eine schmerzlose, nicht invasive und schnelle Untersuchung. Die MRT liefert Aussagen über die Lokalisation und Anzahl der Fistelgänge, Verzweigungen oder Abszesse und die für den Operateur besonders wichtige Ausdehnung über die Levatorebene. Die Untersuchung mit Kontrastmittelgabe ermöglicht eine Beurteilung der Entzündungsaktivität sowie anhand der computergestützten Nachbearbeitung eine multiplanare und dreidimensionale Darstellung der Fistelgänge (Abb. 11.14). Die MRT-Untersuchung kann daher als der heutige Goldstandard zur Darstellung perianaler Fisteln betrachtet werden.

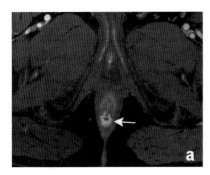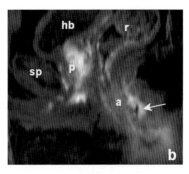

Abbildung 11.14 3D-LAVA ax. (**a**). Sagittale MPR (**b**). Perianale Fistel bei 6.00 Uhr in Steinschnittlage (Pfeil). Sp = Symphysis pubica, hb = Harnblase, p = Prostata, r = Rectum, a = Analkanal.

11.6 Nebennieren

11.6.1 Adenom vs. Metastase

Die MRT wird hauptsächlich zur näheren Charakterisierung einer bereits bekannten Raumforderung der Nebenniere, insbesondere zur Differenzierung einer Metastase von einem Adenom, durchgeführt. Dies ist vor allem bei Patienten mit bekannten Tumorleiden von Bedeutung, denn die Wahrscheinlichkeit einer Metastase bei einer adrenalen Raumforderung liegt ohne den Nachweis eines Primärtumors a priori nur bei 1–3%. Hormonell inaktive Adenome der Nebennierenrinde (NNR) finden sich dagegen bei ca. 5% der Gesamtbevölkerung und werden überwiegend als inzidentelle Befunde bei CT-Untersuchungen entdeckt. Im CT stellen sie zumeist kein diagnostisches Problem dar. Typischerweise sind sie unilateral, kleiner als 3 cm und zeigen aufgrund ihres Lipidgehalts im Nativ-CT Dichtewerte unter 15 HE. Bei diesem Verhalten kann ein Malignom mit einem negativen Vorhersagewert von nahezu 100% ausgeschlossen werden. Allerdings zeigen bis zu 30% der NNR-Adenome höhere Dichtewerte im CT.

Die MRT-Diagnose eines NNR-Adenoms beruht ebenfalls auf dem Nachweis des Lipidgehalts. Hier macht man sich das Phänomen zunutze, dass an Kohlenstoff gebundene Wasserstoffatome bei gleicher Magnetfeldstärke geringere Resonanzfrequenzen aufweisen als an Sauerstoff gebundene. Zwischen Fett- und Wassersignalen besteht daher eine Phasenverschiebung von 225 Hz bei einer Feldstärke von 1,5 Tesla. Dies bezeichnet man als chemical shift. Da die räumliche Zuordnung der Spins auf der Resonanzfrequenz beruht, erreicht man in T1-gewichteten Gradientenechosequenzen bei bestimmten Echozeiten (TE) eine Subtraktion von Fett- und Wasserresonanzen aus demselben Volumenelement. Bei der Chemical-shift-Bildgebung (CSI = chemical shift imaging) wird eine T1-Gradientenechosequenz mit zwei verschiedenen Echozeiten erstellt, bei denen sich die Fett- und Wasserresonanzen addieren (in Phase schwingen) bzw. subtrahieren (gegen die Phase schwingen). Ein Signalverlust in den gegenphasierten Sequenzen beweist dabei die Gegenwart von Lipiden im untersuchten Volumen (Abb. 11.15). Bei Läsionen mit einer Dichte von unter 30 HE im CT ist das CSI 100 % spezifisch im Adenomnachweis. Dies bedeutet, dass die MRT bei unklarem CT-Befund noch einige Adenome „herausfischen" kann. Läsionen, die im CT dichter sind als 30 HE, enthalten in der Regel keine mittels CSI nachweisbaren Fettanteile mehr. Hier sollte zur Diagnosesicherung eine FDG-PET oder die Biopsie erfolgen. Andere fetthaltige Nebennierentumoren wie Myelolipome enthalten makroskopisch erkennbare Ansammlungen von univakuolären Fettzellen und sind daher in CT und MRT leicht zu differenzieren.

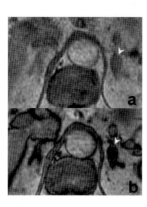

Abbildung 11.15 Gradientendoppelechosequenz mit Fett- und Wasserresonanzen in Phase (**a**) und gegen Phase (**b**). Nebennierenrindenadenom links (Pfeilspitzen) mit deutlichem Signalverlust in den gegenphasierten Sequenzen.

Ein weiteres diagnostisches Kriterium für das NNR-Adenom, das sich sowohl im CT als auch im MRT anwenden lässt, ist der frühzeitige Dichte- bzw. Signalabfall nach intravenöser Kontrastmittelgabe (Auswaschphänomen). Ein Rückgang von mindestens 60 % 15 min nach Injektionsbeginn ist 86 % sensitiv und 92 % spezifisch für ein Adenom. Eine Nebennierenläsion, die auf kontrastverstärkten CT-Bildern eine Dichte unter 30 HE aufweist, ist nahezu mit Sicherheit als Adenom anzusehen.

11.6.2 Cushing-Syndrom

Die Unterscheidung eines zentralen M. Cushing von einem adrenalen Cushing-Syndrom kann schnell und effektiv mit der Schnittbilddiagnostik erfolgen, indem entweder eine bilaterale Nebennierenrindenhyperplasie oder ein umschriebener Nebennierentumor nachgewiesen wird. CT und MRT sind hierzu gleichermaßen geeignet.

11.6.3 Conn-Syndrom

Beim Conn-Syndrom findet man in zwei Drittel der Fälle ein NNR-Adenom, bei 25 % eine bilaterale NNR-Hyperplasie. Die Nachweisempfindlichkeit im CT beträgt nach älteren Daten mindestens 70 %, dürfte aber an modernen Multislice-Geräten höher liegen.

Falsch positive Befunde sind zu vernachlässigen. Da die Conn-Adenome meistens nicht sehr groß sind, hatte die CT wegen der höheren Ortsauflösung früher Vorteile gegenüber der MRT. Bei der Verwendung von Phased-array-Oberflächenspulen und Untersuchung in Atemstillstand trifft dies jedoch nicht mehr zu (Abb. 11.16). Insbesondere bei adipösen Patienten ist der Signal-Rausch-Abstand der Bilder im MRT oft besser als im CT.

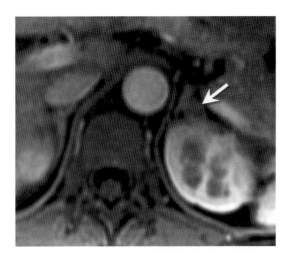

Abbildung 11.16 3D-LAVA + KM. Conn-Adenom der linken Nebenniere (Pfeil).

11.6.4 Phäochromozytom

Das Phäochromozytom und andere Paragangliome haben im MRT ein charakteristisches Erscheinungsbild – signalreich in der T2-Wichtung, starke Anreicherung in der T1-Wichtung nach Kontrastmittelgabe. Dies erleichtert insbesondere die Tumorsuche bei extraadrenalem Vorkommen. Dieses Signalverhalten ist jedoch nicht spezifisch für das Phäochromozytom, sondern kommt auch bei anderen Tumorarten vor. Bei laborchemischen Hinweisen auf ein Phäochromozytom und negativem MRT erfolgt die weitere Diagnostik mit nuklearmedizinischen Verfahren.

11.7 Nieren

11.7.1 Nierenzellkarzinom

Mit Hilfe von Sonographie und Computertomographie wird der größte Anteil der Nierenkarzinome in prognostisch günstigen Frühstadien entdeckt. Dies ist für die Letalität dieses Tumorleidens von größter Bedeutung, da einerseits keine spezifischen Frühsymptome existieren und andererseits die einzige kurative Therapie in der vollständigen Entfernung des Tumors besteht. Obwohl das Nierenzellkarzinom nur ca. 2–3 % aller Malignome im Erwachsenenalter ausmacht, stellt es etwa 85 % aller malignen Primärtumoren der Niere. Trotz intensiver Forschung auf diesem Gebiet existieren bislang keine absolut zuverlässigen Kriterien für eine Artdiagnose solider renaler Raumforderungen mit bildgebenden Verfahren, so dass jeder Nierentumor, der Kontrastmittel anreichert, bis zum Beweis des Gegenteils als maligne betrachtet werden muss. Die einzige Ausnahme stellt das Angiomyolipom dar. Hier genügt bereits der Nachweis geringster Fetteinschlüsse im Dünnschicht-Nativ-CT oder im MRT für eine spezifische Diagnose.

In zahlreichen Studien haben sich MRT und CT als gleichwertige Diagnoseverfahren beim Nierenkarzinom erwiesen. Unterschiede in der Nachweisempfindlichkeit sind zu vernachlässigen. In einigen Belangen gilt die MRT als der CT überlegen: Nachweis und die Ausdehnungsbeurteilung eines Tumorthrombus, Infiltration von parenchymatösen Nachbarorganen, Unterscheidbarkeit von Lymphknoten und nicht kontrastierten, kleinen Venen, Bestimmung des Ursprungs extrarenaler Raumforderungen (Abb. 11.17), Nachweis von Hämorrhagien. Die Vorhersage des UICC-Stadiums ist jedoch mit bis zu 86 % Treffsicherheit nicht genauer als im CT. Die MRT kann daher bei Kontraindikationen gegen jodhaltige Röntgenkontrastmittel oder bei Niereninsuffizienz als alternatives Verfahren eingesetzt werden. Als komplementäres Verfahren dient sie bei Unklarheiten im CT hinsichtlich des Nachweises, der Dignität, des Ursprungs oder des Ausbreitungsgrads einer Raumforderung. Mit dem zunehmenden Einsatz organerhaltender Techniken, einschließlich minimal-invasiver Verfahren wie der Thermoablation renaler Raumforderungen, steigt auch die Bedeutung einer nicht invasiven präoperativen Gewebecharakterisierung. Auf die vielfältigen Möglichkeiten der MRT sollte dabei nicht verzichtet werden.

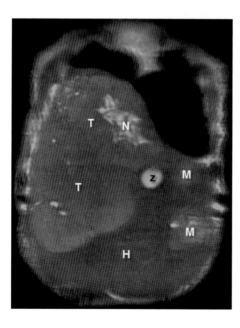

Abbildung 11.17 T2-FSE cor. Fortgeschrittenes Nierenzellkarzinom mit ausgedehnten subphrenischen und hepatischen Metastasen (T = Tumor, N = Nekrose, M = Metastasen, Z = Leberzyste, H = Leber).

11.7.2 Atypische Nierenzyste vs. zystische Neoplasie

Als atypisch bezeichnet man Zysten mit verdickten Wandanteilen, Septierungen, peripheren oder zentralen Verkalkungen oder anderen Binnenstrukturen. Außerdem gehören dazu Läsionen, die sich im CT nicht eindeutig als zystisch oder solide einordnen lassen (Dichte nativ > 20 HE, Dichteanstieg nach Kontrastmittelgabe fraglich bzw. unter 10 HE).

Mithilfe der MRT lassen sich viele dieser Läsionen als hämorrhagische oder proteinreiche Zysten ohne therapeutische Konsequenzen einordnen (Abb. 11.18). Kann auch die MRT einen malignen Charakter nicht ausschließen, werden die Zysten entweder als kontrollbedürftig oder als OP-pflichtige zystische Neoplasmen eingestuft.

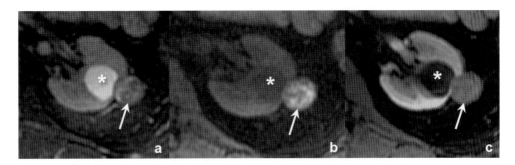

Abbildung 11.18 T2-FSE mit FATSAT (**a**), 3D-LAVA ax. nativ (**b**) und nach KM (**c**). Atypische Zyste (Pfeile) mit heterogenem Binnensignal in beiden Wichtungen. Nach KM-Gabe (**c**) kein messbarer Signalanstieg. Daneben sieht man eine typische intrarenale Zyste (*).

Bei der erworbenen polyzystischen Nierendegeneration finden sich sehr häufig atypische Zysten mit dichtem bzw. signalreichem Inhalt im CT und in T1-gewichteten MRT-Sequenzen. Da die Erkrankung mit einer Prädisposition zum Nierenzellkarzinom einhergeht, eignet sich die MRT als Ausschlussverfahren (Abb. 11.19). Der Einsatz der Bildgebung zum Tumorscreening ist angesichts der reduzierten Lebenserwartung der Patienten umstritten.

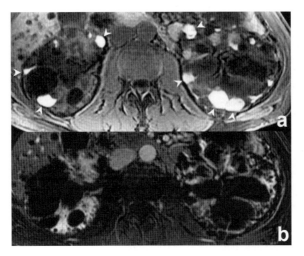

Abbildung 11.19 T1-GRE ax. nativ (**a**). Digitale Subtraktion nach KM-Gabe (**b**). Polyzystische Nierenerkrankung. In der nativen T1-Wichtung multiple, atypische hyperintense Zysten (Pfeilspitzen). Die Subtraktionstechnik (**b**) erlaubt den Ausschluss einer KM-Anreicherung unabhängig vom Ausgangssignal.

11.8 Ableitende Harnwege

11.8.1 Harnblase

Urothelkarzinom

Anders als bei den Urothelkarzinomen des oberen Harntrakts hat die Bildgebung in der Primärdiagnostik des Blasenkarzinoms, abgesehen von inzidentellen Befunden, eine nachgeordnete Bedeutung. Beim Leitsymptom der schmerzlosen Makrohämaturie ist die Zystoskopie das Verfahren der Wahl, wodurch sich nahezu 100 % der Blasenkarzinome diagnostizieren lassen. Bildgebende Verfahren werden zur Komplettierung des Stagings bei muskelinvasiven oder weiter fortgeschrittenen Harnblasenkarzinomen herangezogen. Diese Stadien machen allerdings nur etwa 15 % aus. Die meisten Blasentumoren wachsen oberflächlich im Schleimhautniveau.

Beim lokalen Staging des Blasenkarzinoms besitzt die MRT eindeutige Vorteile gegenüber der CT. Diese bestehen in der besseren Unterscheidbarkeit oberflächlicher und muskelinvasiver Tumoren in nativen T2-gewichteten Sequenzen und T1-gewichteten Sequenzen mit Kontrastmittel. Eine Wandüberschreitung (T3b) ist mit beiden Verfahren recht gut erkennbar, die Infiltration von Nachbarorganen oder der Beckenwand besser mit dem MRT. Auch eine ossäre Metastasierung ist besser mit dem MRT zu erkennen, weshalb diese Technik für das ergänzende Staging des Blasenkarzinoms nach transurethraler Resektion als Methode der Wahl angesehen wird. Durch eine zeitaufgelöste, dynamische MRT-Untersuchung mit Kontrastmittel kann die Staging-Treffsicherheit beim Harnblasenkarzinom noch gesteigert werden. Es lässt sich vor allem die Differenzierbarkeit von Tumor und Granulationsgewebe verbessern. Dies ist nach einer vorausgegangenen transurethralen Resektion zur Differenzierung von Resttumor und Narbe von großer Bedeutung (Abb. 11.20).

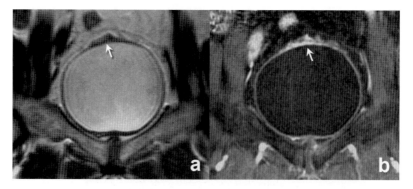

Abbildung 11.20 T2-FSE cor. (**a**). 3D-LAVA cor. + KM (**b**). Narbe im Blasendach (Pfeile) bei Z. n. transurethraler Resektion eines Harnblasentumors.

Das Lymphknotenstaging des Urothelkarzinoms mit Schnittbildverfahren ist dagegen unzuverlässig. Hier muss man mit bis zu 40 % falsch negativen Ergebnissen rechnen. Daher wird bei fortgeschrittenen Tumoren im Rahmen der radikalen Zystektomie eine pelvine Lymphadenektomie durchgeführt. Durch den Einsatz lymphotroper MR-Kontrastmittel und durch das PET-CT erhofft man sich in Zukunft eine Verbesserung der Vorhersage des N-Stadiums.

11.8.2 Nierenbeckenkelchsystem und Harnleiter

Urothelkarzinom

Die Primärdiagnostik und Verlaufskontrolle von Erkrankungen des Ureters beruht nahezu ausschließlich auf bildgebenden Verfahren. Als Referenz im Nachweis von Tumoren der oberen Harnwege und zur weiterführenden Diagnostik bei stummer Niere dienen invasivere Methoden wie die retrograde Pyelographie mit Exfoliativzytologie und in zweifelhaften Fällen die Ureterorenoskopie. Das Ausscheidungsurogramm war bis vor nicht allzu langer Zeit als nicht invasives diagnostisches Verfahren am oberen Harntrakt nahezu ohne Konkurrenz. Die Darstellung des Harnleiters und Nierenbeckenkelchsystems mittels CT und MRT hat jedoch aufgrund der technischen Neuerungen im letzten Jahrzehnt einen großen Aufschwung erfahren. Aufgrund der Seltenheit von Tumoren des oberen Harntrakts existieren allerdings kaum valide Daten zum Stellenwert dieser Verfahren. In neueren Studien zum Einsatz der Mehrphasen- und pyelographischen Mehrschicht-CT (MSCT) beim Nierenbecken- und Ureterkarzinom hat sich die MSCT mit Detektionsraten von 88–100 % als überlegene Methode gezeigt. Für das prätherapeutische Staging von Urotheltumoren des oberen Harntrakts sind die Ergebnisse allerdings weniger ermutigend. Für die CT als Verfahren der Wahl werden sehr variable Treffsicherheiten zwischen 35 und 88 % angegeben.

Mit der MRT gibt es kaum Erfahrungen an größeren Kollektiven, dies mag auch daran liegen, dass die gleichzeitige Untersuchung von Abdomen und Becken mit hochauflösenden Phased-array-Spulen noch einen deutlich höheren Aufwand erfordert als die MSCT. Aus theoretischen Erwägungen und den Erfahrungen aus bisherigen Beobachtungen sollte die Treffsicherheit des MRT an modernen Systemen mit der des MSCT vergleichbar sein.

MR-Urographie

Sofern eine Darstellung des oberen Harntrakts mit dem MRT zur Klärung eines Abflusshindernisses vorgenommen wird, sollte dies in Kombination mit einer Übersichtsdarstellung des Hohlraumsystems erfolgen. Hierzu gibt es in der MR-Bildgebung prinzipiell zwei Möglichkeiten, die auch in Kombination eingesetzt werden können.

Exkretorische (dynamische) MR-Urographie (Abb. 11.21): Darstellung der renalen Ausscheidung paramagnetischer Kontrastmittel (analog dem Ausscheidungsurogramm in der konventionellen Radiologie) mit T1-gewichteten, schnellen Gradientenechosequenzen. Die Distension des Hohlraumsystems kann erforderlichenfalls durch die Gabe von Schleifendiuretika verbessert werden. Folgende Eigenschaften sprechen für den Einsatz des Verfahrens:

- keine ionisierende Strahlung,
- Darstellung des nicht erweiterten oberen Harntrakts,
- Differenzierung komplette/inkomplette Obstruktion bei Abflusshindernis,
- kombinierbar mit MR-Nierenfunktionsstudien.

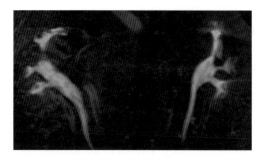

Abbildung 11.21 3D-FSPGR 7 min nach i.v. Injektion eines Gadoliniumchelats. MIP-Rekonstruktion der Hohlraumsysteme während der KM-Exkretion.

Hydrographische (statische) MR-Urographie (Abb. 11.22): Hier handelt es sich um die Darstellung des freien Wassers im Hohlraumsystem mit stark T2-gewichteten Sequenzen. Die Vorteile dieser Methode sind:

- extrem kurze Messzeiten,
- kein Kontrastmittel, kein parenteraler Zugang nötig,
- Lokalisation des Abflusshindernisses auch bei stummer Niere.

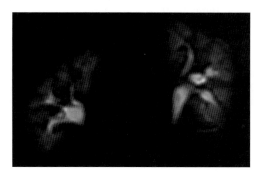

Abbildung 11.22 Dünnschicht-MIP einer T2-SS-FSE-Sequenz. Die flüssigkeitsgefüllten Nierenbeckenkelchsysteme kommen durch den T2-Kontrast signalreich zur Abbildung.

Die wichtigste Einschränkung der statischen MRU besteht in der fehlenden Aussage zur Ausscheidungsfunktion und den Abflussverhältnissen. Aufgrund der vollständigen Non-Invasivität und schnellen Durchführbarkeit wird das Verfahren dennoch in der pädiatrischen Radiologie zunehmend für die Suche nach Fehlbildungen der ableitenden Harnwege eingesetzt (Abb. 11.23). Die ursächliche Klärung einer Obstruktion gelingt durch eine MRU nur etwa in zwei Drittel der Fälle. Die MR-Urographie kann ferner als Ausweichmethode zur Darstellung der ableitenden Harnwege bei Allergien gegen Röntgenkontrastmittel, bei Niereninsuffizienz oder zur Vermeidung toxischer Kontrastmittelnebenwirkungen bei Transplantatnieren (statische MRU) empfohlen werden. Bei einer Harnstauung infolge Urolithiasis eignet sie sich allerdings nur bedingt. Zur Steinsuche ist die Nativ-Spiral- oder Multislice-CT das Verfahren der ersten Wahl.

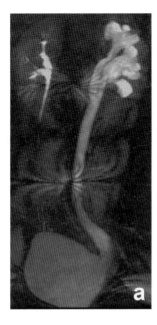
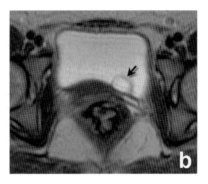

Abbildung 11.23 Exkretorische MR-Urographie (**a**). Doppelanlage der linken Niere mit adrenalem Ureter fissus und Harnstauung 4. Grades. T2-FSE ax. (**b**). Obstruktion des linken Ureterostiums bei kongenitaler Ureterozele (Pfeil).

11.9 Prostata und Samenblasen

11.9.1 Prostatakarzinom

Tumornachweis

Der Nachweis des organbegrenzten Prostatakarzinoms ist selbst unter Einsatz aller verfügbaren diagnostischen Verfahren schwierig. Tatsächlich gehört das Prostatakarzinom zu den Organtumoren, für die keine zur Früherkennung optimal geeignete Methode existiert. Die meisten radikal operierten Prostatakarzinome waren vorher rektal-digital nicht zu ertasten. Mit einem PSA-Schwellenwert von 4 ng/ml werden 82 % der Karzinome bei unter 65-Jährigen und 65 % bei über 65-Jährigen nicht erfasst. Bei der Sextantenbiopsie werden bis zu 30 % aller Karzinome nicht erfasst. Der korrekte Malignitätsgrad (Gleason-Score) wird durch die Biopsie nur in 31–58 % vorhergesagt. Lokalisation außerhalb der peripheren Zone (ca. 30 %), geringe Größe oder diffuses Wachstum, mangelnder Kontrastunterschied zum umgebenden, oft hyperplastisch veränderten Prostatagewebe, erschweren die Detektierbarkeit der Karzinome mit bildgebenden Verfahren. Die CT hat aufgrund ihrer mangelnden Kontrastauflösung keinen Stellenwert beim lokal begrenzten Prostatakarzinom. Der transrektale Ultraschall (TRUS) dient nach enttäuschenden Ergebnissen in der Primärdiagnostik vor allem als Sichtkontrolle bei der Biopsie und zur lokalen Ausbreitungsdiagnostik.

Die MRT unter Verwendung T2-gewichteter Sequenzen und hochauflösender endorektaler oder Phased-array-Oberflächenspulen liefert derzeit von allen bildgebenden Verfahren die detaillierteste anatomische Darstellung der zonalen Anatomie der Prostata (Abb. 11.24) und hat das höchste Potential zur Erkennung organbegrenzter Prostatakarzinome. Das diagnostische Kriterium ist dabei eine fokale Hypointensität der peripheren Zone in T2-gewichteten Sequenzen (Abb. 11.25). Da sich auch Hämatome oder Narben in der T2-Wichtung signalarm darstellen können, ist auch diese Methodik wegen einer zu hohen Anzahl falsch positiver Befunde als Screeningverfahren nicht optimal geeignet. Der MRT-Einsatz empfiehlt sich jedoch bei Patienten mit erhöhter PSA, bei denen eine oder mehrere TRUS-gestützte Biopsieserien keinen Karzinomnachweis erbracht haben. Zwischen einer Biopsie und dem MRT sollten mindestens drei Wochen vergehen, da die Differenzierung eines Karzinoms von Hämatomen (Abb. 11.26) bzw. Narben (Abb. 11.27) Schwierigkeiten bereitet. Additive Spezialuntersuchungen wie die MR-Spektroskopie und die dynamische kontrastverstärkte MRT sollen die Treffsicherheit verbessern (Abb. 11.28) und werden derzeit intensiv erforscht.

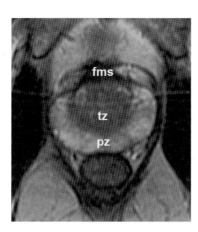

Abbildung 11.24 T2-FSE ax. Zonale Prostataanatomie im mittleren Lebensalter: signalreiche periphere Zone (pz). Leichte Hyperplasie der Transitionalzone (tz). Signalarmes fibromuskuläres Stroma (fms) im anterioren Drüsenanteil.

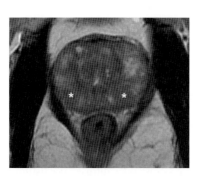

Abbildung 11.25 T2-FSE ax. Signalarme Herdbefunde (*) in der peripheren Zone beider Prostataseitenlappen bei Prostatakarzinom T2b.

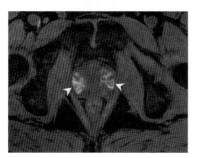

Abbildung 11.26 3D-LAVA ax. nativ. Hämorrhagien in beiden Prostataseitenlappen, neun Tage nach transrektaler Biopsie (Pfeilspitzen).

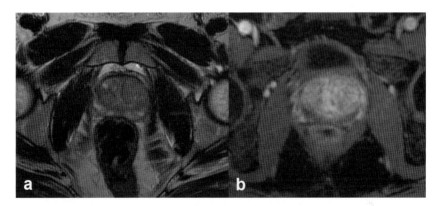

Abbildung 11.27 T2-FSE ax. (**a**), 3D-LAVA + KM ax. (**b**). Schlierige Signalminderungen in der T2-Wichtung und Minderperfusion der peripheren Zone nach KM-Gabe bei chronischer Prostatitis.

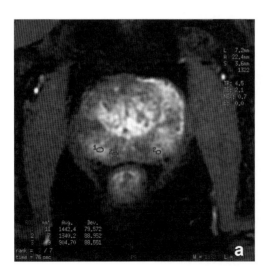

Abbildung 11.28 3D-LAVA ax. (**a**), dynamische KM-Studie der Prostata (gleicher Patient wie in Abb. 11.25). Die Zeitintensitätsprofile (**b**) über den Herden in der peripheren Zone zeigen nach KM-Gabe einen früheren und stärker ausgeprägten Signalanstieg als das gesunde Gewebe. Zudem findet sich ein Signalabfall in den späteren Bildserien (Auswascheffekt).

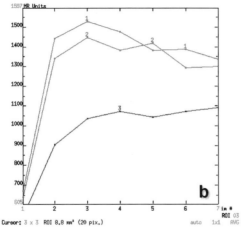

Ausbreitungsdiagnostik

Die MRT-Untersuchung mit der Endorektalspule hat sich in der Erkennung eines organüberschreitenden Tumorwachstums als dem transrektalen Ultraschall überlegen erwiesen. Die Sensitivitäten der MRT werden mit 70–99 %, die Spezifitäten mit 75–85 % angegeben. Eine mikroskopische Kapselüberschreitung kann auch mit der MRT nicht erfasst werden. Durch verbesserte OP-Verfahren gelingt es jedoch zunehmend, auch in frühen pT3a-Stadien tumorfreie Resektionsränder zu erzielen, wodurch sich die Prognose der Patienten der des pT2-Stadiums annähert. Darüber hinaus ist die endorektale MRT sehr sensitiv (85–95 %) im Nachweis der prognostisch ungünstigen Samenblaseninvasion (T3b). Die Untersuchung mit der Endorektalspule ist nicht für alle Patienten gleichermaßen geeignet. An modernen Geräten mit Mehrkanal-phased-array-Oberflächenspulen und paralleler Bildgebung ist jedoch eine ähnlich hohe Detailerkennbarkeit erreichbar (Abb. 11.29). Weitere Indikationen für einen lokalen Einsatz der MRT sind alle symptomatischen Prostatakarzinome. Bei Patienten mit einem hohen Risiko für eine lokal invasive oder metastatische Erkrankung (PSA > 12 ng/ml, Gleason Score 8–10) und solchen mit lokal fortgeschrittenen Tumoren (> T2) bei der klinischen Erstdiagnose ist ein komplettes TNM-Staging angezeigt.

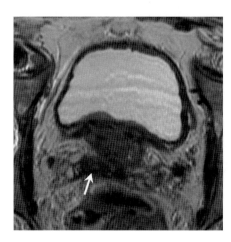

Abbildung 11.29 T2-FSE ax. Prostatakarzinom T3b. Invasion der Samenblasen durch signalarmes Tumorgewebe (Pfeil).

Lymphknotenstaging

Die Ergebnisse des Lymphknoten(LK)-Stagings mit Schnittbildverfahren beim Prostatakarzinom sind unbefriedigend. Die Größe der Noduli als alleiniges Kriterium ist weder ausreichend sensitiv noch spezifisch. Mikrometastasen in normal großen Lymphknoten wie auch entzündlich-reaktive Lymphknotenschwellungen ohne neoplastischen Befall sind relativ häufig. Soweit die Therapieentscheidung vom LK-Status abhängig gemacht wird, ist die pelvine Lymphadenektomie (PLA) der Referenzstandard. Patienten mit lokal begrenzten Tumoren haben durch die PLA jedoch ein zusätzliches Morbiditäts- und Mortalitätsrisiko, ohne dass sich ihre Prognose verbessert. Erste Ergebnisse mit lymphotropen, intravenös injizierbaren Kontrastmitteln sind für die nicht invasive Lymphknotendiagnostik äußerst viel versprechend. Es handelt sich dabei um ultrakleine supraparamagnetische Eisenoxidpartikel (USPIO), die von Makrophagen aufgenommen werden und über Suszeptibilitätseffekte einen Signalabfall gesunder Lymphknoten in T2(*)-gewichteten Sequenzen verursachen. Im Nachweis von LK-Metastasen des Prostata-Karzinoms wurden damit Sensitivitäten von 90,5 % und Spezifitäten von 97,8 % erreicht. Die Kontrastmittel sind jedoch bisher nicht zur allgemeinen Anwendung zugelassen.

Rezidivdiagnostik

Die aktuelle Datenlage lässt keine generelle Empfehlung für den MRT-Einsatz in der Rezidivdiagnostik des Prostatakarzinoms zu. Es konnte jedoch gezeigt werden, dass die MRT im Falle eines Wiederanstiegs des PSA sowohl zum Nachweis lokaler Rezidive nach radikaler Prostatektomie als auch zum Nachweis einer Tumorprogression nach primärer Strahlentherapie geeignet ist. Zur Differenzierung von Tumor- und Narbengewebe ist sie der CT überlegen.

11.9.2 Weitere Anwendungen

Die MRT eignet sich u.a. zum Nachweis dysontogenetischer Zysten im Bereich der Prostata und Samenblasen, zur Differenzierung zystischer Veränderungen von ektatischen Gefäßen und zum Nachweis einer Abszedierung bei der Prostatitis. Des Weiteren lassen sich mit hochauflösenden Sequenzen pathologische Veränderungen im gesamten Verlauf des Ductus deferens nachweisen (Abb. 11.30). Bei Hämospermie oder männlicher Infertilität gehört die MRT zum erweiterten Abklärungsprogramm.

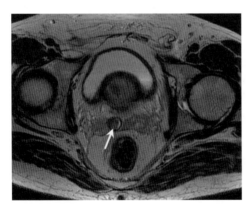

Abbildung 11.30 T2-FSE ax. Leiomyom des Ductus deferens rechts (Pfeil).

11.10 Skrotum

11.10.1 Raumfordernde Prozesse

Fast alle Hodentumoren lassen sich durch die Palpation erfassen. Größe, Konsistenz und Oberfläche des Hodens, Beteiligung von Nebenhoden und Samenstrang können so meist ausreichend beurteilt werden. Die Sonographie ist das bildgebende Verfahren der Wahl, erfasst die Ausdehnung einer Läsion und erlaubt die wichtige Abgrenzung benigner extratestikulärer Veränderungen. Die definitive Diagnose beim Hodentumor erfolgt in der Regel durch operative Freilegung. In Zweifelsfällen wird eine Schnellschnittuntersuchung durchgeführt. Das lokale Staging erfolgt am Präparat. Eine Kernspintomographie ist indiziert, wenn sich der Hodentumor im Ultraschall aufgrund eines isoechogenen Verhaltens zur Umgebung oder zur Gegenseite nicht sichern lässt. Eine Kontrastmittelgabe ist für die Erkennung obligatorisch (Abb. 11.31). Das MRT eignet sich darüber hinaus zur näheren Charakterisierung einer skrotalen Raumforderung, wenn Zweifel an der anatomischen Zuordnung oder an der Diagnose eines Keimzelltumors bestehen. Die MR-Schnittbildpathologie des Skrotalinhalts ist ausführlich dokumentiert. Dies gestattet in manchen Fällen einen definitiven Malignitätsausschluss, wodurch eine Probefreilegung des Hodens umgangen werden kann.

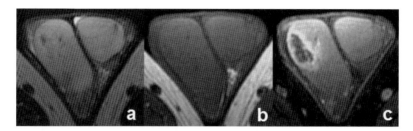

Abbildung 11.31 T2-FSE ax. (**a**), T1-FSE ax. nativ (**b**) und mit FATSAT nach Gd-Chelat i.v. (**c**). Deutlich bessere Abgrenzung der intratestikulären Neoplasie rechts durch die Kontrastmittelapplikation.

11.10.2 Hodensuche bei Kryptorchismus

Die MRT erreicht eine gute Trefferquote (80% positive Vorhersagewahrscheinlichkeit) in der präoperativen Lokalisationsdiagnostik des nicht palpablen Hodens (Abb. 11.32). Da die MRT bei fehlendem Nachweis eine Anorchie nicht mit ausreichender Sicherheit von einem Kryptorchismus differenzieren kann, ist jedoch die endoskopische Diagnostik nicht völlig zu ersetzen. Umgekehrt macht der positive Nachweis des retinierten oder ektopen Hodens im MRT eine Laparoskopie überflüssig.

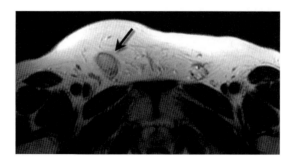

Abbildung 11.32 T2-FSE ax. Retentio testis am äußeren Leistenring (Pfeil).

11.11 Leistenregion

11.11.1 Hernien und andere Resistenzen

Mit dem Ultraschall gelingt die Differenzierung der meisten, jedoch nicht aller Raumforderungen in der Leistenregion. Aufgrund ihres hohen Weichteilkontrasts und der Möglichkeit der multiplanaren Darstellung eignet sich die MRT als Verfahren zur Problemlösung in unklaren Fällen. Sie gestattet eine begrenzte Gewebecharakterisierung anhand des Signalverhaltens und differenziert lokale Veränderungen (Lymphom, Weichteiltumor, Aneurysma, Hämatom, Abszess) von solchen, die ihren Ursprung im Abdomen oder Retroperitoneum haben (Leisten-, Schenkelhernien, Senkungsabszesse). Bei den Hernien bietet die MRT eine umfassende Methode zur Darstellung der Bruchpforte, der Bruchhüllen und des Bruchsackinhalts (Abb. 11.33). Darmwandödeme und Exsudate bei Inkarzeration sowie eine Darmpassagebehinderung lassen sich mit geeigneten Sequenzen problemlos nachweisen. Aufgrund der guten Differenzierbarkeit der epigastrischen Gefäße, des Samenstrangs bzw. Lig. rotundum und des Leistenbands bereitet die Einteilung in direkte und indirekte Inguinalhernien sowie Femoralhernien keine Schwierigkeiten. Mit ultraschnellen Sequenzen sind auch dynamische Untersuchungen im Pressversuch möglich. Auf die früher in unklaren Situationen angewandte Herniographie lässt sich daher heute verzichten.

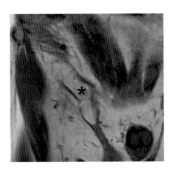

Abbildung 11.33 T2-FSE cor. Hernia inguinalis rechts (Rezidiv) mit Fettgewebe als Bruchsackinhalt (*).

11.12 Penis

Die meisten pathologischen Veränderungen im Bereich des Membrum virile sind durch die Anamnese, die klinische Untersuchung und den Ultraschall hinreichend diagnostizierbar. Die MRT liefert von allen bildgebenden Verfahren die beste multiplanare Darstellung der Penisanatomie und gestattet vor allem eine gute Differenzierung der Bindegewebshüllen der Schwellkörper bereits im Nativbild. Die stark vaskularisierte Harnröhre lässt sich mit T1-gewichteten Sequenzen nach Kontrastmittelgabe besser vom umgebenden Gewebe unterscheiden. Die MRT ist das Verfahren der Wahl zum Nachweis traumatischer Läsionen des Penis, insbesondere von Rupturen der Tunica albuginea (so genannte Penisfraktur). Die Methode besitzt den Vorteil einer berührungs- und schmerzfreien Diagnostik und wird durch die oft voluminösen, lokalen Hämatome nicht beeinträchtigt. Bei der Induratio penis plastica (M. Peyronie) kann die MRT insbesondere sehr kleine interkorporal und im Bereich der Peniswurzel gelegene Plaques oder Fibrosierungen lokalisieren und als einzige Methode aktive entzündliche Vorgänge zuverlässig nachweisen (Abb. 11.34). Die Differenzierung „reifer" Kalkplaques und florider Entzündungen hat Konsequenzen bei der Auswahl des geeigneten Therapieverfahrens. Traumatische oder iatrogene Thrombosen der Corpora cavernosa lassen sich ebenfalls mittels MRT erkennen. Bei neoplastischen Veränderungen des Penis und bei primären Harnröhrentumoren eignet sich die MRT zur Bestimmung der Infiltrationstiefe und der lokalen Ausdehnung. Nach der Implantation von Penisprothesen kann die MRT zum Nachweis oder Ausschluss von Komplikationen dienen. Cave: Einige ältere Penisprothesen (Omniphase, Duraphase) sind nicht MRT-kompatibel.

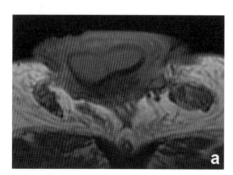 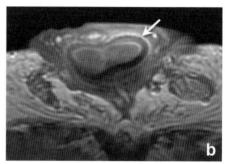

Abbildung 11.34 T1-FSE ax. nativ (**a**) und nach KM (**b**), Induratio penis plastica mit entzündlichem Plaque am ventralen Corpus cavernosum links (Pfeil).

11.13 Uterus

Die MRT vermittelt unter Verwendung T2-gewichteter Sequenzen von allen bildgebenden Verfahren die beste Darstellung der zonalen Uterusanatomie. Sie ist das Verfahren der ersten Wahl zur lokalen Ausbreitungsdiagnostik von Uterusmalignomen. Der hohe Weichteilkontrast ermöglicht auch detaillierte Abbildungen der übrigen Beckenorgane und gestattet die Organzuordnung und nähere Charakterisierung unklarer pelviner Befunde. Zur weiterführenden Diagnostik bei unklarem Ultraschallbefund der Beckenorgane ist die MRT der CT daher nicht nur unter Strahlenschutzaspekten vorzuziehen.

11.13.1 Kongenitale Fehlbildungen

Bei Verdacht auf angeborene Malformationen des Uterus bietet die MRT zur Hysterosalpingographie oder Laparoskopie eine nicht invasive Alternative, ebenso zum transvaginalen Ultraschall bei Virgo intacta.

11.13.2 Benigne Veränderungen

Leiomyome

Uterusmyome sind glatt begrenzt und haben ein charakteristisches, hypointenses Signal in der T2-Wichtung. Vor allem bei größeren Läsionen finden sich inhomogene Binnensignale durch hyaline Degeneration (Abb. 11.35) oder Einblutungen (Abb. 11.36), oft auch Signalauslöschungen durch Verkalkungen. Eine Kontrastmittelgabe ist für die Diagnose nicht unbedingt erforderlich. In der Regel zeigen die Myome eine schwächere Anreicherung als das gesunde Myometrium (Abb. 11.35). Die MRT gestattet die therapeutisch relevante Zuordnung bezüglich der zonalen Uterusanatomie: submukös, intramural oder subserös. Die maligne Entartung eines Leiomyoms ist mit 0,1–0,5% selten (Abb. 11.37).

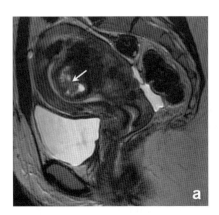 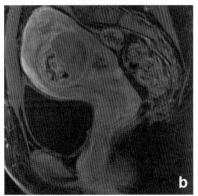

Abbildung 11.35 T2-FSE sag. (**a**), 3D-LAVA sag. + KM (**b**). Uterus myomatosus mit großem submukösem Myom, welches hyaline Degenerationen aufweist (Pfeil).

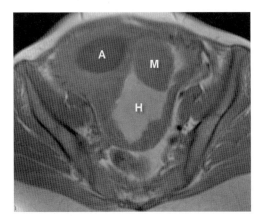

Abbildung 11.36 T1-FSE ax. Myomblutung während der Schwangerschaft (Nullipara, 36. SSW). A = Amnionhöhle, M = Myom, H = Hämatom.

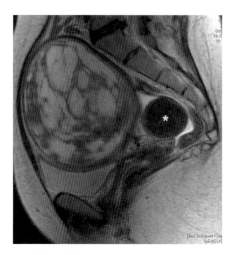

Abbildung 11.37 T2-FSE sag. Uterussarkom. Dorsal davon zum Vergleich ein typisches subseröses Leiomyom (*).

Adenomyose

Hierbei handelt es sich um eine ektope Ansiedlung von Endometriumgewebe (Stratum basilare) im Myometrium. Im MRT sieht man eine Verbreiterung der signalarmen Übergangszone auf über 12 mm (diffuse Form). Daneben gibt es fokale Adenomyosen, die von Leiomyomen unterschieden werden müssen.

Endometriumpolypen

Polypen gehen von den Tubenwinkeln aus, sind im Gegensatz zu den o. g. Veränderungen in der T2-Wichtung signalreich und reichern Kontrastmittel stark an. Vom Endometriumkarzinom sind sie daher im MRT nicht zu unterscheiden. Da die Polypen im Klimakterium auftreten und eine Abrasio bei postmenopausaler Blutung ohnehin indiziert ist, hat dies jedoch meist keine negativen Auswirkungen.

Endometriumkarzinom

Frühe Karzinome (FIGO Ia) zeigen im MRT keinen Signalunterschied zum normalen Endometrium. Der Verdacht im MRT entsteht durch die Verbreiterung des hyperintensen Signals in der T2-Wichtung. Der Nachweis einer Myometriuminvasion (FIGO Ib) gelingt im MRT mit einer Sensitivität von 84–87 % und einer Spezifität von 91–94 %. Für das Stadium FIGO Ic beträgt der positive Vorhersagewert 87 %, der negative 91 %. Dies ist neben dem histopathologischen Grading für die Entscheidung zur pelvinen Lymphadenektomie von Bedeutung, da die Häufigkeit von Lymphknotenmetastasen im Stadium Ic von 3 % auf 40 % ansteigt. Sowohl die Invasion des Myometriums als auch die Zervixinvasion lassen sich mit MRT genauer vorhersagen als mit der Endosonographie. Das CT spielt dabei keine Rolle, ist aber sehr genau im Nachweis einer Infiltration der Parametrien und der Beckenwand. Die MRT ist demnach die Methode der Wahl im Staging des Endometriumkarzinoms.

Zervixkarzinom

Beim Zervixkarzinom hat die MRT ein breites Anwendungsspektrum. Sie ist das genaueste Verfahren zur prätherapeutischen Stadieneinteilung. Des Weiteren wird sie herangezogen zur OP-Planung, zur Planung der intensitätsmodulierten Bestrahlung, zur Therapiekontrolle und zur Rezidivdiagnostik.

Staging und Therapieplanung: Wichtig beim lokalen Staging ist zunächst die Erkennung der Infiltration in die Parametrien (FIGO IIb), da die Therapieentscheidung zur Radiochemotherapie oder chirurgischen Resektion davon abhängt. Das MRT weist dabei eine Sensitivität von 93 % auf. Bei jungen Patientinnen mit Kinderwunsch ist in Frühstadien eine fertilitätserhaltende Operation möglich (Trachelektomie). Dieser Eingriff setzt eine Manschette aus intaktem Zervixstroma und einen Abstand des Tumors zum inneren Muttermund von mindestens 1 cm voraus. Nur die MRT kann dies derzeit zuverlässig vorhersagen. Die proximale Tumorausbreitung korreliert darüber hinaus mit einer erhöhten Inzidenz von Lymphknotenmetastasen und einer reduzierten Lebenserwartung. Für die Planung einer intensitätsmodulierten Radiotherapie ist die CT nicht genau genug. Die MRT erlaubt eine gezieltere Bestrahlungsplanung, die zur Minimierung unerwünschter Nebenwirkungen beiträgt. Für eine Tumorinfiltration der Harnblase beträgt die Sensitivität des MRT 91 %, für das Rektum 75 %. Der negative Vorhersagewert ist für beide Organe 100 %, so dass im Falle eines negativen MRT-Befunds auf die Endoskopie verzichtet werden kann. Global besteht für das lokale Staging des Zervixkarzinoms eine Treffsicherheit der MRT von 86 %. Das klinische Staging nach FIGO-Kriterien ohne Berücksichtigung von MRT und CT-Befunden erreicht dagegen nur 47 %. Die Treffsicherheiten beim Lymphknotenstaging liegen mit 85 bis 90 % bei dieser Tumorart erstaunlich hoch, sowohl für die CT als auch für die MRT. Mit der FDG-PET wurden für das Lymphknotenstaging beim Zervixkarzinom Sensitivitäten von 100 % und Spezifitäten von 96 % gefunden, gegenüber 83 % und 73 % im direkten Vergleich mit dem MRT. Mit lymphotropen Kontrastmitteln (USPIO) erzielt die MRT allerdings Werte von 93 und 97 %.

Rezidivdiagnostik: Nur etwa 13 % der Rezidive entstehen ausschließlich außerhalb des kleinen Beckens. Die MRT besitzt eine bessere Trennschärfe zwischen Bestrahlungsfolgen und lokalem Turmorrezidiv als die CT. Die Sensitivität der MRT im Nachweis von Lokalrezidiven entspricht mit 90 % etwa der der FDG-PET.

11.14 Weibliche Adnexe

Beim Verdacht auf einen Adnexprozess ist der endovaginale Ultraschall das initiale bildgebende Verfahren. Bei der Beurteilung zystischer Läsionen besitzt er einen hohen negativen Vorhersagewert im Malignomausschluss. Die MRT dient zur näheren Charakterisierung sonographisch unklarer Läsionen. Sie gestattet die Differenzierung von Fett bzw. Talg, seröser Flüssigkeit, Mukus, Blut und Blutabbauprodukten, faserreichen und verkalkten Geweben sowie die Beurteilung der Durchblutungsgröße nach Kontrastmittelgabe. Dadurch ist eine begrenzte differentialdiagnostische Einordnung der ätiologisch vielfältigen Raumforderungen in der Adnexregion möglich. Aufgrund ihres Verhaltens im MRT lassen sich beispielsweise gestielte subseröse Uterusmyome, reifzellige Teratome (Dermoidzysten), Ovarialfibrome und Endometrioseherde recht zuverlässig vorhersagen. Entzündliche Adnexerkrankungen sind keine Indikation zur MRT, zeigen aber ebenfalls recht typische Erscheinungsbilder. Die CT hat in der Differentialdiagnose von Adnexprozessen nur eine geringe Bedeutung, insbesondere zum Nachweis verkalkter oder fetthaltiger Läsionen.

11.14.1 Beurteilung von Ovarialzysten

Einfache Zysten

Die Kenntnis der zyklusabhängigen Funktionszustände des Ovars ist die Grundvoraussetzung der Interpretation von Adnexprozessen im MRT (Abb. 11.38). Funktionsabhängige Zysten (Follikelzyste, Corpus-luteum-Zyste) sind von pathologischen Zuständen meist problemlos zu unterscheiden. Davon abzugrenzen sind paraovarielle dysontogenetische Zysten in den Ligg. lata, peritoneale Inklusionszysten sowie die Hydrosalpinx (Abb. 11.39).

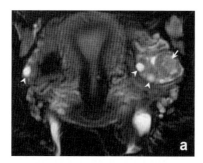 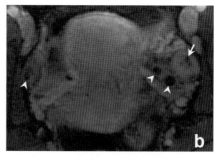

Abbildung 11.38 T2-FSE mit FATSAT cor. (**a**). 3D-LAVA cor. + KM (**b**). Normales Corpus luteum des linken Ovars (Pfeil), mehrere Follikelzysten (Pfeilspitzen).

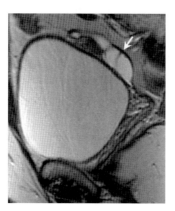

Abbildung 11.39 T2-FSE sag. Tubulär-multilokuläre, flüssigkeitshaltige Hohlräume an der linken Adnexe: Hydrosalpinx (Pfeil).

Endometriose

Bei der Endometriose findet man oft dickwandige, hämorrhagische Zysten mit hellem Signal in der T1-Wichtung, auch bei Fettsignalunterdrückung. Seltener sieht man signalarmen Zysteninhalt in der T2-Wichtung durch Desoxy-Hämoglobin oder Hämatineinlagerung. Im Bereich des Ovars besitzt der Nachweis im MRT eine Sensitivität von 90% und eine Spezifität von 98%, die Treffsicherheit, d.h. der Anteil richtiger Diagnosen, liegt bei 96%.

Zystische Malignome

In der Vorhersage der Malignität einer zystischen Raumforderung des Ovars (Abb. 11.40) besitzt die MRT eine Treffsicherheit von 95% bei Vorliegen von mindestens einem Kriterium aus den beiden Gruppen der Tabelle 11.2.

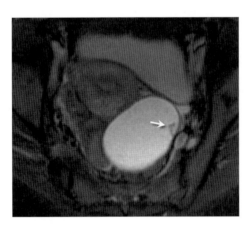

Abbildung 11.40 T2-FSE mit FATSAT ax. Ovarialzyste links mit wandständiger Vegetation (Pfeil).

Tabelle 11.2   Malignitätskriterien zystischer Malignome im MRT

Hauptkriterien	Hilfskriterien
• Größe > 4 cm	• Beteiligung der Beckenwand oder von Beckenorganen
• Solide Anteile	• Aszites
• Wanddicke oder Septen > 3 mm	• Peritoneale Aussaat
• Murale Vegetationen	• Lymphadenopathie
• Nekrosen	

Dermoidzyste

Eine Besonderheit stellt die so genannte Dermoidzyste dar, bei der es sich eigentlich nicht um eine Zyste, sondern um ein reifzelliges Teratom handelt. Diese in der Regel gutartige Raumforderung wird meist bei jungen Frauen oder Kindern entdeckt und macht etwa

90 % der Keimzelltumoren des Ovars aus. Die Läsion ist in MRT und CT an ihrem Fettgehalt und dem typischen Dermoidzapfen (Rokitansky-Protuberation) aus Haaren, Fett und manchmal auch Zähnen zu erkennen. Bei mikroskopisch geringen Fettmengen ist der Einsatz der Chemical-shift-Bildgebung hilfreich (Abb. 11.41).

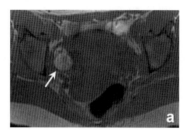 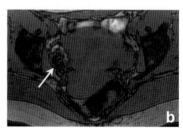

Abbildung 11.41 T1-Gradientendoppelechosequenz axial in Phase (**a**) und gegen Phase (**b**). Dermoidzyste der rechten Adnexregion (Pfeil) mit Signalverlust in den gegenphasierten Sequenzen.

11.14.2 Weitere Charakteristika von Ovarialtumoren

Einige Ovarialtumoren besitzen typische Eigenschaften, die sich z. T. im MRT nachweisen lassen; die Genauigkeit in der Vorhersage durch das MRT ist jedoch gering. Die folgende Liste umfasst v. a. Tumorentitäten, bei denen sich die bildgebende Diagnostik als hilfreich erwiesen hat.

Epitheliale Neoplasien

Seröses Zystadenokarzinom

Verkalkungen (Psammomkörper) finden sich in ca. 30 % dieser Tumoren. Die seröse Variante kommt häufiger bilateral vor als die muzinöse. In den Zysten sieht man papilläre Vegetationen.

Muzinöses Zystadenom

Der Zysteninhalt ist in T1- und T2-Wichtung oft heller als Urin und zeigt wolkige Binnenstrukturen. Bei mehreren Zysten finden sich oft variable Signalintensitäten in verschiedenen Kompartimenten. Die Tumoren sind bei der Erstdiagnose oft schon sehr groß. Die Zystenruptur verursacht ein Pseudomyxoma peritonei.

Endometrioides Karzinom

Häufig überwiegen solide Anteile mit Nekrosen und Blutungen. In Zysten finden sich papilläre Vegetationen.

Klarzellkarzinom

20% kommen bilateral vor. Meist handelt es sich um unilokuläre Zysten mit runden muralen Knötchen, die stark Kontrastmittel anreichern. In der T1-Wichtung finden sich variable Signalintensitäten.

Brenner-Tumor

Benigne Läsion. Sehr signalarm in der T2-Wichtung. Amorphe Verkalkungen sind charakteristisch. Meist als Zufallsbefund entdeckt.

Keimzelltumoren

Außer dem reifzelligen Teratom (Dermoidzyste) und den monodermalen Teratomen Epidermoidzyste und Struma ovarii sind ovarielle Keimzelltumoren in der Regel maligne. Besondere Eigenschaften im MRT bestehen dann nicht.

Keimstrangstromatumoren

Granulosazelltumor

Der häufigste endokrin aktive Tumor des Ovars besitzt einen geringen Malignitätsgrad. In 25% finden sich Endometriumveränderungen (Hyperplasie, Polypen, Karzinome). Die Tumoren sind solide oder zystisch, oft mit Hämorrhagien. Die Läsion zeigt in der T2-Wichtung eine sehr spezifische schwammartige Architektur.

Fibrom/Fibrothekom

Das Fibrom stellt nur 1% aller Ovarialtumoren, ist aber die häufigste rein solide Raumforderung des Ovars. Eine Endometriumhyperplasie sieht man bei 15%, Endometriumkarzinome bei 30%. Typisch, aber selten, ist das Meigs-Syndrom mit Aszites und Pleuraergüssen. Kleine Tumoren sind signalarm in der T2-Wichtung und reichern kaum Kontrastmittel an. In Thekazellen sind gelegentlich intrazelluläre Lipide mittels Chemical-shift-Bildgebung nachweisbar.

Metastasen

Primärtumoren folgender Organsysteme metastasieren nach abnehmender Häufigkeit in die Ovarien: Gastrointestinaltrakt, Pankreas, Mamma, Uterus. Als Krukenberg-Tumoren bezeichnet man (Abtropf-)Metastasen von Siegelringzellkarzinomen des Magens, des Colons, der Mamma, des Pankreas und der Gallenblase. Es handelt sich um solide, meist bilaterale Tumoren, die sonst keine Besonderheiten in der Bildgebung aufweisen.

11.14.3 Staging von Ovarialtumoren

Referenzstandard für das Staging von Ovarialkarzinomen ist die Explorativlaparotomie. Die Bildgebung spielt jedoch eine Rolle in der prä- und posttherapeutischen Beurteilung der Tumorlast und zur Bestimmung der Biopsieorte. Im Nachweis extrapelviner Tumormanifestationen ist die MRT der CT gleichwertig. Aufgrund der oft mangelnden Verfügbarkeit und des vergleichsweise hohen Untersuchungsaufwands hat sie sich zu Stagingzwecken gegen die CT jedoch bisher nicht durchgesetzt.

11.15 Weiblicher Beckenboden und Vagina

11.15.1 Stressinkontinenz

In manchen spezialisierten Einrichtungen zur Behandlung der weiblichen Stressinkontinenz ersetzt die dynamische MRT des Beckenbodens mittels schneller, T2-gewichteter Sequenzen in sagittaler Orientierung die herkömmlichen Röntgenverfahren, wie die Kolpozysturethrographie und die Defäkographie. Eine hypermobile Urethra, der Deszensus der Harn- und Genitalorgane, aber auch Rekto- und Enterozelen, lassen sich im MRT ohne den Einsatz ionisierender Strahlen darstellen. Mit der hochauflösenden MRT-Darstellung der Beckenbodenmuskulatur in transversaler Schichtrichtung (Abb. 11.42) sind darüber hinaus auch pathomorphologische Veränderungen der Beckenbodenanatomie bei Stressinkontinenz fassbar. Hierzu gehören z. B. die Ausdünnung des M. puborectalis, die Erweiterung des Levatorhiatus oder der Verlust der typischen H-Form der Vagina im Transversalschnitt. Insbesondere Patientinnen mit hochgradiger oder therapierefraktärer Stressinkontinenz können von einer hochauflösenden MRT des Beckenbodens profitieren. Die MRT dient auch zur Bestandsaufnahme oder zum Nachweis von Komplikationen nach vorangegangenen urochirurgischen Eingriffen. Außerdem bietet sie eine nicht invasive Möglichkeit zum Nachweis von Divertikeln der weiblichen Harnröhre.

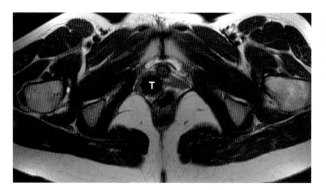

Abbildung 11.42 T2-FSE ax. Normale Darstellung der weiblichen Beckenbodenanatomie. Die Scheide wurde mit einem Tampon (T) markiert.

11.15.2 Vagina

Fehlbildungen

Die MRT eignet sich zum Nachweis von Fehlbildungen der Vagina. Hierzu gehören vor allem Septierungen, Atresien und dysontogenetische Zysten (Abb. 11.43). Nicht selten liegen assoziierte Fehlbildungen des inneren Genitales vor.

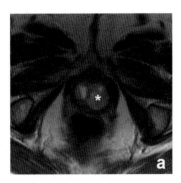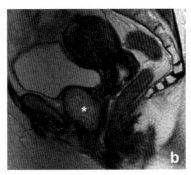

Abbildung 11.43 T2-FSE ax. (a) und sag. (b). Gartner-Gangzyste in der vorderen Scheidenwand (*).

Tumoren

Bei gesicherten Vaginaltumoren erfolgt das Staging mittels MRT. Metastasen der Vagina sind allerdings häufiger als Primärtumoren und lassen sich von diesen mit bildgebenden Verfahren nicht unterscheiden.

12 Kontraindikationen zur MRT

Da das MRT mit einem äußerst starken Magnetfeld arbeitet und durch elektromagnetische Induktion zur Erwärmung metallischer Gegenstände führen kann, können Patienten mit bestimmten intrakorporalen Implantaten nicht untersucht werden. In anderen Fällen muss vor Untersuchungsbeginn sorgfältig geprüft werden, ob die Untersuchung in der Gegenwart eines Implantats erstens ohne Risiko für den Patienten durchführbar ist und zweitens nicht durch Artefakte beeinträchtigt und somit nutzlos wird.

12.1 Absolute Kontraindikationen

Patienten mit folgenden Implantaten können im MRT nicht untersucht werden:

- Herzschrittmacher (auch belassene intrakorporale Kabel),
- implantierte Cardioverter-Defibrillatoren,
- Cochleaimplantate,
- Neurostimulatoren oder andere bioelektrische Implantate,
- spezielle Implantate (u. a. bestimmte okuläre Implantate, McGee-Piston-Stapesprothese, bestimmte Penisprothesen).

12.2 Relative Kontraindikationen

In folgenden Situationen ist die Untersuchungsfähigkeit individuell zu klären.

Metallsplitter- oder Schussverletzungen

Patienten mit Metallsplitterverletzungen, in situ liegenden Projektilen oder Granatsplittern können unter Umständen im MRT untersucht werden. Ob die Untersuchung durchgeführt werden kann, ist von der Lage des Metalls abhängig. Eventuell sind zur Klärung Röntgenaufnahmen oder ein CT erforderlich. Besondere Vorsicht ist bei intraokulären Metallsplittern geboten bzw. bei Patienten, die in der metallverarbeitenden Industrie arbeiten, da solche Fremdkörper auch unbemerkt eingedrungen sein könnten.

Zerebrale Aneurysmaclips

Patienten mit neueren zerebralen Aneurysmaclips aus Titan oder Tantal können gefahrlos untersucht werden. Es gibt jedoch etwa 180 verschiedene Clips, von denen ca. 20 ältere Modelle ferromagnetisch und somit nicht MR-kompatibel sind. Diese Clips können im

Magnetfeld abreißen und zu einer tödlichen Subarachnoidalblutung oder einem Hirninfarkt führen. Die schriftliche Dokumentation des Aneurysmaclip-Typs muss bei der MRT-Untersuchung vorliegen, sofern es sich um eine Erstuntersuchung nach dem Eingriff handelt.

Intrakorporale Pumpen

Einige implantierbare Pumpen für Insulin, Analgetika, Chemotherapeutika etc. sind nicht MRT-tauglich. Hier müssen die Angaben des Herstellers zur MRT-Kompatibilität oder zumindest genaue Hersteller- und Typenbezeichnungen vorliegen, um das Gefährdungspotential des Patienten und der Apparatur einschätzen zu können.

Künstliche Herzklappen

Praktisch alle Patienten mit artifiziellen Herzklappen außer Starr-Edwards (vor Modell 6000) können untersucht werden.

Metallgitterstents

Patienten mit endovaskulären Stents (Koronarstents, periphere Gefäßstents, Aortenstents) können sechs Wochen nach der Implantation im MRT gefahrlos untersucht werden. Ferromagnetische Stents und einige Cavafilter verursachen jedoch Signalausfälle, welche die Beurteilung der Anatomie in der unmittelbaren Umgebung erschweren oder komplett verhindern können. Insbesondere Gradientenechosequenzen sind besonders anfällig für Signalauslöschungen durch magnetische Suszeptibilitätsartefakte.

Hautklammern

Hautklammern, Akupunkturnadeln und Piercingschmuck in der Untersuchungsregion sollten möglichst entfernt werden, da sie zu erheblichen Bildartefakten führen können.

Endoprothesen und Osteosynthesematerial

Sofern die unmittelbare Umgebung dargestellt werden soll, ist bei Materialien mit ferromagnetischen Bestandteilen mit erheblichen Artefakten zu rechnen, die eine suffiziente, diagnostische Aussage verhindern können. Durch eine spezielle Anpassung der Sequenzprotokolle lassen sich solche Suszeptibilitätsartefakte minimieren, aber nie völlig ausschalten. Ein Gefährdungspotential für den Patienten besteht in den meisten Fällen nicht. Eine Ausnahme ist der Fixateur externe, bei dem durch elektromagnetische Wechselfelder Ströme induziert werden, die das Material erheblich aufheizen können.

Schwangerschaft

Eine fruchtschädigende bzw. teratogene Wirkung durch die in der Routinediagnostik angewendeten starken Magnetfelder, die Gradientenwechselfelder oder die Einstrahlung hochfrequenter Radiowellen ist bisher nicht nachgewiesen worden. Aufgrund der hohen Spontanabortrate im ersten Trimenon wurde vielfach empfohlen, in den ersten drei Schwangerschaftsmonaten von einer MRT-Untersuchung abzusehen. Wenn die Verdachtsdiagnose unaufschiebbare Behandlungskonsequenzen für die Mutter oder das ungeborene Kind hat und mit anderen Methoden oder ohne den Einsatz ionisierender Strahlung nicht gesichert werden kann, kann die MRT-Untersuchung nach ausführlicher Aufklärung und mit schriftlichem Einverständnis auch während der Schwangerschaft durchgeführt werden.

Literatur

Allgemeines

American College of Radiology. ACR Appropriateness Criteria. http://www.acr.org/
American College of Radiology. ACR Guidelines and Standards. http://www.acr.org/
Arbeitsgemeinschaft der Wissenschaftlichen Medizinischen Fachgesellschaften. Wissenschaftlich begründete Leitlinien für Diagnostik und Therapie. http://leitlinien.net/
Burgener FA, Meyers SP, Tan RK, Zaunbauer W. Differentialdiagnostik in der MRT. Thieme, Stuttgart, 2002.
Buthiau D, Kaech L. CT und MR in der klinischen Praxis. Hans Huber, Bern, 1996.
Deutsche Krebsgesellschaft. Aktualisierte kurzgefasste Leitlinien 2004 für die Onkologische Diagnostik und Therapie nach neuestem wissenschaftlichem Konsens.
http://www.deutsche-krebsgesellschaft.de/
Deutsche Röntgengesellschaft. Leitlinien zur Radiologie und Neuroradiologie.
http://www.drg.de/
Gaylln W, Busch JS, Callahan D, Gross HR, Steinbock B. Would a cost-conscious physician order this MRI? Roundtable discussion. Med Econ 1999 Aug 9;76(15):62–4, 69–70, 73–4.
Gumprecht D, Hähnel S, Hahn C, Heller H. Orientierungshilfe für radiologische und nuklearmedizinische Untersuchungen. Berichte der Strahlenschutzkommission, Heft 51, Bonn, 2006.
Häring R, Zilch H (Hrsg.). Diagnose und Differentialdiagnose in der Chirurgie und benachbarten Fachgebieten. Chapman & Hall, Weinheim, 2. Aufl., 1995.
Leinsinger G, Hahn K. Indikationen zur bildgebenden Diagnostik. Springer, Berlin, 2001.
Jend HH, Tödt HC. Wegweiser Bildgebende Diagnostik. Hippokrates, Stuttgart, 1992.
Passariello R. Cost containment and diffusion of MRI: oil and water? The situation in Europe. Eur Radiol 1997;7 Suppl 5:259–62.
Pomeranz SJ. Gamuts & Pearls in MRI. MRI EFI Publications Cincinnati 1993.
Puig S, Felder-Puig R. Evidenzbasierte Radiologie: Ein neuer Ansatz zur Bewertung von klinisch angewandter radiologischer Diagnostik und Therapie. Fortschr Röntgenstr 2006; 178:671–9.
Rinck PA, de Francisco P (eds.). The rational use of Magnetic Resonance Imaging. Blackwell, Oxford, 1995.
Rinck PA, Zink C. Taschenwörterbuch Magnetresonanztomographie. ABW Wissenschaftsverlag, Berlin, 2006.
Schnitker JB, Light DW. Nonneurologic indications for MRI: technological advances have broadened applications. Postgrad Med 2001;109(6):81–9.
Scriba PC, Pforte A (Hrsg.). Taschenbuch der medizinisch-klinischen Diagnostik. Springer, Berlin, 73. Aufl. (ehem. Müller-Seifert), 2000.
Shellock FG. http://www.mrisafety.com, the premier information resource for magnetic resonance safety.
Sturman MF. Effective Medical Imaging. Williams & Wilkins, Baltimore, 1993.
The Royal College of Radiologists. Recommendations for Cross-Sectional Imaging in Cancer Management. London, 2006.

Auge, Orbita und Sehnerv

Grehn F. Augenheilkunde. Springer, Berlin, 29. Aufl., 2005.
Hassler W, Unsöld R, Schick U. Raumforderungen der Orbita: Diagnostik und operative Behandlung. Dtsch Ärztebl 2007;104(8):A496–501.
Hosten N. Auge und Orbita. Thieme, Stuttgart, 1995.
Klein BE, Klein R, Linton KL, Franke T. Diagnostic x-ray exposure and lens opacities: the Beaver Dam Eye Study. Am J Public Health 1993 Apr;83(4):588–90.
Lemke AJ, Hosten N2, Foerster PI et al. Einsatz hochauflösender bildgebender Schnittbildverfahren in der Diagnostik von Auge und Orbita. Ophthalmologe 2001;98:435–45.
Neufang KF, Zanella FE, Ewen K. Radiation doses to the eye lenses in computed tomography of the orbit and the petrous bone. Eur J Radiol 1987 Aug;7(3):203–5.

Kopf- und Halsregion

Beck, C. Differentialdiagnose: HNO-Krankheiten. Thieme, Stuttgart, 2. Aufl., 1997.
Becker M, Mhawech P. The Infrahyoid Neck: CT and MR Imaging versus Histopathology. In: Gourtsoyiannis NC, Ros PR (eds.). Radiologic-Pathologic Correlations from Head to Toe. Springer, Berlin, 2005:89–132.
Cappabianca S, Del Vecchio W, Giudice A, Colella G. Vascular malformations of the tongue: MRI findings on three cases. Dentomaxillofac Radiol 2006 May;35(3):205–8.
De Foer B, Vercruysse JP, Pilet B et al. Single-shot, turbo spin-echo, diffusion-weighted imaging versus spin-echo-planar, diffusion-weighted imaging in the detection of acquired middle ear cholesteatoma. AJNR 2006 Aug;27:1480–2.
Deutsche Röntgengesellschaft. Leitlinien Diagnostik im Kopf-Hals-Bereich, Stand 12/2004. http://leitlinien.net
Géhanne C, Delpierre I, Damry N et al. Skull base chordoma: CT and MRI features. JBR-BTR 2005 Nov-Dec;88(6):325–7.
Gillespie JE, Gholkar A (eds.). Magnetic Resonance Imaging and Computed Tomography oft the Head and Neck. Chapman & Hall, London, 1994.
Harnsberger HR, Hudgins PA, Wiggins, III RH et al. Diagnostic Imaging. Head and Neck. Amirsys Inc., Philadelphia, 2005.
Ishida H, Mohri M, Amatsu M. Invasion of the skull base by carcinomas: histopathologically evidenced findings with CT and MRI. Eur Arch Otorhinolaryngol. 2002 Nov;259(10):535–9.
Fitzek C, Mewes T, Fitzek S, Mentzel HJ et al. Diffusion-weighted MRI of cholesteatomas of the petrous bone. J Magn Reson Imaging 2002;15:636–41.
Fleming AJ Jr, Smith SP Jr, Paul CM et al. Impact of [18F]-2-fluorodeoxyglucose-positron emission tomography/computed tomography on previously untreated head and neck cancer patients. Laryngoscope 2007 Jul;117(7):1173–9.
Krestan C, Czerny C, Gstöttner W et al. CT und MRT des erworbenen Cholesteatoms: Prä- und postoperative Bildgebung. Radiologe 2003;43:207–12.
McDermott AL, Dutt SN, Irving RM, Pahor AL, Chavda SV. Anterior inferior cerebellar artery syndrome: fact or fiction. Clin Otolaryngol Allied Sci 2003;28:75–80.
Ng SH, Yen TC, Liao CT et al. 18F-FDG PET and CT/MRI in oral cavity squamous cell carcinoma: a prospective study of 124 patients with histologic correlation. J Nucl Med 2005 Jul;46(7):1136–43.
Nowe V, De Ridder D, Van de Heyning PH, Wang XL, Gielen J, Van Goethem J et al. Does the location of a vascular loop in the cerebellopontine angle explain pulsatile and non-pulsatile tinnitus? Eur Radiol 2004;14:2282–9.
Ong CK, Chong VF. Imaging of tongue carcinoma. Cancer Imaging 2006 Dec;20;6:186–93.
Özturk M, Yorulmaz I, Guney E, Özcan N. Masses of the tongue and floor of the mouth: findings on magnetic resonance imaging. Eur Radiol 2000;10(10):1669–74.
Preda L, Chiesa F, Calabrese L et al. Relationship between histologic thickness of tongue carcinoma and thickness estimated from preoperative MRI. Eur Radiol 2006 Oct;16(10):2242–8.
Rumboldt Z, Day TA, Michel M. Imaging of oral cavity cancer. Oral Oncol 2006 Oct;42(9):854–65.
Schuknecht B, Graetz K. Radiologic assessment of maxillofacial, mandibular and skull base trauma. Eur Radiol 2005;15:560–8.
Shah GV. MR imaging of the salivary glands. Neuroimaging Clin N Am 2004;14:777–808.
Som PM, Curtin HD, Holliday RA (eds.). Syllabus: A special course in Head and Neck Radiology. RSNA, Oak Brook, 1996.
Van den Berg R. Imaging and management of head and neck paragangliomas. Eur Radiol 2005 Jul;15(7):1310–8.
Vercruysse JP, De Foer B, Pouillon M et al. The value of diffusion-weighted MR imaging in the diagnosis of primary acquired and residual cholesteatoma: a surgical verified study of 100 patients. Eur Radiol 2006;16:1461–7.
Vogl TJ, Balzer J, Mack M, Steger W. Radiologische Differentialdiagnostik in der Kopf-Hals-Region. Thieme, Stuttgart, 1998.
Wiener E, Pautke C, Link TM, Neff A, Kolk A. Comparison of 16-slice MSCT and MRI in the assessment of squamous cell carcinoma of the oral cavity. Eur J Radiol 2006 Apr;58(1):113–8.

Gehirn und Neurocranium

ACR Guidelines and Standards-MRI of the Brain. http://www.acr.org
Atlas SW (eds.). MRI of the Brain and Spine. Lippincott Williams & Wilkins, 3rd ed., 2003.
Bähr M, Frotscher M. Duus's Neurologisch-topische Diagnostik. Thieme, Stuttgart, 8. Aufl., 2003.
Barkhof F, Filippi M, Miller DH et al. Comparison of MRI criteria at first presentation to predict conversion to clinically definite multiple sclerosis. Brain 1997;120:2059–69.
Barkovich AJ. Magnetic resonance imaging: role in the understanding of cerebral malformations. Brain Dev 2002;24:2–12.
Bonneville JF, Dietemann JL, Demandre JC et al. Radiology of the Sella turcica. Springer, Berlin, 1981.
Bousser MG, Ferro JM. Cerebral venous thrombosis: an update. Lancet Neurol 2007;6:162–70.
Buthiau D, Kaech L. CT und MR in der klinischen Praxis. Hans Huber, Bern, 1996.

Cottier JP, Destrieux C, Brunereau L et al. Cavernous Sinus Invasion by Pituitary Adenoma: MR Imaging. Radiology 2000;215:463–9.
Deutsche Gesellschaft für Neuroradiologie. Leitlinien Magnetresonanztomographie in der Neuroradiologie. Stand 1/2001 (nicht aktualisiert). http://leitlinien.net
Dt. Ges. f. Neuropädiatrie, Dt. Ges. f. Pädiatrische Onkologie. Leitlinie Diagnostik der Hirntumoren im Kindesalter. Stand 3/2006.
Diener HC, Putzki N, Berlit P. Leitlinien für Diagnostik und Therapie in der Neurologie. Thieme, Stuttgart, 3. Aufl., 2005.
Ertl-Wagner B, Rummeny C, von Voss H, Reiser M. MRT-Diagnostik bei Anlagestörungen des Gehirns. Der Radiologe 45;9:851–66.
Forsting M, Jansen O (Hrsg.) MRT des Zentralnervensystems. Thieme, Stuttgart, 2006.
Holst B, Schippling S, Fiehler J. Bildmorphologie der Multiplen Sklerose als inflammatorische und degenerative Erkrankung: Diagnosesicherung und Heterogenität im Krankheitsverlauf. Fortschr Röntgenstr 2008;180:112–9.
Louis DN, Ohgaki H, Wiestler OD et al. The 2007 WHO Classification of Tumours of the Central Nervous System. Acta Neuropathol (2007) 114:97–109.
McFarland HF, Barkhof F, Antel J, Miller DH. The role of MRI as a surrogate outcome measure in MS. Multiple Sclerosis 2002;8:40–51.
Mumenthaler M. Klinische Untersuchung und Analyse neurologischer Syndrome. Thieme, Stuttgart, 1988.
Osborn AG (eds.). Diagnostic Neuroradiology. Mosby, St. Louis, 2004.
Poeck K, Hacke W. Neurologie. Springer, Berlin, 12. Aufl., 2006.
Polman CH, Reingold SC, Edan G et al. Diagnostic criteria for multiple sclerosis: 2005 revisions to the „McDonald Criteria". Ann Neurol 2006 Apr;59(4):727–8.
Sandrini G, Friberg L, Janig W et al. Neurophysiological tests and neuroimaging procedures in non-acute headache: guidelines and recommendations. Eur J Neurol 2004;11:217–24.
Scarabino T, Salvolini U, Jinkins R (eds.). Emergency Neuroradiology. Springer, Berlin, 2005.
Stam J. Thrombosis of the cerebral veins and sinuses. N Engl J Med 2005;28;352:1791–8.
Wallesch CW, Marx P, Tegentoff M et al. Leitlinie „Begutachtung nach gedecktem Schädel-Hirn-Trauma". Akt Neurol 2005;32:279–87.

Spinalkanal und Wirbelsäule

Atlas SW (ed.). MRI of the Brain and Spine. Lippincott Williams & Wilkins 3rd ed. 2003.
Deutsche Gesellschaft für Neuroradiologie. Leitlinien Magnetresonanztomographie in der Neuroradiologie 2001. http://leitlinien.net
Devlin VJ (ed.). Spine secrets. Hanley & Belfus, Philadelphia, 2003.
Duus P. Neurologisch-topische Diagnostik. Thieme, Stuttgart, 2001.
Forsting M, Jansen O (Hrsg.). MRT des Zentralnervensystems. Thieme, Stuttgart, 2006.
Grünhagen J, Egbers HJ, Heller M, Reuter M. Vergleichende computertomographische und kernspintomographische Beurteilung von Wirbelsäulenverletzungen der BWS und LWS anhand der Magerl-Klassifikation. Fortschr Röntgenstr 2005;177:828–34.
Kretschmer H. Bandscheibenleiden. Edition Wötzel, 2.Aufl., 1996.
Ross JS (ed.). Diagnostic Imaging. Spine. Amirsys Inc., Salt Lake City, 2004.
Uhlenbrock D (Hrsg.). MRT der Wirbelsäule und des Spinalkanals. Thieme, Stuttgart, 2001.
Van Goethem JWM, Parizel PM, Jinkins JT. MRI of the postoperative lumbar spine. Neuroradiology 2002;44:723–39.

Bewegungsorgane

Andreisek G, Crook DW, Burg D, Marincek B, Weishaupt D. Peripheral neuropathies of the median, radial, and ulnar nerves: MR imaging features. Radiographics 2006 Sep-Oct;26(5):1267–87.
Beyer HK. MRT der Gelenke und der Wirbelsäule. Springer, Berlin, 2003.
Bohndorf K, Imhof H. Radiologische Diagnostik der Knochen und Gelenke. Thieme, Stuttgart, 1998.
Deutsche Gesellschaft für Rheumatologie (Hrsg.). Bildgebende Verfahren in der Rheumatologie. Steinkopff, Darmstadt, 2007.
Eustache SJ (ed.). Magnetic Resonance Imaging of Orthopedic Trauma. Lippincott Williams & Wilkins, Philadelphia, 1999.
Fischer W. MR-Skript. Ein Skizzenbuch zur MRT des Bewegungsapparates. Eigenverlag, 3. Aufl., 2005.
Helms CA. Fundamentals of Skeletal Radiology. Elsevier LTD, Oxford, 3rd ed., 2005.
Hochbergs P, Eckervall G, Wingstrand H et al. Epiphyseal bone-marrow abnormalities and restitution in Legg-Calvé-Perthes disease. Evaluation by MR imaging in 86 cases. Acta Radiol 1997;38:855–62.

Kim S, Choi JY, Huh YM, Song HT, Lee SA, Kim SM, Suh JS. Role of magnetic resonance imaging in entrapment and compressive neuropathy – what, where, and how to see the peripheral nerves on the musculoskeletal magnetic resonance image: part 1. Overview and lower extremity. Eur Radiol 2007 Jan;17(1):139–49.

Kim S, Choi JY, Huh YM, Song HT, Lee SA, Kim SM, Suh JS. Role of magnetic resonance imaging in entrapment and compressive neuropathy – what, where, and how to see the peripheral nerves on the musculoskeletal magnetic resonance image: part 2. Upper extremity. Eur Radiol 2007 Feb;17(2):509–22.

Pecina MM, Nemanic JK, Markiewitz AD. Tunnel Syndromes: Peripheral Nerve Compression Syndromes. CRC Press Inc., Boca Raton, 2001.

Pouletaut P, Claude I, Winzenrieth R et al. Automated analysis of MR image of hip: geometrical evaluation of the Legg-Calve-Perthes disease. Med Eng Phys 2005;27:415–24.

Pfirrmann CWA, Hodler J. MRT der Schulter. Radiologie up2date 2001;1:125–41.

Resnick D, Kransdorf MJ (eds.). Bone and Joint Imaging. Saunders, Philadelphia, 3rd ed., 2005.

Resnick D, Kang HS, Pretterklieber ML et al. Internal derangement of joints. Emphasis on MR imaging. Saunders, Philadelphia, 2nd ed., 2006.

Sanders TG, Medynski MA, Feller JF, Lawhorn KW. Bone Contusion Patterns of the Knee at MR-Imaging: Footprint of the Mechanism of Injury. Radiographics 2000;20:S135–S151.

Stoller DW, Tirman PFJ, Bredella et al. Diagnostic Imaging Orthopedics. Amirsys Inc., Salt Lake City, 2004.

Stoller DW, Beltran S, Li AE et al. Magnetic Resonance Imaging in Orthopaedics and Sports Medicine. Lippincott Williams & Wilkins, 3rd ed., 2006.

Stücker MH, Buthmann J, Meiss AL. Evaluation of hip containment in Legg-Calvé-Perthes disease: a comparison of ultrasound and magnetic resonance imaging. Ultraschall Med 2005;26:406–10.

Vahlensieck W, Reiser M (Hrsg.). MRT des Bewegungsapparats. Thieme, Stuttgart, 2.Aufl., 2002.

Van Gielen J, Van der Stappen A, De Schepper AM, Papke K. Muskuloskeletales System. In: Reimer P, Parizel PM, Stichnoth FA (Hrsg.). Klinische MR-Bildgebung. Springer, Berlin, 2003.

Wheeless III, CR (ed.). Wheeless' Textbook of Orthopaedics. Data trace internet publishing LLC 1996–2008. http://www.wheelessonline.com.

Thoraxorgane

Eichinger M, Puderbach M, Heussel CP, Kauczor HU. MRT bei Mukoviszidose. Der Radiologe 2006;46:275–81.

Hansell D, Armstrong P et al. Imaging of Diseases of the Chest. Mosby, St. Louis, 4th ed., 2005.

Tateishi U, Gladish GW, Kusumoto M et al. Chest Wall Tumors: Radiologic Findings and Pathologic Correlation. RadioGraphics 2003;23:1477–90.

Kardiale MRT

AG Herzdiagnostik der Deutschen Röntgengesellschaft. Leitlinien für den Einsatz der Computertomographie in der Diagnostik des Herzens und der großen thorakalen Gefäße. Verabschiedet auf dem 85. Deutschen Röntgenkongress am 19.5.04 in Wiesbaden.

AG Herzdiagnostik der Deutschen Röntgengesellschaft. Leitlinien für den Einsatz der MR-Tomographie in der Herzdiagnostik. Verabschiedet auf dem 85. Deutschen Röntgenkongress am 19.5.04 in Wiesbaden.

Al-Saadi N, Nagel E, Gross M et al. Noninvasive detection of myocardial ischemia from perfusion reserve based on cardiovascular magnetic resonance. Circulation 2000; 101:1379–83.

Bogaert J, Dymarkowski S, Taylor AM (eds.). Clinical Cardiac MRI. Springer, Berlin, 2005.

Bruckenberger E. Herzbericht 2003 mit Transplantationschirurgie. www.herzbericht.de

Flohr TG, Schoepf UJ, Ohnesorge BM. Chasing the heart: new developments for cardiac CT. J Thorac Imaging 2007 Feb;22(1):4–16.

Gohlke H, Albus C, Bönner G et al. Leitlinie Risikoadjustierte Prävention von Herz- und Kreislauferkrankungen. Deutsche Gesellschaft für Kardiologie 2007. http://leitlinien.dgk.org/

Higgins CB (ed.). MRI and CT of the Cardiovascular System. Lippincott Williams & Wilkins, Philadelphia, USA, 2nd ed., 2006.

Hombach V, Grebe O, Botnar RM. Kardiovaskuläre Magnetresonanztomographie. Schattauer, Stuttgart, 2004.

Jahnke C, Nagel E, Gebker R et al. Prognostic value of cardiac magnetic resonance stress tests: adenosine stress perfusion and dobutamine stress wall motion imaging. Circulation 2007;115:1769–76.

Kwong RY, Chan AK, Brown KA et al. Impact of unrecognized myocardial scar detected by cardiac magnetic resonance imaging on event-free survival in patients presenting with signs or symptoms of coronary artery disease. Circulation 2006;113:2733–43.

Mahrholdt H, Klem I, Sechtem U. Cardiovascular MRI for detection of myocardial viability and ischaemia. Heart 2007;93:122-9.

Pugliese F, Mollet NR, Hunink MGM et al. Diagnostic Performance of Coronary CT Angiography by Using Different Generations of Multisection Scanners: Single-Center Experience. Radiology 2008 Jan (Epub ahead of print).
Van Buuren F, Mannebach H, Horstkotte D. 20. Bericht über die Leistungszahlen der Herzkatheterlabore in der Bundesrepublik Deutschland. Z Kardiol 2005;94(3):212–5.
Schroeder S, Achenbach S, Bengel F et al. Cardiac computed tomography: indications, applications, limitations, and training requirements: Report of a Writing Group deployed by the Working Group Nuclear Cardiology and Cardiac CT of the European Society of Cardiology and the European Council of Nuclear Cardiology. Eur Heart J 2007 Dec 15 (Epub ahead of print).
Schwitter J, Wacker CM, van Rossum AC et al. MR-IMPACT: comparison of perfusion-cardiac magnetic resonance with single-photon emission computed tomography for the detection of coronary artery disease in a multicentre, multivendor, randomized trial. Eur Heart J 2008 Jan 21 (Epub ahead of print).
Sechtem U, Mahrholdt H, Vogelsberg H. Cardiac magnetic resonance in myocardial disease. Heart 2007;93:1520–7.
Thelen M, Erbel R, Kreitner KF, Barkhausen J (Hrsg.). Bildgebende Kardiodiagnostik. Thieme, Stuttgart, 2007.

MR-Angiographie

Arlart IP, Bongartz GM, Marchal G. Magnetic Resonance Angiography. Springer, Berlin, 2002.
Berg M, Zhang Z, Ikonen A et al. Multi-detector row CT angiography in the assessment of carotid artery disease in symptomatic patients: comparison with rotational angiography and digital subtraction angiography. AJNR Am J Neuroradiol 2005 May;26(5):1022–34.
Cantwell CP, Cradock A, Bruzzi J et al. MR venography with true fast imaging with steady-state precession for suspected lower-limb deep vein thrombosis. J Vasc Interv Radiol 2006;17:1763–9.
Du J, Thornton FJ, Mistretta CA, Grist TM. Dynamic MR venography: an intrinsic benefit of time-resolved MR angiography. J Magn Reson Imaging 2006;24:922–7.
Executive Committee for the Asymptomatic Carotid Atherosclerosis Study. Endarterectomy for Asymptomatic Carotid Artery Stenosis. JAMA 1995;273/18:1421–8.
Fraser DG, Moody AR, Davidson IR et al. Deep venous thrombosis: diagnosis by using venous enhanced subtracted peak arterial MR venography versus conventional venography. Radiology 2003;226:812–20.
Gross-Fengels W, Schulenburg B, Kuhn M. Diagnostik und Therapie der arteriellen Verschlußkrankheit der Becken- und Beingefäße (Teil I: Diagnostik). Radiologie up2date 2007;4:321–40.
Kappert A. Lehrbuch und Atlas der Angiologie. Hans Huber, Bern, 1998.
Koch JA, Hollenbeck M, Jung G. Diagnostik und Therapie der Nierenarterienstenose. Radiologie up2date 2006;6:69–87.
Koelemay MJ, Lijmer JG et al. Magnetic resonance angiography for the evaluation of lower extremity arterial disease: a meta-analysis. JAMA. 2001 Mar 14;285(10):1338–45.
Koelemay MJ, Nederkoorn PJ, Reitsma JB et al. Systematic Review of Computed Tomographic Angiography for Assessment of Carotid Artery disease. Stroke 2004;35:2306–12.
Lehnhart M, Finkenzeller T, Paetzel C et al. Kontrastmittelverstärkte MR-Angiographie der Becken- und Beingefäße in der klinischen Routinediagnostik. Fortschr Röntgenstr 2002;174:1289–95.
Long A, Lepoutre A et al. Critical Review of Non- or Minimally-Invasive Methods (Duplex US, MR- and CT-Angiography) for Evaluating Stenosis of the Proximal Internal Carotid Artery. Eur J Vasc Endovasc Surg 2002;24:43–52.
Owen RS, Carpenter JP, Baum RA et al. Magnetic resonance imaging of angiographically occult runoff vessels in peripheral arterial occlusive disease. N Engl J Med 1992;326:1577–81.
Prince MR, Grist TM, Debatin JF. 3D Contrast MR Angiography. Springer, Berlin, 2003.
Nederkoorn PJ, Elgersma OE, van der Graaf Y et al. Carotid artery stenosis: accuracy of contrast-enhanced MR angiography for diagnosis. Radiology 2003 Sep;228(3):677–82.
Randoux B, Marro B et al. Carotid Artery Stenosis: Prospective Comparison of CT, 3D Gd-enhanced MR, and Conventional Angiography. Radiology 2001;220/1:179–85.
Ruehm SG, Goyen M, Debatin JF. MR-Angiographie: Erste Wahl bei der Abklärung des arteriellen Gefäßsystems. Fortschr Röntgenstr 2002;174:551–61.
Schild HH. Angiographie – angiographische Interventionen. Thieme, Stuttgart, 2003.
Schoenberg SO, Knopp MV et al. Morphologic and functional magnetic resonance imaging of renal artery stenosis: a multireader tricenter study. J Am Soc Nephrol 2002 Jan;13(1):158–69.
Vasbinder GB, Nelemans PJ. Diagnostic tests for renal artery stenosis in patients suspected of having renovascular hypertension: a meta-analysis. Ann Intern Med 2001 Sep;18;135(6):401–11.

Brustdrüse

Bhattacharyya M, Ryan D, Carpenter R et al. Using MRI to plan breast-conserving surgery following neoadjuvant chemotherapy for early breast cancer. Br J Cancer 2008;98:289–93.
Fischer U. Lehratlas der MR-Mammographie. Thieme, Stuttgart, 2000.

Heywang-Köbrunner SH, Beck R et al. Contrast-enhanced MRI of the Breast. Springer, Berlin, 1998.
Heywang-Köbrunner SH, Schreer I, Bässler R et al. Bildgebende Mammadiagnostik. Thieme, Stuttgart, 2. Aufl., 2002.
Kaiser WA. Magnetic-Resonance-Mammography (MRM). Springer, Berlin, 1993.
Kaiser WA. False positive Results in Dynamic MR-Mammography (MRM) – Frequency, Causes and Methods to avoid it. In: P. L. Davis (ed.) Magnetic Resonance Imaging, MRI-Clinics of North America, Vol 2.4, 539–55. Saunders, Philadelphia, 1994.
Kreienberg R, Kopp I, Lorenz W et al. Diagnostik, Therapie und Nachsorge des Mammakarzinoms der Frau. Eine nationale S3-Leitlinie. Deutsche Krebsgesellschaft e. V., Informationszentrum für Standards in der Onkologie (ISTO), 2004.
Kriege M, Brekelmans CTM et al. for the Magnetic Resonance Imaging Screening Study Group: Efficacy of MRI and Mammography for Breast-Cancer Screening in Women with a Familial or Genetic Predisposition. NEJM 2004;351:427–37.
Kuhl CK. Current status of breast MR imaging. Part 2. Clinical applications. Radiology 2007; 244:672–91.
Kuhl CK, Schrading S, Bieling HB et al. MRI for diagnosis of pure ductal carcinoma in situ: a prospective observational study. Lancet 2007;370:485–92.
Lehman CD, Blume JD, Thickman D et al. Added cancer yield of MRI in screening the contralateral breast of women recently diagnosed with breast cancer: Results from the International Breast Magnetic Resonance Consortium (IBMC) trial. J Surg Oncol 2005 Oct;1;92(1):9–15.
Middleton MS. Breast implants and soft tissue silicone. In: Stark DD, Bradley WG, (eds.) Magnetic resonance Imaging, 3rd ed., 336–41. Mosby, St. Louis, 1998.
Schnall MD, Blume J, Bluemke DA et al. MRI detection of distinct incidental cancer in women with primary breast cancer studied in IBMC 6883. J Surg Oncol 2005 Oct;1;92(1):32–8.
Schulz KD, Albert US und die Mitglieder der Planungsgruppe und Leiter der Arbeitsgruppen Konzertierte Aktion Brustkrebs-Früherkennung in Deutschland: Stufe-3-Leitlinie Brustkrebs-Früherkennung in Deutschland. W. Zuckschwerdt, München, 2003.

Abdomen

Ajaj W, Goehde SC, Schneemann H et al. Oral contrast agents for small bowel MRI: comparison of different additives to optimize bowel distension. Eur Radiol 2004 Mar;14(3):458–64.
AWMF-Leitlinie Kolorektales Karzinom. Stand 9/2004. http://leitlinien.net
Beer AJ, Wieder HA, Stollfuß JC. Bildgebendes Staging von Tumoren des Verdauungstrakts. Radiologie up2date 2007;1:9–27.
Domagk D, Wessling J, Reimer P et al. Endoscopic retrograde cholangiopancreatography, intraductal ultrasonography, and magnetic resonance cholangiopancreatography in bile duct strictures: a prospective comparison of imaging diagnostics with histopathological correlation. Am J Gastroenterol 2004;99(9):1684–9.
Elsayes KM, Vamsidhar RN, Govint M et al. MR Imaging of the Spleen: Spectrum of Abnormalities. RadioGraphics 2005;25:967–82.
Hamm B, Krestin GP, Laniado M et al. MRT von Abdomen und Becken. Thieme, Stuttgart; 2. Aufl., 2006.
Hammerstingl RM, Schwarz WV, Schmitt E et al. Bildgebende Diagnostik der Leberzirrhose. Radiologe 2001;41:852–67.
Helmberger H, Hellerhoff K, Rüll T et al. Radiologische Diagnostik der Gallenblase und der Gallenwege. Radiologe 2001;41:711–23.
Hoeffel C, Azizi L, Lewine M et al. Normal and Pathologic Features of the Postoperative Biliary Tract at 3D MR Cholangiopancreatography and MR Imaging. RadioGraphics 2006; 26:1603–20.
Holzapfel K, Breitwieser C, Prinz C et al. Kontrastverstärkte MR-Cholangiographie mit Gadolinium-EOB-DTPA. Erste Erfahrungen und klinische Einsatzmöglichkeiten. Radiologe 2007;47:536–44.
Hussain SM, Zondervan PE, Ijzermans JM et al. Benign versus Malignant Hepatic Nodules: MR Imaging Findings with Pathologic Correlation. RadioGraphics 2002;22:1023–39.
Kim JK, Altun E, Elias J et al. Focal pancreatic mass: Distinction of pancreatic cancer from chronic pancreatitis using gadolinium-enhanced 3D-gradient-echo MRI. J Magn Reson Imaging 2007 Jul 3 (Epub ahead of print).
Kim HJ, Byun JH, Park SH et al. Focal fatty replacement of the pancreas: usefulness of chemical shift MRI. AJR Am J Roentgenol 2007 Feb;188(2):429–32.
King LJ, Scurr ED, Murugan N et al. Hepatobiliary and Pancreatic Manifestations of Cystic Fibrosis: MR Imaging Appearances. RadioGraphics 2000;20:767–77.
Lauenstein TC, Rühm SG, Debatin JF. Aktuelle Standards der MR-Kolonographie. Fortschr Röntgenstr 2003;175:334–41.
Low RN. Abdominal MRI advances in the detection of liver tumours and characterisation. Lancet Oncol 2007 Jun;8(6):525–35.
Meagher S, Yusoff I, Kennedy W et al. The roles of magnetic resonance and endoscopic retrograde cholangiopancreatography (MRCP and ERCP) in the diagnosis of patients with suspected sclerosing cholangitis: a cost-effectiveness analysis. Endoscopy 2007 Mar;39(3):222–8.
Mortelé KJ, Rocha TC, Streeter JL et al. Multimodality Imaging of Pancreatic and Biliary Congenital Anomalies. RadioGraphics 2006;26:715–31.

Namasivayam S, Martin DR, Saini S. Imaging of liver metastases: MRI. Cancer Imaging 2007;7:2–9.
Negaard A, Paulsen V, Sandvik L et al. A prospective randomized comparison between two MRI studies of the small bowel in Crohn's disease, the oral contrast method and MR enteroclysis. Eur Radiol 2007 May 5 (Epub ahead of print).
Pauls S, Juchems MS, Brambs HJ. Radiologische Diagnostik von Klatskin-Tumoren. Radiologe 2005;45:987–92.
Pavone P, Passariello R. MR Cholangiopancreaticography. Springer, Berlin, 1997.
Prasad SR, Wang H, Rosas H et al. Fat-containing Lesions of the Liver: Radiologic-Pathologic Correlation. RadioGraphics 2005;25:321–31.
Rösch T, Meining A, Frühmorgen S et al. A prospective comparison of the diagnostic accuracy of ERCP, MRCP, CT, and EUS in biliary strictures. Gastrointest Endosc 2002;55(7):870–6.
Schäfer AO, Baumann T, Langer M. MRT in der Diagnostik anorektaler Fisteln. Fortschr Röntgenstr 2006;178:1095–104.
Schneider ARJ, Caspary WF. Diagnostik kolorektaler Karzinome. Aktueller Stand. Radiologe 2003;43:105–12.
Schima W. MRI of the pancreas: tumours and tumour-simulating processes. Cancer Imaging 2006;6:199–203.
Schreyer AG, Geissler A, Albrich H et al. Abdominal MRI after enteroclysis or with oral contrast in patients with suspected or proven Crohn's disease. Clin Gastroenterol Hepatol 2004 Jun;2(6):491–7.
Spinelli KS, Fromwiller TE, Daniel RA et al. Cystic pancreatic neoplasms: observe or operate. Ann Surg 2004 May;239(5):651–7.
Tada M, Kawabe T, Arizumi M et al. Pancreatic cancer in patients with pancreatic cystic lesions: a prospective study in 197 patients. Clin Gastroenterol Hepatol 2006;4(10):1265–70.
Umschaden HW, Gasser J. MR Enteroclysis. Magn Reson Clin N Am 2004;12:669–87.
Vitellas KM, Keogan MT, Spritzer CE et al. MR Cholangiopancreatography of Bile and Pancreatic Duct Abnormalities with Emphasis on the Single-Shot Fast Spin-Echo Technique. RadioGraphics 2000;20:939–57.
Vitellas KM, Keogan MT, Freed KS et al. Radiologic Manifestations of Sclerosing Cholangitis with Emphasis on MR Cholangiopancreatography. RadioGraphics 2000;20:959-75.
Yoon JH, Cha SS, Han SS et al. Gallbladder adenomyomatosis: imaging findings. Abdom Imaging 2006;31(5):555–63.
Zech CJ, Schoenberg SO, Herrmann KA et al. Moderne Leberbildgebung mit der MRT. Aktuelle Trends und Zukunft. Radiologe 2004;44:1160–9.

Urogenitalorgane

Barentsz JO, Jager GJ, Witjes JA. MR imaging of the urinary bladder. Magn Reson Imaging Clin N Am 2000 Nov;8(4):853–67.
Browne RF, Meehan CP, Colville J et al. Transitional cell carcinoma of the upper urinary tract: spectrum of imaging findings. Radiographics 2005 Nov–Dec;25(6):1609–27.
Buckley JA, Urban BA, Soyer P, Scherrer A, Fishman EK. Transitional cell carcinoma of the renal pelvis: a retrospective look at CT staging with pathologic correlation. Radiology 1996;201:194–8.
Caoili EM, Cohan RH, Inampudi P et al. MDCT urography of upper tract urothelial neoplasms. AJR Am J Roentgenol 2005 Jun;184(6):1873–81.
Chahal R, Taylor K, Eardley I et al. Patients at high risk for upper tract urothelial cancer: evaluation of hydronephrosis using high resolution magnetic resonance urography. J Urol 2005 Aug;174(2):478–82.
Choi MH, Kim B, Riu JA et al. MRI of Acute Penile Fracture. RadioGraphics 2000;20:1397–1405.
Claus FG, Hricak H, Hattery RR. Pretreatment Evaluation of Prostate Cancer: Role of MR Imaging and HMR-Spectroscopy. RadioGraphics 2004;24:S167–S80.
Dunnick RN, Sandler CM, Newhouse JH. Textbook of Uroradiology. Lippincott Williams & Wilkins, Philadelphia, 3.Aufl., 2000.
Engelbrecht V. Radiologische Diagnostik der Nebennieren. Radiologie up2date 2005;3:228–39.
Franiel T, Beyersdorff D. Prostatakarzinom – Diagnostik und Staging. Radiologie up2date 2007;2:95–110.
Fritz GA, Schoellnast H, Deutschmann HA et al. Multiphasic multidetector-row CT (MDCT) in detection and staging of transitional cell carcinomas of the upper urinary tract. Eur Radiol 2006;16(6):1244–52.
Gosselaar C, Roobol MJ, Roemeling S et al. The value of an additional hypoechoic lesion-directed biopsy core for detecting prostate cancer. BJU International 2008;101:685–90.
Gray Sears CL, Ward JF, Sears ST et al. Prospective comparison of computerized tomography and excretory urography in the initial evaluation of asymptomatic microhematuria. J Urol 2002 Dec;168(6):2457–60.
Hartman DS, Choyke PL, Hartman MS. A Practical Approach to the Cystic Renal Mass. RadioGraphics 2004;24:S-01–S15.
Hricak H, Hamm B, Kim B. Imaging of the Scrotum. Textbook and Atlas. Lippincott Williams & Wilkins, Philadelphia, 1995.
Lüning M, Felix R (Hrsg.). Komplexe bildgebende Diagnostik – Becken. Thieme, Stuttgart, 1994.
Joffre F, Otal P, Soulie M. Radiological Imaging of the Ureter. Springer, Berlin, 2003.
Macura KJ, Genadry RR, Bluemke DA. MR Imaging of the Female Urethra and Supporting Ligaments in Assessment of Urinary Incontinence: Spectrum of Abnormalities. RadioGraphics 2006;26:1135–49.
Memarsadeghi M, Riccabona M, Heinz-Peer G. MR-Urographie: Prinzipien, Untersuchungstechniken, Indikationen. Radiologe 2005;45:915–23.

Nolte-Ernsting CC, Bucker A, Adam GB et al. Gadolinium-enhanced excretory MR urography after low-dose diuretic injection: comparison with conventional excretory urography. Radiology 1998;209:147–57.

Nolte-Ernsting CC, Staatz G, Tacke J et al. MR urography today. Abdom Imaging 2003 Mar–Apr;28(2):191–209.

Pretorius ES, Siegelman ES, Ramchandani P et al. MRI of the Penis. RadioGraphics 2001;21:S283–S299.

Rajesh A, Coakley FV. MR imaging and MR spectroscopic imaging of prostate cancer. Magn Reson Imaging Clin N Am 2004;12:557–79.

Ramchandani P (ed.). Categorical Course in Diagnostic Radiology: Genitourinary Radiology. Radiological Society of North America, Oak Brook, 2006.

Rha SE, Byun JY, Jung SE et al. The renal sinus: pathologic spectrum and multimodality imaging approach. Radiographics 2004 Oct;24:Suppl 1:S117–31.

Rockall AG, Babar SA, Aslam Sohaib SA et al. CT an MR imaging of the Adrenal Glands in ACTH-independent Cushing Syndrome. RadioGraphics 2004;24:435–52.

Tekes A, Kamel IR, Imam K et al. MR imaging features of transitional cell carcinoma of the urinary bladder. AJR Am J Roentgenol 2003 Mar;180(3):771–7.

Tekes A, Kamel I, Imam K et al. Dynamic MRI of bladder cancer: evaluation of staging accuracy. AJR Am J Roentgenol 2005 Jan;184(1):121–7.

Thüroff JW (Hrsg.). Urologische Differentialdiagnose. Thieme, Stuttgart, 1995.

Setty BN, Holalkere NS, Sahani DV. State-of-the-art cross-sectional imaging in bladder cancer. Curr Probl Diagn Radiol 2007 Mar–Apr;36(2):83–96.

Shadbolt C, Heinze SB, Dietrich RB. Imaging of Groin Masses: Inguinal anatomy and Pathologic Conditions Revisited. RadioGraphics 2001;21:S261–S271.

Schlichter A, Schubert R, Werner W et al. How accurate is diagnostic imaging in determination of size and multifocality of renal cell carcinoma as a prerequisite for nephron-sparing surgery? Urol Int 2000;64(4):192–7.

Schrier BP, Peters M, Barentsz JO et al. Evaluation of chemotherapy with magnetic resonance imaging in patients with regionally metastatic or unresectable bladder cancer. Eur Urol. 2006 Apr;49(4):698–703.

Schubert RA, Göckeritz S, Mentzel HJ et al. Imaging in ureteral complications of renal transplantation: value of static fluid MR urography. Eur Radiol 2000;10:1152–7.

Schubert RA, Schleicher C, Mentzel HJ et al. Beobachtete und zufallskorrigierte Übereinstimmung computertomographischer und histologischer Stagingergebnisse beim Nierenzellkarzinom. Fortschr Röntgenstr 1999;170(4):358–64.

Uhl M, Zimmerhackl LB, Frankenschmidt A et al. Kryptorchismusdiagnostik mittels MRT. Monatsschrift Kinderheilkunde 2002;145(12):1264–336.

Van den Berg JC. Inguinal hernias: MRI and Ultrasound. Magn Reson Imaging Clin N Am 2004;12:689–705.

Wang L, Mazaheri Y, Zhang J et al. Assessment of Biologic Aggressiveness of Prostate Cancer: Correlation of MR Signal Intensity with Gleason Grade after Radical Prostatectomy. Radiology 2007;246:168–76.

Weeks SM, Brown ED, Brown JJ et al. Transitional cell carcinoma of the upper urinary tract: staging by MRI. Abdom Imaging 1995 Jul–Aug;20(4):365–7.

Stichwortverzeichnis

3D-SSFP   12, 19

A
Abdomen   170
–, akutes   154
Abdominalorgane   170
ABER-Position   124
Abführmaßnahmen   182
Abszess(e)   3, 25, 29, 68, 179, 183, 197
–, Bezold-   16
–, epidurale   72
–, Hirn-   47, 70
–, -kapsel   47
–, parapharyngealer   21
–, Senkungs-   197
–, subperiostaler   13
ACAS-Studie   152
Achillessehne   118
–, -(n)ruptur   119
Achsellücke   127
ACI   153
–, -Stenose   152
Acromioclaviculargelenk *siehe unter* Gelenk(e)
Acromiontyp   123
ADC-maps   48
Adduktoren   91
Adenohypophyse   66
Adenoide, hyperplastische   22
Adenokarzinom *siehe unter* Karzinom(e)
Adenom(e)
–, autonomes   12
–, Conn-   185
–, Epithelkörperchenadenome, ektope   33
–, -exstirpation   68
–, Hypophysen-   66
– –, inzidentelle   68
–, Makroadenome der Hypophyse   66
–, Mikro-   66
–, -nachweis, Nebenniere   184
–, Nebenschilddrüsen-   33

–, pleomorphes   7, 26, 29
Adenomyomatose   176
Adenomyose   200
Adenosin   144
Adhäsionen, postarachnitische   72
Adnex(e)
–, -prozess   201
–, weibliche   201
Adrenoleukodystrophie, X-chromoso-
    male (XALD)   41
Aerobilie   175
Aesthesioneuroblastom   15
AIDS   46, 48
Agatston-Score   150
Akromegalie   66
Aktinomykose   35
Aktivierung, zerebrale   65, 69
Akupunkturnadeln   209
akute disseminierte Enzephalomyelitis
    (ADEM)   45
Alkoholismus   113
–, chronischer   42f
Allergien   190
ALPSA   127
Alzheimer   51
–, -Demenz   51
Amaurosis   9
Ameisensäure   42
Ameloblastom   28
Ammoniak   43
Amnesie   60
Amotio retinae   11
Amyloidangiopathie   53
Amyloidose   147
Analyse, computergestützte   151
Anastomose, biliodigestive   177
Aneurysma   57f, 154, 156, 197
–, Bauchaorten-   154
– –, symptomatisches   156
–, -clips   208
–, -hals   154
–, inflammatorisches   156
–, mykotisches   42

–, Pseudo- 153
–, -screening 58
Anfall 43
–, epileptischer 43
–, fokaler 43
–, generalisierter 43
Angina pectoris 150
Angiofibrom, juveniles 14, 22
Angiographie 10, 32
–, CT- 59, 153, 157, 159
–, Katheter- 152
–, Koronar- 145, 149
– –, Mortalitätsrisiko 149
–, MR- 10, 19, 32, 56ff, 89, 151f, 170
– –, kontrastverstärkte 59, 154
– –, venöse 159, 174
–, Phasenkontrast- (PCA) 53, 151
–, Time-of-flight-MR- 53
Angiologie 151
Angiom (e) 40
–, arteriovenöse 9
–, venöses 10
Angiomatose
–, enzephalotrigeminale 40
–, retinozerebelläre 39
Angiomyolipom 186
Angioskopie, virtuelle 151
Anisotropie 68
Anorchie 196
Anreicherungsverhalten 106
Antrum mastoideum 17
Anulus fibrosus 86
Aorta thoracica 156
Aortendissektion 74
Aortenerkrankungen 156
Aortenstent 156
Aortenverschluss 157
Apophyse(n) 131
Apophysitis calcanei 120
Apparat, diskoligamentärer 88
Aquäduktstenose 69
Arachnoidaldivertikel 75
Arachnoidalzyste *siehe unter* Zyste(n)
Arachnoidea-Reste 6
Arachnoiditis 88
Arcus aortae 159
Arhinenzephalie 38
Artdiagnose 186
Artefakt(e) 141, 161, 163, 209

–, Phasencodier- 141
Arteria
–, basilaris 19
–, carotis interna (ACI) 9, 19, 152
–, cerebelli inferior anterior (AICA) 19f
–, maxillaris 14
–, occipitalis 56
–, pharyngea ascendens 14
–, ulnaris 139
–, vertebralis 19, 89
Arterien
–, Becken- 158
–, Bein- 158
–, Digital- 159
–, Fuß- 159
–, hirnversorgende 153
–, Nieren- 154ff
–, Pol- 154
–, Run-off- 159
–, supraaortale 152
–, Unterschenkel- 159
Arteriitiden 42
Arteriosklerose 154
–, okkludierende 157
Arthritis/Arthritiden 83, 138
–, -formen 99
–, reaktive 99
–, rheumatoide (RA) 83, 99, 132, 138, 146
Arthrographie 110, 122, 124, 134
Arthrose
–, entzündlich aktivierte 99
–, temporomandibuläre 27
Arthroskopie 110, 112f, 122, 124, 127
Aryknorpel 36
Arylsulfatasemangel 41
Aspergillose, invasive 35
Astrozytom(e) 65, 76
–, anaplastische 78
–, pilozytische 6, 39
–, Riesenzell- 39
Aszites 203, 205
Ataxie, spinale 71
Atemstillstand 170
Atherom(e) 150
Atherosklerose 150
Atlantookzipitalgelenke *siehe unter* Gelenke

Atrophie
–, Hirnschenkel 50
–, kortikale 40
–, Muskelatrophie, neurogene 71
–, -raten 50
auditorische Symptome 18
Aufbauplastik 166
Auflösung 97
Auge 3
–, -(n)muskel(n) 3f, 11
– –, -entzündung 4
– –, -lähmungen 9
Augmentationsplastiken 167
Ausbreitungsdiagnostik 15, 140, 165, 191, 194
Ausrisse, traumatische der Nervenwurzeln 89
Ausscheidungsfunktion 190
Ausscheidungsurogramm 189
Auswaschphänomen 184
–, peripheres 173
Autoimmunerkrankung 18
AVM 55
–, spinale 74
Avulsionen 131
–, apophysäre 130
Axilla 32

B

Bagatelltrauma 118
Balkenagenesie 38
Balkenhypogenesie 38
Ballondilatation 149
Band/Bänder 104, 131
–, acromioclaviculäre 128
–, coracoclaviculäre 128
–, interkarpale 135
–, -ersatzplastik 112
–, -komplex, inferiorer glenohumeraler 125
–, radioulnare(s) 134f
–, -ruptur 117
–, scapholunäre 135
–, triquetrolunäre 135
–, -verletzungen 117
Bandscheiben
–, -erkrankung, thorakale 87
–, -läsionen
– –, degenerative 85

– –, traumatische 88
– –, zervikale 87
–, -protrusionen 86
–, -sequester 86
–, -vorfall 86, 91
– –, lateraler 87
– –, Rezidiv- 88
Bankart-Läsion 125, 127
Barkhof-Kriterien 44
Bauchaortenaneurysma *siehe unter* Aneuryma
Becken
–, -boden 206
– –, -anatomie 206
– –, -muskulatur 206
–, knöchernes 90
–, -wand 200, 203
Begleitverletzungen 94
Beinvenenthrombose 161
Belastung
–, -(s)-EKG 144, 147
–, familiäre 164
–, -(s)zone 113
Bellsche Lähmung 20
Bergsteiger 138
Bestrahlung 201
–, -(s)planung 201
–, stereotaktische 55
Betablocker 148
Bewegungsapparat 140
Bewusstseinsstörungen 43
Bezold-Abszess *siehe unter* Abszess
B-HAGL 127
Bildgebung
–, diffusionsgewichtete (DWI) 18, 47, 59, 65, 68, 74, 106
–, funktionelle MR- (fMRI) 65, 69
–, parallele 194
–, perfusionsgewichtete (PWI) 65
Bildkontrast 170
Bildrekonstruktionen 160
Billroth-II-Magen 177
Biopsie 26, 165, 168, 184, 191f
–, -orte 206
–, -region 21
– –, Festlegung 21
BIRADS 165
Bizepssehne
–, -(n)anker 127

–, distale 131
Black-blood-Sequenzen 157
black holes 45
Blasenbildung 98
Blasenkarzinom *siehe unter*
  Karzinom(e)
Blasentumor *siehe unter* Tumor(en)
Bloodpool-Phänomen 171
Blutabbauprodukte 54, 92
blutbildendes Mark 92
–, Rekonversion 81, 91f
Blutfluss 160
Blut-Hirn-Schranke 44f, 54, 65
Blutung(en) 204
–, -(s)alter 106
–, (s)ausschluss 52, 70
–, epidurale 79
–, Hirn- 53
– –, Risiko 56
–, (der) Hypophyse 67
–, intrakranielle 53
–, intrazerebrale 53
–, lobäre 53
–, Massen- 53
–, Parenchym- 54
–, -(s)quellen 58
–, Rezidiv- 57
–, -(s)risiko 55, 57
–, spontane intrazerebrale 53
–, subarachnoidale 57
–, Tumor- 54
Bogen
–, coracoacromialer 123
–, -gang 17
BOLD-Kontrast 69
Bolusgeometrie 162
bone bruise 93
Brenner-Tumor *siehe unter*
  Tumor(en)
Bright-lumen-Technik 180
Bronchialkarzinom *siehe unter*
  Karzinom(e)
Bruchsackinhalt 197
Bruckenberger Bericht 149
Brustdrüse 164
Brustimplantat *siehe unter*
  Implantat(e)
Budd-Chiari-Syndrom 170
Buford-Komplex 125

Bulbus oculi 11
Buphthalmos 39
Bursa
–, gastrocnemiosemimembranosa 103
–, iliopectinea 103
–, subacromialis 123
–, subacromialis-subdeltoidea 103
–, synovialis 103
Bursitis/Bursitiden 103
–, bicipitoradialis 133
–, subacromialis 123
Bypass
–, -chirugie 159
–, -operation, aortokoronare 150

C
Canalis n. facialis 21
Canalis n. optici 6
Capitulum humeri radiale 130
Captopril-Nierenszintigraphie 155
Cardioverter-Defibrillatoren, implantierte 208
Caroli-Syndrom 176
Carotisgabel 31
Catterall 109
Cavafilter 209
Cavum tympani 17
CCC *siehe* Karzinom, cholangiozelluläres
CCT *siehe* Computertomographie, kranielle
Centrum semiovale 47
Charcot-Arthropathie 121
chemical shift 106, 183, 204
–, -Bildgebung (CSI) 174, 178, 184, 205
Chemolitholyse 175
Chemosis 9
Chemotherapie 81, 91, 168
–, neoadjuvante 165f
Chiari-Malformation 38
Chiasma opticum 66
Choanen 14
Cholangioskopie 176
Cholangitis, primär sklerosierende (PSC) 176
Choledochuszyste *siehe unter* Zyste(n)
Cholestase 175
Cholesteatom(e) 16ff

–, angeborene 17
–, erworbenes 16
–, primäres 17
–, -rezidive 17
Cholesterolgranulom 17
Cholesterolsteine 176
Cholezystektomie 176
Cholezystitis 175
Chondromatose, synoviale 102, 132
Chondropathie 97, 134
Chorda dorsalis 22
Chordom 23
–, Clivus- 23
Chorea Huntington 50
Churg-Strauss-Syndrom 147
Chylus 25
Cine-SSFP-Sequenz 180f
Circulus arteriosus 152
Clavicula 128
Claudicatio spinalis 87
Cochlea 12
–, -implantate *siehe unter* Implantat(e)
Coiling 153
Colon 181
Commotio 79
Computertomographie (CT) *siehe auch* CT 11, 85, 140, 185
–, kranielle (CCT) 57, 70
– –, Indikationen 70
–, Mehrschicht- 118
Conn-Adenom 185
Conn-Syndrom 184
Containmentverlust 109
Corpora
–, cavernosa 198
–, libera 130
–, mamillaria 42
Cor pulmonale 147
Corpus callosum 39, 41
Corpus-luteum-Zyste *siehe unter* Zyste(n)
Coxarthrose 108
Coxitiden 108
Crista galli bifida 13
Cross-bun-Sign 49
CSI 184
CT *siehe auch* Computertomographie 16, 107, 125, 170, 175, 178, 181ff, 186, 189f, 206, 208

–, -Angiographie (CTA) 9, 153, 155f, 163
–, Herz- 150
–, kardiale 149
–, -Kolonographie 182
–, Koronar- 144, 149f
–, -Koronarangiographie (CTCA) 149
–, Multidetektor- 149
–, spinale 85
–, -Venographie 160
–, -Zisternographie 70
CTA *siehe unter* CT
CUP-Syndrom 33, 165
Cushing-Syndrom, adrenales 184

D
Dakryoadenitis 5
Dark-lumen-MR-Kolonograpahie 181
Dark-lumen-Technik 180
Darmpassagebehinderung 197
Darmreinigung 182
Darmwand 154, 180f
Datensätze, 3D- 65
Daumengrundgelenk *siehe unter* Gelenk(e)
Defäkographie 206
Defizit(e)
–, neurales 18
–, neurologische 60
–, sensorisches 18
Degeneration(en)
–, hepatolentikuläre 41
–, hyaline 199
–, kortikobasale 50
–, muzinöse 104
–, mukoide 118
–, myxoide 110, 112
–, zerebelläre 20
delayed enhancement 145f
dementielle Syndrome 50
Demenz 50
Demyelinisierung, symmetrische 40
Denervation 105
Densspitze 83
Dentalapparat 28
Dermoid(e) 32
–, -zapfen 204

–, -zyste siehe unter Zyste(n)
Destruktionen
–, knöcherne 15
–, osteomyelitische 13
Deszensus 206
Detektorzeilen 150
developmental venous anomaly (DVA) 10, 55
Dezelerationstrauma 9
Diabetes mellitus 154
Diameter, mesenzephaler 50
Diffusion 52
Diffusionswichtung 18, 49, 52
Diffusion-Tensor-Bildgebung (DTI) 68
Digitalnerven, plantare 121
Dignität 106, 165, 186
–, -(s)bestimmung 35, 170
–, -(s)beurteilung 96
Dilatation 144
Discus
–, articularis 27
–, triangularis 134
Diskus 134
–, -ersatzmaterialien 27
–, -mobilität 27
–, Reposition 27
–, -verlagerungen 27
Dissekat 114, 130
Dissektion(en) 20, 149, 153, 156f
–, traumatische 89
Dissemination bei MS 44
–, räumliche 44
–, zeitliche 44
Distorsionstrauma 89
Dobutamin 146, 149
–, -infusion 144
Dolichoektasie 19
Doppelbilder 9
Doppler-Methode 148
Dosisbelastung 150
Drainagevene(n) 55f
Druckgradient 154
Drucknekrose 93
DSA 58
–, 3D-Rotations- 162
–, intravenöse 159
–, negative 58
–, selektive intraarterielle 56

Ductus
–, deferens 195
–, pancreaticus 178
Duodenalsonde 181
Dünndarmsonde 180
Dünndarmtumoren siehe unter Tumor(en)
Duplexsonographie, farbkodierte (FKDS) 36, 53, 152f, 155, 163, 170
Dura 12
–, -fistel 19
–, -leck 88
–, mater spinalis 86
Durchbau, knöcherner 88, 139
Durchleuchtungskontrolle 89
Dysplasie 43
–, arrhythmogene, rechtsventrikuläre (ARVD) 147
–, fibromuskuläre 155
–, septooptische 38
Dysraphie 71
–, spinale 76
Dystrophie
–, Muskel- 105
–, myotonische 105

E
Echokardiographie 148
Echozeiten 184
Einblutungen 25, 32, 65, 199
–, intraspongiöse 93
Eingriff, stimmerhaltender 34
Eisenablagerungen 174, 179
Eisenoxidpartikel, ultrakleine supraparamagnetische (USPIO) 194
Eisenspeicherkrankheiten 174
EKG 145
Ellenbogengelenk siehe unter Gelenk(e)
Embolisation 32
Empyem, subdurales 13, 47
Enchondrom(e) 96
Endometriose 203
Endometrium 200
–, -karzinom siehe unter Karzinom(e)
–, -polypen 200
Endoprothesen 209
Endorektalspule 182, 194
Endosonographie 200

Engpass-Syndrom 129, 142
–, quadrilaterales 127
Entartungsrisiko 181
Enterozelen 206
Enthesiopathie(n) 91, 104, 130
Enthesiophyten 123, 132
Enthesitiden 83, 104, 120
Entmarkungsherd 44
Entwicklungsstörungen 38
–, kortikale 43
Entzündung(en)
–, -(s)aktivität 44f, 99
–, Aktivitätsgrad 90
–, destruierende 36
–, granulomatöse 67
Enzephalitis/Enzephalitiden 46, 48, 68
–, CMV- 46
–, Herpes- 46
–, progressive subakute 46
–, Virus- 46
Enzephalopathie
–, hepatische 43
–, subkortikale arteriosklerotische 51
Enzephalozele 13
Enzymdefekte 40
Ependymome 39, 76, 78
Epicondylitis lateralis 129
Epicondylus
–, lateralis 130
–, medialis 134
Epidermoid(e) 17, 32, 62, 67
–, -zyste siehe unter Zyste(n)
Epilepsie
–, fokale 43
–, Temporallappen- (TLE) 43
Epimesopharynx 21
Episode, amnestische 43
Epistaxis 14, 21
Epithelkörperchenadenom siehe unter Adenom(e)
Epihyse
–, -(n)fugen 131
–, -(n)verletzungen 131
Epiphyseolyse 131
ERCP 176ff
ERP 178
Erguss 103
Erosion 83, 99

Erweichung, puriforme 160
Ethylenglykol 42
Exenteratio bulbi 8
Exfoliativzytologie 189
Exophthalmus 3, 7, 9
Exostose, kartilaginäre 96
Explorativlaparotomie 206
Exstirpation, diagnostische 165
extrapyramidal-motorische Syndrome 49
Extremitätenvenen 160
Exzision, totale mesorektale 182

F

Fasciitis plantaris 120
Fahrradergometer 149
Faserknorpel
–, -komplex, triangulärer 134
–, Verletzungen 103
Faszie, mesorektale 182
Fazialiskanal 17
Fazialislähmung 20
Fazialisneurinom 20
Fazialisneuritis 17
Fazialisparese 21
–, periphere 20
FDG-PET 65, 184, 201
fecal tagging 182
Fehlbildungen 12
–, (der) ableitenden Harnwege 190
–, dysraphische 38
–, intrakranielle 13
–, Kleinhirn 38
–, kraniozervikaler Übergang 70
–, lymphovaskuläre 25
–, Pankreas 177
–, Schädelskelett 38, 70
–, spinale 71
–, Vagina 207
–, zerebrale 38
Feinnadelpunktion 29
Felsenbein 16
–, Entzündungen 16
–, -spitze 16
Femoralhernien siehe unter Hernie(n)
Femurkondylus 113f
Fenestrationen 134
Fersensporn 120
Fetteinlagerungen 172

–, fokale 178
–, zonale 170
Fettmarkkonversion 93
Fettgehalt 25
Fettresonanzen 184
Fettsignalunterdrückung 92, 124, 179, 203
Fettsuppressionstechnik 80
Fettzellen 184
Fibrillationen 98
Fibrocartilago palmaris 138
Fibrom(e) 205
–, nicht ossifizierende 96
Fibrose(n) 145
–, kongenitale hepatische 176
Fibrothekom 205
FIGO 200f
Fila olfactoria 46
Filum terminale 76f
Finger 134, 137f
Fissur(en) 98
Fissura orbitalis 5, 14
–, superior 7
Fistel(n) 121, 181
–, anorektale 179
–, AV- 35
– –, durale 56, 74
–, Carotis-sinus-cavernosus- 9
–, Dura- 56
– –, spinale 74
– –, -gänge 182f
– –, transkortikale 95
–, perianale 179, 182
Fistulographie 182
Fixateur externe 209
FKDS 154
FLAIR 10, 60
flow void 80
Flügelgaumen
–, -fortsatz 14
–, -grube 26
Flugzeitverfahren (TOF-MRA) 162
Flussgeschwindigkeit 160
Flussmessungen 143, 157
Flussrichtung 160
FNH 172
Follikelzyste siehe unter Zyste(n)
Fontaine 158
Fontanelle, frontonasale 13

Foramen
–, caecum 13, 31
–, jugulare, Dehiszenz 19
–, sphenopalatinum 14
–, sublabrales 125
Fossa pterygopalatina 14
Fragmentation(en) 98, 109
–, -(s)stadium 109
Fraktur(en) 89, 131, 135, 139f
–, Becken- 91
–, -gefährdung 81, 91, 139
–, Humeruskopf 122
–, Insuffizienz- 91, 94, 108, 121
–, Kahnbein- 135
–, Keilbein- 10
–, mikrotrabekuläre 93
–, okkulte 91, 94, 117, 122, 129
–, osteochondrale 107, 115, 117
–, Radius- 133
–, Schädelskelett 60
–, Stress- 91, 94, 108, 121
–, Überlastungs- 121
–, -verdacht 10
–, (im) Wachstumsalter 129
–, Wirbel- 91
Fremdgewebseinlagerungen 170
Fremdkörper 36
–, intraokuläre 11
–, -suche 11
Frohse-Arkade 133
Früherkennung 164, 181, 191
Funktionsmyelographie 87, 91
Fuß 117
–, diabetischer 121

G
Gadolinium-DTPA 34
Gallenblase 175f
–, -(n)hydrops 176
Gallengänge 176
–, Stenosen 176
Gallenkonkremente 175
Gallensteine 175
Gallenweg(e) 175f
–, -(s)erkrankung 177
Gammakamera 148
Gammaknife 55
Gamna-Gandy bodies 170
Gangdarstellung 17

Gangerweiterungen, periphere 176
Ganglion
–, Gasseri 46
–, geniculi 20f
–, -zysten *siehe unter* Zyste(n)
Gangobstruktion 25
Ganzkörperskelettszintigraphie 90, 97
Gaumen 15, 24
–, weicher 23
Gd-EOB-DTPA 177
Gefäß(e)
–, -darstellung 53, 158
–, -diagnostik 151, 1612
–, epigastrische 197
–, -fehlbildungen, spinale 74
–, Kollateral- 144
–, -kontakte, proximale 19
–, Koronar- 145
–, -lumen 151, 160
–, -malformationen 24, 54
–, -Nervenkontakt, proximaler 20
–, periphere 163
–, -permeabilität 106
–, -pulsationen 162
–, -schlingen 20
–, -stenosen 151
–, -verletzungen, traumatische 35
–, -wandtumor *siehe unter* Tumor
Gehirn 37
–, Entwicklungsstörungen 38
Gehörgang, innerer 12
Gehstrecke 158
Gelenk(e) 99, 103
–, Acromioclavicular- (AC) 123, 128
–, Atlantookzipital- 88
–, Daumengrund- 138
–, Ellenbogen 129
–, Ergüsse 100
–, -körper, freier 98, 102, 130
–, -instabilitäten 113, 117, 122, 125
–, -untersuchung 92
Germinom(e) 66
Gesicht
–, -(s)phlegmonen 12
–, -(s)schädel
– –, Frakturen 35
– –, knöcherner 35
– –, -trauma 11

–, -(s)schmerz 21
–, -(s)weichteile 12
Gewebecharakterisierung 64, 186
Gewebekontrast 1178
Gewebsentnahme 176
GFAP-Gen 41
GLAD 127
Glandula
–, parotis 21, 30
–, sublingualis 25f, 30
–, submandibularis 26, 30
Glaskörperblutungen 6, 11
Gleason-Score 191, 194
Glenoid 123
Glianarben 44
Glioblastom(e) 65
Gliom(e) 65
–, extranasale 13
–, Nasen- 13
Globus pallidus 42
Glühbirnen-Phänomen 171
Golf 130
Granatsplitter 208
Granulationen 18
Granulationsgewebe 17, 114, 188
Granulosazelltumor *siehe unter* Tumor(en)
Grenzflächenartefakt 98
Guarkernmehl 180
Guillain-Mollaret-Dreieck 50

H
HAGL 127
Hals
–, -arterien 89
–, -dreieck, posteriores 32
–, -fisteln, mediane 31
–, -gefäße 20
–, - lymphknoten 23
–, -phlegmonen 12
–, -region 12
– –, infrahyoidale 30
–, -tumoren *siehe unter* Tumor(en)
–, -weichteile 12
– –, Infektionen 33
–, -wirbelsäule 83
–, -zysten *siehe unter* Zyste(n)
Hämangioblastom 39

Hämangiom(e) 10, 20, 24, 80, 96, 170f, 179
–, infantile 10, 24
–, kavernöse 10
–, retinale 39
–, Synovial- 100
Hämangiomatose 179
Hämangioperizytom 10
Hämarthros 100, 112
Hämarthrose 92
Hamartom(e) 179
Hämatom(e) 179, 192, 194
–, epidurales 54
–, murales 153
–, subdurales 54
Hämatopoese, extramedulläre 179
Hämochromatose 174
Hämodialyse 43
Hämoglobinabbauprodukte 160
Hämoglobinopathie(n) 113
Hämophilie 100
Hämorrhagie(n) 79, 106, 172, 186, 205
Hämosiderinablagerung(en) 54, 74, 77, 100, 137, 179
Hämosiderose 174
Hämospermie 195
Hamulus ossis hamatis 136
Hand 134, 138
–, -gelenk 134
– –, -instabilitäten 135
– –, -extensoren 130
–, -muskulatur 133, 139
–, -wurzel 135
– –, -knochen 135
Harnblase 188
–, -(n)karzinom *siehe unter* Karzinom(e)
Harnleiter 189
Harnröhre 197
–, -(n)divertikel 206
–, -(n)tumor *siehe unter* Tumor(en)
Harnstauung 190
Harntrakt 188
–, oberer 189
Harnwege, ableitende 188
Hautklammern 209
HCC 172
–, fibromedulläres 172

Head-at-risk-Zeichen 109
Heilung, verzögerte 95
Hepatozyten 170
Herdanfall, extratemporaler 43
Hernie(n) 197
–, Femoral- 197
–, Inguinal- 197
–, Leisten- 197
–, Schenkel- 197
Heroinabusus 42
Herpesenzephalitis *siehe unter* Enzephalitis
Herpesvirus 47
Herz 143
–, -CT 150
–, -diagnostik 143
–, -erkrankungen, kongenitale 143, 147
–, -fehler, angeborene 148
–, Funktion 143
– –, ventrikuläre 143
–, Infarkt 145
–, -katheteruntersuchung 144, 149
–, -klappen 143
– –, artifizielle 209
–, -krankheit, koronare 144, 147
–, -kranzgefäße 1149
–, Morphologie 143
–, -muskelentzündungen 145
–, -rhythmusstörungen 145
–, -schrittmacher 208
–, -tod, plötzlicher 146
–, -zyklus 170
hidden lesion 124
Hill-Sachs-Defekt 125
Hinterwand 148
Hirn
–, -abszess *siehe unter* Abszess
–, -atrophie 46
–, -basisarterien 57, 152
–, -druckzeichen 60, 70
–, -haut/-häute 12, 66
– –, -entzündung 47
–, -infarkt 42, 153, 209
– –, -alter 52
– –, Frühzeichen 52
– –, (der) Hypophyse 67
– –, lakunärer 53
– –, -nachweis 52

–, -metastasen 54
–, -nerv(en) 12
– –, -lähmungen 21
–, -ödem 59, 61, 64
–, -schädigung, traumatische 60
–, -sklerose, tuberöse 39, 179
–, -stamminfarkt 20
–, -tumor *siehe unter* Tumor(en)
–, -venenthrombose 59
–, -volumen, fraktionelles 45
HLA-B27-Antigen 90
Hochrisikopatientinnen 164
Hoden
–, -suche 196
–, -tumoren *siehe unter* Tumor(en)
Hoffa-Fibrose 112
Hoffascher Fettkörper 116
Hohlhandbögen 159
Holmes-Tremor 50
Holoprosenzephalie 38
Hörbahnen 18
Hörminderung(en) 18f
Hormonpräparate 167
HRCT 17f
HSV Typ I 46
Hüftgelenk 107
Hüftkopfepiphyse 108f
Hüftkopfnekrose, avaskuläre 107
Humeruskopf 123
–, -fraktur *siehe unter* Fraktur(en)
Hydromyelie 71
Hydrosalpinx 202
Hydrozephalus 70
Hygrom
–, chronisches subdurales 61
–, zystisches 25, 31
Hyperämie 95
Hyperextensionsverletzungen 138
Hyperparathyreoidismus 33
Hyperplasie
–, fokale noduläre (FNH) 172
–, lymphatische 22
Hypertension, portale 174, 179
Hyperthyreose 12
Hypertonie 148, 155
–, chronische 53
–, essentielle 154
–, renovaskuläre 154

Hypertrophie des Plexus chorioideus 40
Hyponatriämie 43
Hypophysenadenom *siehe unter* Adenom(e)
Hypophysitis, lymphozytäre 67
Hypothalamus 6
Hypothenar 139
hypothenar hammer syndrome 139
Hysterosalpingographie 198

I
Iliosakralgelenk 90
Immunschwäche 82
–, -syndrom 46
Impaktionssyndrom, ulnolunäres 135
Impingement 112, 124
–, internes 123
–, sekundäres 123
–, -Syndrom 123
Implantat(e) 166, 208
–, bioelektrische 208
–, Brust- 164
–, Cochlea- 208
–, -diagnostik 167
–, Mehrkammer- 167
–, -ruptur 12
–, Silikon- 167
Impression, basiläre 83
Incisura scapulae 127
Induktion, elektromagnetische 208
Induratio penis plastica 197
Infarkt 179
–, Spinalarterien- 74
Infarzierung
–, hämorrhagische 54, 56
–, venöse 59
Infektzeichen 82
Infertilität 195
Infiltrat(e)
–, bronchopneumonische 141
–, entzündliche 44
Infiltration 27, 106, 186
–, (von) Nachbarorganen 188
–, neoplastische 14
–, -(s)tiefe 26
Infindibulumstein 176
Infraorbitalisneuropathie 14

Inguinalhernien *siehe unter* Hernie(n)
Inkarzeration 197
Innenohr 12
Inoperabilität 26
Instabilität(en) 89, 114, 135
–, atlantoaxiale 83
–, glenohumerale 123
–, Schultergelenks- 125
–, segmentale 91
–, unidirektionale 125
Insult
–, apoplektischer 52, 70
–, ischämischer 52
Integument 12
Interdigitalneurome 121
internal derangement 27
intersection syndrome 137
Intervall, freies 88
Interventionsbereitschaft 163
Intestinaltrakt 179f
Intoxikation 42
Inversionsrückkehrsequenzen (STIR, TIRM) 81
Inzisur, spinoglenoidale 127
Irisblendenphänomen 171
Ischämie
–, -diagnostik 144
–, spinale 74
–, -toleranz 95
ISG 90

J

Jejunum 180
Jod 12
Jojo-Zeichen 138
Jugularvenenthrombose 33

K

Kahnbeinfraktur *siehe unter* Fraktur(en)
Kalkplaques 162, 198
Kalkscore 150
Kalkseifenbildung 178
Kapsel
–, -Band-Läsionen 138
–, -Band-Verletzungen 104, 112, 117, 129
–, -fibrosen 167
–, fibröse 99

–, -überschreitung 194
Kapsulitis, adhäsive 122
Kardiologie 147
Kardiomyopathie(n) 143, 145f
Karotisgabel 152f
Karotisstenosen *siehe unter* Stenose(n)
Karpaltunnel 139
–, -syndrom 139
Karzinom(e) 165
–, Adeno- 174
–, adenoidzystische(s) 8, 15, 27
–, -ausschluss 164
–, bilaterale 165
–, Blasen- 188
–, Bronchial- 65, 142
– –, kleinzelliges 65, 81
–, cholangiozelluläres (CCC) 173, 176
–, endometrioides 204
–, Endometrium- 200
–, Harnblasen- 188
–, hepatozelluläres (HCC) 172
–, Hypopharynx- 34
–, inflammatorisches 168
–, In-situ-Karzinom, duktales (DCIS) 168
–, Klarzell- 205
–, kolorektales 181
–, Mamma- 65, 81, 142, 164ff
–, -metastasen 30
–, Mukoepidermoid- 8, 30
–, multizentrische 165
–, -nachweis 167
–, Nieren- 186
–, Nierenzell- 40, 65, 185, 187
–, Plattenepithel- 15, 23, 26, 33f, 174
–, Prostata- 191, 195
– –, organbegrenzte 191
– –, symptomatische 194
–, Rektum- 179, 182
–, Tonsillen- 23
–, Urothel- 188f
–, Zervix- 201
–, Zungen- 26
–, Zungengrund- 23
–, Zystadenokarzinom, seröses 204
Katarakt 3
Katheterangiographie (DSA) 55f, 151f, 154, 158

–, 4-gefäß- 58
–, selektive 74
Katheterzugang 158
Kauapparat 27
Kaudasyndrom 71, 85
Kaumuskeln 26
Kaumuskulatur 28
Kausalität 86
Kavernom 56, 58, 74
–, multiples 56
Kehlkopf 34
–, -anatomie 34
Keilbein
–, -dysplasien 39
–, -flügel 7
–, -fraktur *siehe unter* Fraktur(en)
Keimzelltumor *siehe unter* Tumor(en)
Kerngebiete 18
Kiefer 28
–, -gelenk 27
–, -höhlen 15
–, -köpfchennekrose, avaskuläre 27
Kiemenbogen 30f
–, -arterie 14
Kinetikanalyse 144
Kinking 153
KHK 145, 148f
Klappenerkrankungen 147
Klappenvitien 148
Klarzellkarzinom *siehe unter*
 Karzinom(e)
Klaviertastenphänomen 135
Kleinhirnbrückenwinkel 12, 16, 20
Klinoidfortsatz, anteriorer 7
Klippel-Trénaunay-Weber-Syndrom
 179
Kniebinnenschäden 110
Kniegelenk 109
Knietrauma 114
–, komplexes 112
Knöchel 117
Knochen 92
–, Belastungsstabilität 118
–, Destruktionen 106
–, -erkrankungen 35
– –, Schädel 70
–, -fensterdarstellung 11, 16
–, -infarkt 95
–, -kontusionen, 117

–, -metastasen *siehe unter* Metastasen
–, -nekrose, aseptische 98, 108, 120f,
 130, 136
–, -sequester 95, 121
–, spongiöser 92
–, subchondraler 93, 95
–, -szintigramm 80, 109
–, -szintigraphie 81
–, -tumor *siehe unter* Tumor(en)
Knochenmark
–, -ödem 95
– –, transientes 107
–, Zusammensetzung 92
Knorpel
–, -darstellung 97
–, -frakturen 97
–, Gelenk- 97
–, hyaliner 34, 92, 97, 118
–, kappe 96
–, retropatellarer 115
Knötchen
–, murale 205
–, subependymale 39
Koarktation 157
Kohlenmonoxid 42
Kokainabusus 42
Kollagenose(n) 113, 147
Kollateralband 131
–, laterales 113
–, mediales (MCL) 13
–, -ruptur, ulnare 138
Kollateralen 149
Kollateralgefäße *siehe unter* Gefäß(e)
Kolloidzyste *siehe unter* Zyste
Kolondarstellung 180
Kolonoskopie 181
Koloskopie, virtuelle 180, 182
Kolpozysturethrographie 206
Kompartiment
–, anteriores 115
–, prästyloides 23
Komplex, sinunasaler 12
Komplikationen 33, 47, 88
Kompression 86
–, Ausmaß 86
–, -(s)syndrom 139, 142
Kondensation 109
Konkremente 29
Kontrastauflösung 172

Kontrastmittel 18, 88, 101, 106, 121,
   164, 176, 180, 183, 186, 190
–, -anreicherung, subependymale 46
–, -bolus 152
– –, -passage 160
–, -dosis 65f
–, -enhancement 17
–, -gabe 95, 135, 172, 179, 186, 196f
–, -injektion 176
– –, venöse 158
–, jodhaltiges 157
–, MR- 81
– –, eisenhaltige 172
– –, Eisenoxid-Kontrastmittel, supraparamagnetische (SPIO) 174, 179
– –, leberspezifische 170
– –, lymphotrope 188, 194, 201
– –, manganhaltige 172
–, -nebenwirkungen 190
–, paramagnetische 34, 44, 95, 118, 151, 153, 160, 170, 180
–, -retention 173
–, Röntgen- 149, 154, 158, 186, 190
– –, Kontraindikationen 151
–, -studien 152
– –, dynamische MR- 170
– –, MR- 10
Kontusion(en) 93
–, -(s)herd 60
–, -(s)muster 93
Kopf-Hals-Region 12, 24
Kopfschmerzen 36
–, atypische 36
Korbhenkelriss 10
Koronarangiographie 145, 149
–, Mortalitätsrisiko 149
Koronararterien 146, 150
Koronar-CT siehe unter CT
Koronargefäße siehe unter Gefäß(e)
Koronarkalkmessung 150
Koronarstenose(n) 144, 149f
Koronarverkalkungen siehe unter Verkalkungen
Körperstammvenen 159
Korsakoff-Syndrom 42
Kortex
–, auditorischer 18
–, Organisationsstörungen 38
Kortikosteroide 124

Kraniopharyngeom(e) 64
Kreuzband
–, hinteres 112
–, vorderes 112
Kristallarthropathie 132
Krückenlähmung 139
Krukenberg-Tumor siehe unter Tumor(en)
Kryptorchismus 196
Kubitaltunnelsyndrom 132
Kupferausscheidung 41
Kupffersche Sternzellen 170

L
Labrum
–, acetabulare 108
–, glenoidale 123, 125
–, -verletzungen 127
Labyrinth 12, 21
–, -fistel 17
Labyrinthitis 16ff, 20
Lacertus fibrosus 134
Lamina cribrosa 15
Laparoskopie 196, 198
Laparotomie 154
Lappenriss 110
Laryngektomie 34
Larynx 34
–, -tumor siehe unter Tumor(en)
Läsion(en)
–, -(s)last 45
–, myotendinöse 129
–, osteochondrale 113, 118, 122, 129
–, parapharyngeale 23
–, SLAP- 127
–, Stener- 138
–, Through- 125
–, vaskuläre 24
–, zystische 68
Lateral-pillar-Konzept (Herring) 109
Lebendspender 156
Leber 170
–, -diagnostik 170
–, -erkrankung(en) 170
– –, diffuse 174
–, -filiae, hypervaskuläre 174
–, -läsionen, fokale 170f
–, -metastasen siehe unter Metastasen
–, -teilresektion 174

–, -transplantation 177
–, -zelladenom 172
–, -zirrhose 174
–, -zysten 170f
Leiomyome 199
Leisten
–, -band 197
–, -hernien *siehe unter* Hernie(n)
–, -region 197
Leitungsbahnen 68
Leitungsschwerhörigkeit 16f
Leitvenen 160
Lendenwirbelsäule (LWS) 85, 87
Leptomeningen 65
Leriche-Syndrom 157
Leukenzephalopathie
–, progressive multifokale (PML) 46
–, vakuolisierende 42
–, verzögerte, posthypoxische (DPHL) 42
Leukodystrophie
–, metabolische 40
–, metachromatische (MLD) 41
Leukomyelitis 72
Levatorebene 183
Levatorhiatus 206
Ligamenta
–, alaria 88
–, lata 202
Ligamentum
–, anconeoepitrochlearis 132
–, collaterale ulnare 134
–, glenohumerale inferius 123
–, longitudinale posterius 86
–, patellofemorale 13
–, rotundum 197
limbisches System 46
Lipide 80, 184
Lipidgehalt 183
Lipohämarthros 100
Lipom(e) 23, 26, 32, 62, 75
–, intradurales 76
Lipoma arborescens 102
Liposarkom(e) 23, 102
Liquorfluss, Messung 69
Liquorreservoirs, atypische 51
Liquorrhoe 35
Liquorzirkulationsstörung 64
Lobus pyramidalis 31

Lokalrezidiv 8
Lufteinschlüsse 10
Lumen, falsches 153, 157
Lunatummalazie 136
Lungenerkrankungen
–, emphysematische 141
–, interstitielle 141
Lupus erythematodes 146f
Luxation(en) 115, 119, 131
Lymphadenektomie, pelvine (PLA) 188, 194, 200
Lymphadenitis 30
Lymphadenopathie 203
–, zervikale 21
Lymphangiom(e) 10, 30ff
Lymphdrainage 32
Lymphknoten 36, 186
–, -diagnostik 194
–, -dissektion 26
–, mesenteriale 181
–, -metastase(n) 15, 26, 165, 200f
– –, zervikale 33
–, parapaharyngeale 23
–, schwellungen, entzündlich-reaktive 194
–, -staging 188, 194, 201
–, -status 182
Lymphom(e) 4, 8, 66, 179, 197
–, -befall 179
–, malignes 30, 142
– –, der Orbita 8
–, MALT- 8
–, Non-Hodgkin- 23
Lyse 160

M
Magnesium 43
Magnetfeld 208
magnetization transfer contrast (MTC) 65
Majorpapille 177
Makrohämaturie 188
Makrophagen-Phagozyten-System (MPS) 170, 179
Malformationen 198
–, arteriovenöse (AVM) 24, 54, 162
Malignität
–, -(s)ausschluss 196
–, -(s)grad 65, 191

–, -(s)kriterien 203
Malignom(e) 174
–, -rezidive 27
–, zystische 203
Malleus 17
Malnutrition 42f
Mamma 165, 167
–, -diagnostik 165
–, -karzinom *siehe unter* Karzinom
–, -MRT 164
–, -sonographie 164f
Mammogramm 165
Mammographie 164ff, 168
Marchiafava-Bignami-Erkrankung 42
Marfan-Syndrom 156
Mastektomie 165
Mastitis 168
Mastoidektomie 17
Mastoiditis, konfluierende 16
McDonald-Kriterien 44
Mediastinalorgane 141
Mediastinum 32
Medulla oblongata 18
Medulloblastom 78
Mehrzeilendetektor 163
Meigs-Syndrom 205
Melanom, malignes 6, 65
Meningeom(e) 18, 20, 23, 39, 62, 64, 67, 77
–, intraorbitales 7
–, sphenoorbitales 7
Meningeosis neoplastica 66
Meningismus 37
Meningitis/Meningitiden 13, 16, 20
–, chronische 48
–, eitrige 47
–, fortgeleitete 18
–, granulomatöse 48
–, virale (aseptische) 46
Meningoenzephalitis, nekrotisierende 46
Meningomyelitis 72
Meningoradikulitis, spinale 72
Meningozele 13
Meniskus 109
–, Außen- 109ff
–, Homologon- 134
–, Innen- 10

–, -läsionen 110, 113
– – Klassifikation 110
–, Scheiben- 109
–, -zysten *siehe unter* Zyste(n)
Messzeiten 190
Metallsplitter 208
Metaplasien 102
Metastasen 15, 170, 205
–, intradurale 78
–, intrakanikuläre 78
–, Knochen- 79, 81, 90
–, Leber- 174
–, Mikro- 194
–, Milz- 179
–, Orbita- 9
–, -suche 174
–, zerebrale, Ausschlussdiagnostik 65
Metastasierung, ossäre 188
Methämoglobin 17, 80
Methanol 42
Methylzellulose 180
Mickymaus-Zeichen 50
Migräne 36
Migrationsstörungen, neuronale 38
Mikroembolien, bakterielle 42
Mikrofrakturen, subchondrale 98
Mikrokalk 165, 168
Mikrotrauma 118
–, repetitives 93
Mikulicz-Syndrom 5
Milz 178f
–, -hamartome 179
–, -läsionen 179
–, -metastasen *siehe unter* Metastasen
–, -tumoren *siehe unter* Tumor(en)
Minusvariante der Ulna 135
Mirizzi-Syndrom 176
Mismatch 52, 69
Mittelohrentzündung 18
–, chronische 16
Molekularbewegung 69
Monitoring 45
Mononukleose, infektiöse 22
Morbidität, perioperative 152
Morbus
–, Ahlbäck 113
–, Alexander 41
–, Basedow 4
–, Binswanger 51

–, Bourneville-Pringle 39, 179
–, Crohn 181
–, Cushing 66, 184
–, Hippel-Lindau 39
–, Kienböck 136
–, Köhler-Freiberg 121
–, Ledderhose 121
–, Paget 18, 36
–, Panner 130
–, Parkinson 49
–, Perthes 108, 127
–, Peyronie 197
–, Preiser 136
–, Recklinghausen 7, 32, 39
–, Sever 120
–, Sturge-Weber 40
–, Wilson 41
Morton-Neuralgie 121
MR
–, -Angiographie (MRA) *siehe unter* Angiographie
–, -Arthrographie 117, 122, 124, 127
– –, direkte 108
–, -Bildgebung, ultraschnelle 180
–, -Cholangiopankreatikographie (MRCP) 176
–, dynamische 32
–, -Enterographie 181
–, -Enteroklysma 180f
–, -Fluoroskopie 180
–, -Kolonographie 181
–, -Kontrastmittelstudien *siehe unter* Kontrastmittel
–, -Mammographie (MRM) 164–167
–, -Myelographie 89
–, -Sialographie (MRS) 24, 29
–, -Spektroskopie 65, 69, 192
–, -Urographie (MRU) 189f
– –, exkretorische (dynamische) 189
– –, hydrographische (statische) 190
–, -Venographie 161
MRA 156, 162
–, Becken-Bein- 159
–, kontrastverstärkte (CE-MRA) 151, 154f, 157–160, 162
MRC 176
MRCP 176ff
MRM 165, 167
MRT 57, 60, 208

–, dynamische 90, 164, 188, 192
–, kardiale 143, 145
–, Kompatibilität 209
–, Kontraindikationen 208
–, Nichtverfügbarkeit 70
–, Risiko 208
–, -Spezialverfahren 68
MRU, statische 190
MSCT 17, 189
Mukoviszidose 142
Mukozele 14
Multiple Sklerose (MS) 5, 20, 44f
Multislice-CT-Geräte 159
Mulisystematrophie (MSA) 49
Mundboden 24ff
–, -region 25
Mundhöhle 24ff
Mundschleimhaut 27
Musculus
–, biceps femoris 113
–, digastricus 24
–, flexor carpi ulnaris 132, 134
–, flexor digitorum superficialis 134
–, masseter 24
–, popliteus 13
–, puborectalis 206
–, rectus inferior 4
–, rectus medialis 4
–, sternocleidomastoideus 31
–, supinator 133
–, teres minor 127
–, thyroarytenoideus 34
–, tibialis posterior 119
–, vocalis 36
Muskel
–, -atrophie 133
–, -biopsie 105
–, -dystrophie
– –, Erb-Duchenne 105
– –, erbliche 105
–, -faserruptur 106
–, -lähmungen 85
–, -paresen 85
Muskulatur 105
–, Infraspinatus- 127
–, ischiokrurale 91
–, Supraspinatus- 127
Muttermund 201
Muzin 178

Myelinisierung, Verlust 40
Myelinolyse, osmotische 43
Myelinscheiden, Entwicklung 38
Myelitis/Myelitiden 72
–, transversa 72
Myelo-CT 87, 91
Myelom, multiples 81
Myelonverletzung 79
Myelopathie 87
Myelose, funikuläre 72
Myokard 143, 145
–, -biopsie 146
–, -Hypertrophien 143
–, -infarkt 145f
–, -ischämie 148
–, -perfusion 144
–, -szintigraphie (SPECT) 148
Myokarditis 145, 147
Myometrium 199f
–, -invasion 200
Myositis/Myositiden 3f, 105
–, okuläre 4

N
Nachsorge 182
Narbe(n) 172, 188, 192
–, epidurale 88
–, -erkennung 145
–, -gewebe 143, 195
–, myokardiale 145
Nase 15
–, -(n)atmung, behinderte 14
–, -(n)gliom *siehe unter* Gliom(e)
–, -(n)haupthöhle 15
–, -(n)nebenhöhlen (NNH) 13ff
–, -septum 15
–, -tumoren *siehe unter* Tumor(en)
–, -wurzel 12
Nasopharynx 23
–, -fibrom 14
–, -tumoren *siehe unter* Tumor(en)
NAS-Screening 155
NBO 39
Nebenhoden 195
Nebennieren 183
–, Adenom 183
–, Metastase 183
–, -rinde (NNR) 183
–, -rindenhyperplasie 184

–, -tumor *siehe unter* Tumor(en)
Nebenschilddrüsenadenom *siehe unter* Adenom
neck dissection 23
Nekrose(n) 106, 137, 146, 178, 204
–, avaskuläre 95, 122
–, (des) Corpus callosum 42
–, hämorrhagische 42
–, ischämische 42
Neoangiogenese 106
Neoplasien 23, 43, 77, 80
–, extradurale 79
–, intramedulläre 76
–, zystische 186
Nephrotoxizität 154
Nervenkontakt 86
Nervenkompressionssyndrom(e) 103, 105, 127, 132, 139
Nervenscheidentumoren *siehe unter* Tumoren
Nervenwurzeln 89
Nervus
–, axillaris 127
–, cochlearis 18
–, facialis 21, 29
–, interosseus posterior 133
–, medianus 134, 139
–, ophthalmicus 5
–, radialis 133
–, suprascapularis 127
–, tibialis 121
–, ulnaris 132, 139
Netzhautablösung 6
Neurinom(e) 7, 18, 32, 77
–, -Akustikus- 18, 62
Neuritis n. facialis 20
Neuroaxis 62
Neuroblastom, olfaktorisches 15
Neuroborreliose 72
Neurocranium 16, 37
neurodegenerative Erkrankungen 49
Neurofibrom(e) 23, 32, 77
–, plexiforme 7, 39
Neurofibromatose
–, Typ I 6f, 39
–, Typ II 39
neurologische Symptome 85
Neuropathien 129
Neurostimulatoren 208

Neurozystizerkose 48
Nidus 54, 74
Niederdruck-Hydrozephalus 51
Niederfeldscanner 135
Niere(n) 185
–, -arterien *siehe unter* Arterien
– –, stenose (NAS) *siehe unter* Stenose(n)
–, -beckenkelchsystem 189
–, -degeneration, polyzystische 187
–, -insuffizienz 186, 190
–, -karzinom *siehe unter* Karzinom(e)
–, stumme 190
–, -transplantation 156
–, -tumor *siehe unter* Tumor(en)
–, -zellkarzinom *siehe unter* Karzinom(e)
–, -zyste, atpyische *siehe unter* Zyste(n)
NNH 14
–, -Karzinome 15
NNR 183
–, -Adenom 183f
Non-Hodgkin-Lymphom *siehe unter* Lymphom(e)
Notfall 72
Nucleus
–, caudatus 50
–, pulposus 85
–, ruber 50
Nuklearmedizin 171, 185
Nystagmus 6

O

Obstruktion 190
–, komplette/inkomplette der Harnleiter 189
–, nasale 21
OD *siehe* Osteochondrosis dissecans
Ödem(e) 44, 94, 143
–, myokardiales 146
–, peritumorales 106
odontogene Erkrankungen 13
Ohrgeräusche 19
Okklusion(en) 153, 163
–, embolische 163
–, -(s)stellung 27
Okulomotorik 5
Oligodendroglia 47
Oligodendrogliom(e) 64

OMERACT 99
Onkozytom 30
Ophthalmoplegie 5
OP-Planung 201
Optikusatrophie 5
Optikusgliom(e) 6, 39
Optikuskanal 6
Optikusneuritis 5
Optikusscheide 6
–, -(n)meningeom 6
Orbita 3, 9, 14
–, -CT 3
–, metastasen *siehe unter* Metastasen
–, -phlegmone 3
–, -spitze 5f, 11
–, -tumoren 5, 7f
–, -wand 6
– –, Destruktionen 11
Orbitopathie, endokrine 4
Organisation, bindegewebige 106, 160
Oropharynxtumor *siehe unter* Tumor(en)
Os
–, acromiale 123
–, capitatum 136
–, lunatum 135f
–, naviculare 136
–, pisiforme 139
–, triquetrum 135f
Ossa metatarsalia 121
Ossifikationsstörung 130
Osteoblastom 80
Osteochondrom 96
Osteochondromatose, synoviale 102
Osteochondrose 82, 86
Osteochondrosis dissecans (OD) 98, 107, 114, 118, 130
Osteolyse 91, 128
Osteom 36
Osteomyelitis 14, 95, 121
Osteonekrose(n) 130, 135
–, spontane 113
Osteophyten, unkovertebrale 87, 91
Osteosklerose 91
Osteosynthesematerial 209
Ostitis pubis 91
Otitis externa, nekrotisierende 21
Otitis media 21

–, akute 16
–, chronische 16f
Otoliquorrhö 70
Otosklerose
–, cochleäre 18
–, fenestrale 17
Otoskopie 19
Otosyphilis 18
Ovar/Ovarien 203, 205
Ovarialtumoren *siehe unter*
   Tumor(en)

P
Palmer 134
Pancoast-Tumor *siehe unter* Tumoren
Pancreas divisum 177
Pandabär-Zeichen 41
Panenzephalitis, subakute, sklerosierende (SSPE) 45
Pankreas 177
–, Atrophie 178
–, Fehlbildungen 177
–, -gang 176
–, Neoplasie 178
–, -zysten *siehe unter* Zyste(n)
Pankreatikojejunostomie 177
Pankreatitis
–, akute 178
–, chronische 178
Pannus 27, 99
Papilla duodeni minor 177
Papillom, invertiertes 14
Paragangliom(e) 19, 23, 32, 185
Parameter, prognostische 45
Parametrien 200
Paraparese 71
Parapharyngealraum 21, 23, 29
Parasitose(n) 48
Paratendinitis 104
Paratenonitis 104, 116, 118
Parenchymblutung *siehe unter*
   Blutung(en)
Parese 133
–, progressive supranukleäre (PSP)
   49
Parkinson-Syndrome 49
Parotisgewebe, akzessorisches 24
Pars flaccida 16
Pars tensa 17

Patella 115
–, -fraktur 116
–, -luxation 115
– –, laterale 93
–, -sehnenruptur 116
–, -spitze 116
Paukenhöhle 21
PAVK siehe Verschlusskrankheit
Penis 197
–, -fraktur 197
–, -prothesen 198
–, -wurzel 197
Penumbra 69
Perfusion 52
–, -(s)analyse 144
–, -(s)messung (PWI) 69
–, Rest- 58
Periarthritis calcarea 123
Perikard
–, -erguss 147
–, -erkrankungen 147
Periost 94
Periportalfelder 176
Peroneussehnen 119
Petroapizitis 16
Pfeffer-und-Salz-Muster 19
Pfortaderthrombose 170
Phakomatosen 38f
Phäochromozytom 185
Pharynx 22f
–, -region, obere 21
Phase 184
–, -(n)kontrast 157, 160
–, -(n)verschiebung 183
Phlegmonen 25
Pia mater encephali 40
Piercingschmuck 209
Pinguin-Zeichen 50
Pivot-Shift-Verletzung 93
Plantarfibromatose 121
Plantaraponeurose 120
Plaque 151, 197
–, -morphologie 163
Plasmozytom 97
Platte, palmare 138
Plattenepithelkarzinom *siehe unter*
   Karzinom(e)
Pleuraergüsse 205
Plexus

–, brachialis 142
–, chorioideus 40
–, -schäden 142
Plicae synoviales 116
Plusvariante der Ulna 135
PNET 6
Pneumatosis dilatans 36
Pneumothorax 141
Pneumozephalus 35, 70
Poliomyelitis 72
Polypen 13, 176, 181
Polyposis nasi et sinuum 14
polyradikuläre Symptome 71
Polytrauma 140
Ponsregion 43
Positronen-Emissions-Tomographie (PET) 23
Postcholezystektomie-Syndrom 177
Postequilibriumphase 173
Pressversuch 197
Primärtumorsuche 165
Probefreilegung 196
Processus
–, coracoideus 123
–, supracondylaris 134
Projektile 208
Proliferationsstörungen, neuronale 38f
Pronator-teres-Syndrom 134
PROPELLER 18
Prostata 191, 195
–, Anatomie, zonale 191
–, -karzinom *siehe unter* Karzinom(e)
Prostatektomie, radikale 195
Prostatitis 195
Proteingehalt 31
Protonenspektroskopie 69
Protrusio bulbi 8, 10
Prussakscher Raum 16
PSA 191f, 194
Psammomkörper 204
Pseudarthrose(n) 95, 137
Pseudoaneurysma *siehe unter* Aneurysma
Pseudobulbärparalyse 43
Pseudokapsel 172
Pseudomyxoma peritonei 204
Pseudookklusionen 153, 163
Pseudospondylolisthesis 87

Pseudotumor *siehe unter* Tumor(en)
Pseudozyste *siehe unter* Zyste(n)
Pumpen, implantierbare 209
Pumpfunktion, Herz 145
Putamen 42
PWI 52
Pyelographie, retrograde 189

Q
Quadrizeps
–, -fettkörper 116
–, -sehne 116
Quellmittel 180f
Querschnittslähmung 71
Querschnittssyndrom 85

R
Radikulitiden 8
Radiochemotherapie 201
Radiojodtherapie 34
Radionekrosen 65
Radionuklid 148
Radiosynoviorthese 101
Radiotherapie 201
Radioulnargelenk, distales 135
Randenhancement, noduläres 171
Ranula 25
Raumforderung(en) 29, 121
–, intrakranielle 64
–, intraselläre 66
–, intraspinale 75
–, intrathorakale 142
–, supraselläre 66
–, zystische 30
Raynaud-Syndrom 159
Reaktion
–, allergische 151
–, periostale 94
Real-time-Sequenz 180
Recessus
–, axillaris 122
–, sublabraler 125
reentry 1153
Regeneratknoten 172
Reizergüsse, seröse 92
Reizsymptomatik, radikuläre 85
Rekanalisation 160
Rekonstruktion 151
–, 3D- 159

Rektozelen 206
Rektum 201
–, -karzinom *siehe unter* Karzinom(e)
Relaxationszeiten 179
Remodellierung 114
Resektion
–, -(s)rand 27
–, transurethrale 188
Reserve, kontraktile 146
Resonanzfrequenzen 167, 183
Resttumor 188
Retinaculum flexorum 139
Retinoblastom 6
–, trilaterales (PNET) 6
Retraktion 124
Revaskularisation 145
Rezidiv(e)
–, -ausschluss 166
–, -diagnostik 65, 195, 201
–, lokale 195
–, -prolaps 88
Rhabdomyom(e) 26
Rhabdomyosarkom 8
Rheumaknoten 99
rheumatische Erkrankungen 83, 147
Rhinoliquorrhö 70
Riechepithel 15
Riesenzellastrozytom *siehe unter* Astrozytom(e)
Riesenzelltumor *siehe unter* Tumor(en)
Ringbandverletzungen der Finger 138
Riolan-Anastomose 154
Risiko
–, -gruppen 164
–, kardiovaskuläres 150
–, -patientinnen 165
Rokitansky-Protuberation 204
Röntgen
–, -aufnahme 85, 87, 92, 208
–, -bild 140
–, -diagnostik 90
–, -Funktionsaufnahme 89
–, -kontrastmittel *siehe unter* Kontrastmittel
–, -strahlung 160
–, -untersuchung 179
Rosenmüllersche Grube 23

Rotatorenintervall 122, 124
Rotatorenmanschettenruptur 124
Rotatorensehnen 123
Rückenmark 71, 74
–, chronische posttraumatische Veränderungen 89
–, -kontusionen 79
Rückenschmerz(en) 77, 85, 87
Rundherde, intrapulmonale 141
Ruptur(en) 112f, 125
–, extrakapsuläre 167
–, gedeckte 156
–, intrinsische 124
–, LCA- 112
–, Partial- 112, 116, 118
–, Rezidiv- 118
–, -risiko 58
–, Spontan- 179
–, transmurale 124

S
SAB 57
Sakroiliitis 91
Samenblasen 191, 195
–, -invasion 194
Samenstrang 195, 197
Sarkoidose 146f
Sättigungseffekte 162
Säule, hintere 88
Schädelbasis 12f, 23, 35f, 70
–, Frakturen 35
–, -tumor *siehe unter* Tumor(en)
Schädel-Hirn-Trauma (SHT) 60f
–, Begutachtung 61
Schädeltrauma 37, 70
Schallempfindungsschwerhörigkeit 18
Schallleitungsschwerhörigkeit 36
Schambeinentzündung 91
Schilddrüse 12, 26, 31, 34
–, -(n)diagnostik 34
–, -(n)gewebe, ektopes 26, 31
–, -(n)karzinom, papilläres 25
–, -(n)szintigraphie 26
–, -(n)tumoren *siehe unter* Tumor(en)
Schlaganfall 152
–, -risiko 152, 157
Schleifendiuretika 189
Schleimbeutel 99

Schmerzcharakter 85
Schmerzsyndrome
–, lumbodorsale 85
–, myofasziale 27
Schnellschnittuntersuchung 196
Schonhinken 108
Schrägruptur 110
Schrankenstörung 45, 74
Schublade, posteriore 112
Schulter 127
–, -eckgelenksprengungen 128
–, -gelenkinstabilität 125
–, -gürtel 122
–, -luxationen 125
–, -region 122
–, -steife 122
Schwangerschaft 209
Schwannom(e) 7, 20f, 23, 26
–, Vestibularis- 20, 39
Schwellkörper 197
Schwindel, vestibulärer 19f
Screening 155, 164, 167, 192
Sedimentationsphänomen(e) 10, 25, 32, 92
Sehne(n) 104, 131
–, -avulsion 91
–, (des) langen Bizepskopfes 124f
–, -läsionen 117
–, -luxationen 118
–, -ruptur 91, 104, 118
–, -scheiden 99, 103
–, -spiegel 106
–, Subscapularis- 125
Sehnerv 5
Sekret
–, -absonderung 22
–, -fluss 14
Sellaregion 6
Sella turcica 9
Sellink 179f
Semmelzeichen 49
Separation, meniskokapsuläre 110
Sequenz(en)
–, 3D- 135
–, diffusionsgewichtete (DWI) 52
–, dynamische 99
Sestamibi 33
Sextantenbiopsie 191
Shunt

–, arteriovenöser 56
–, Dura- 74
–, -revision 70
Sialoadenitis/Sialoadenitiden 29
–, chronische 29
Sialolithiasis 29
Siebbein 10
Signal-Rausch-Abstand 97
Silikon 167
Single-shot-RARE 180
Sinterungsfraktur 113
sinunasale Region 13, 15
Sinus
–, cavernosus 3, 5, 9, 66
–, durae matris 16
–, maxillaris 15
–, tarsi 117
–, -venenthrombose 16f, 54, 59
Sinusitis/Sinusitiden
–, akute 13
–, allergische 14
–, chronische 13, 35f
– –, Komplikationen 14
Sjögren-Syndrom 5
Skapulahals 125
Skelett, wachsendes 98, 131
Skidaumen 138
Skleradurchbruch 6
Sklerose, temporale mesiale 43
Sklettdysplasien 11, 36
Skrotalinhalt 196
Skrotum 195
Skutum 17
SLAP-Läsion *siehe unter* Läsion(en)
Sonographie 170, 182, 185, 195
Spaltriss 110
SPECT 33, 144, 148
Speicheldrüsen 25, 27, 29, 36
–, akzessorische 23
Speichelsteine 25
Speicherkrankheiten 40
Sphenoidalregion 13
Spinalkanal 71, 85
–, funktionelle Einengungen 91
SPIO 179
Splenomegalie 179
Splenoportographie 170
Spondylarthritiden 82f
–, seronegative 90, 120

Spondylarthrose 87, 91
Spondylitis
–, ankylosans 83, 90
–, anterior 83
–, posterior 83
Spondylodese 88
Spondylodiszitis 82f
Spongiosaödem 99, 114
–, subchondrales 90
Spongiosasignal 92
Sportverletzungen 106
Sprunggelenk 117
–, Distorsion 93, 117
Spulen 182ff
–, endorektale 191
–, Mehrkanal- 194
–, Phased-array- 189
Stabilität 81, 139
–, Wirbel- und Beckenfrakturen 91
Staging 174, 179, 188f, 200f, 206
–, lokales 165
–, TNM- 194
Stanzbiopsie 165
Steigbügel 17
Steinnachweis 178
Steinsuche 190
Stener-Läsion *siehe unter* Läsion(en)
Stenose(n) 151, 157, 162, 181
–, foraminale 87
–, -grad 152f, 162
–, Karotis- 152
–, Mehrfach- 153
–, neuroforaminale 91
–, Nierenarterien- 154
–, spinale 87, 91
–, Vertebralis- 153
Stent(s) 162
–, endovaskuläre 209
–, -implantation 149
–, Metallgitter- 209
Steroidbehandlung 113, 130
STIR 83, 90
Stoffwechselerkrankungen 40
Stoffwechselsubstrat 40
Stoßwellenlithotripsie, extrakorporale (ESWL) 175
Strabismus 6
Strahlen
–, -belastung 149, 163 170

–, -dosis 181
–, -exposition 3, 149, 152, 163, 170
–, -fibrose 142
–, -hygiene 37, 142, 156
–, -schäden 149
–, -schutz 198
–, -therapie 167, 182, 195
Strahlung 189
Stress-Echokardiographie 148
Stressinkontinenz 206
Strikturen, maligne 176
Stromgebiet, vertebrobasiläres 152f
Strömungsbeschleunigung 162
Struma/Strumen
–, ovarii 205
–, retrosternale 34
Struther-Ligament 134
Stuhlmarkierung 182
Subarachnoidalblutung 10, 42, 57, 70, 153, 209
–, akute 37
–, traumatische 61
Subclavian-steal-Effekt 153
Subduralhämatom, bilaterales 61
Sublingualraum 25
Subluxation(en) 125, 133
–, rezidivierende 125
Submentalregion 25
Substantia nigra 49
Subtraktionsangiographie, digitale (DSA) *siehe auch* DSA 154
Subtraktionssialographie, digitale (DRS) 29
Subtraktionstechnik 59
Sulkus, gingivobukkaler 26
Superinfektion 25, 31, 178
–, mykotische 14
Supinatortunnelsyndrom 133
Supraspinatussehne 123f
Suszeptibilität 54, 69, 141
–, -(s)artefakte 18, 137, 209
–, -(s)effekte 162, 195
Symphysis pubica 90
Symptomenkomplex, variköser 161
Syndesmosenruptur 117
Syndrom der Loge de Guyon 139
Synkope 43
Synovektomie 102

Synovialerkrankungen 27, 121, 129, 132
Synovialgelenke 86, 88
Synovialhämangiom *siehe unter* Hämangiom(e)
Synovialmembran 99
Synovialzyste *siehe unter* Zyste(n)
Synovitis, pigmentierte villonoduläre (PVNS) 101, 121, 132
Syringomyelie 71
Syrinxhöhlen 69
System, biliäres 175
Systemerkrankungen 146
–, hämatologische 81
–, lymphatische 81
Szintigraphie 144, 148

T
T2* 52, 54, 56f, 60f, 69
T2-Dephasierung 179
T2-Relaxationszeiten 176
Taenia solium 48
Takayasu-Arteriitis 153
Talusrolle 118
Target-sign 6
Tarlov-Zyste *siehe unter* Zyste(n)
Tarsaltunnel 121
–, -syndrom 121
Tegmen tympani 17
Temporallappenepilepsie *siehe unter* Epilepsie
Temporomandibulargelenk (TMG) 27
Tendinitiden 123
Tendinopathie(n) 104, 137
Tendinose(n) 104, 116, 118, 123f, 130
Tendopathie(n) 131
Tendovaginitis
–, (der) Extensor-carpi-ulnaris-Sehne 137
–, stenosans de Quervain 137
Tennisarm 129
Tenosynovitis/Tenosynovitiden 99, 139
Teratom(e) 9
–, monodermale 205
–, reifzelliges 205
Tethered-cord 71
Tetraparese 71

TFCC-Läsionen 135
Thekazellen 205
Therapie
–, brusterhaltende 165f
–, interventionelle 154, 158
–, -kontrolle 66
–, -planung 201
Thermoablation 186
Thesaurismosen 40
Thin-slab-MIP 160
Thornwaldt-Zyste *siehe unter* Zyste(n)
Thorax 141
–, -apertur, obere 142
–, -trauma 141
–, -wand 141
– –, -infiltration 142
Thrombolyse, Indikation 69
Thrombose(n) 139, 198
–, -alter 160
–, septische 3, 13
Thrombus/Thromben 59, 160
–, kardiale 147
–, LV- 146
Through-Läsion *siehe unter* Läsion(en)
Thymom 142
Thymus 142
–, -hyperplasie 142
Tibiakopf 113
Tigerfellzeichnung 41
Time-of-flight-MR-Angiographie (TOF-MRA) 53, 151
TIRM 83, 90
Tolosa-Hunt-Syndrom 5
Tonsillektomie 33
Tonsillen 22
Torhüterdaumen 138
Torus tubarius 23
Tossy 128
Toxoplasma gondii 48
Toxoplasmose 48
Trabekel 91
Trachelektomie 201
Tractus iliotibialis 113
Tram-tracks-sign 6
Tränendrüsen 5, 7f
–, -tumoren 7
Transplantatnieren 190
Transport, mukoziliarer 13

Traumatologie 35
Treitzsches Band 180
Tremorsyndrome 50
TRICKS 152, 160
Trigeminusneuralgie 21
Trizepssehne 131
Trochlea tali 118
Trommelfell 17
–, -defekt 16
Tubenwinkel 200
Tubera, kortikale 39
Tuber calcanei 120
Tubercula, Avulsionen der 125
Tumor(en) 29
–, -ausbreitung 65
–, Aussaat
– –, meningeale 6
– –, peritoneale 203
–, -ausschluss 178
–, benigne 14
–, Blasen- 188
–, blutungen *siehe unter* Blutung
–, Brenner- 205
–, Dünndarm- 181
–, Gallengangs- 175
–, Gefäßwand- 10
–, Glomus- 19, 32
–, Granulosazell- 205
–, -grenzen 165
–, Hals- 30
–, Harnröhren- 198
–, Hirn- 61f, 65, 70
– –, primäre 62
–, Hoden- 195
–, infratentorielle 62
–, intradurale, extramedulläre 77
–, kardiale 147
–, Keimstrangstroma- 205
–, Keimzell- 65, 196, 204f
–, -kern 142
–, Knochen- 92, 139
– –, maligner 97
–, -komplikationen, vaskuläre 36
–, Krukenberg- 205
–, Larynx- 36
–, -last 206
–, -leiden 183
–, maligne 15
–, Milz- 179

–, Mischtumor, maligner 8
–, Nasen- 14
–, Nasopharynx- 23
–, Nebennieren- 184
–, -nekrose 106
–, -neoangiogenese 65, 164, 168
–, Nervenscheiden- 20, 77, 79
–, neurogene 23
–, Nieren- 186
–, okkulte 21
–, Orbita- 8
–, Oropharynx- 23
–, osteogene 11, 36
–, Ovarial- 204, 206
–, Pancoast- 142
–, Parotis- 23, 30
–, Pseudo-
– –, entzündliche 178
– –, orbitae 3
–, Primär- 66, 165, 183
–, Riesenzelltumor der Sehnenscheiden 101, 121, 137
–, Schädelbasis- 23
–, Schilddrüsen- 34
–, -suche 21, 185
–, -thrombus 186
–, urogenitale 90
–, Urethel- 189
–, Vaginal- 207
–, -verkalkungen 6, 11, 64, 66
–, Weichteil- 106, 141
–, Whartin- 30
–, Zellularität 106
tumor-like lesions 96
Tunica albuginea 197
Tunnelzyste *siehe unter* Zyste(n)
Turbulenzen 162
Tympanosklerose 17

U
Übergang
–, kraniospinaler 87
–, kraniozervikaler 88, 99
Überlastungssyndrom(e) 104, 116, 129
U-Fasern 41, 46f
UICC-Stadium 186
Ulna 135

Ultraschall 11, 124, 138, 140, 148, 175f, 178, 197
–, befund 198
–, endovaginaler 201
–, transrektaler (TRUS) 191, 194
–, transvaginaler 198
Ulzera, atheromatöse 153
Ulzerationen 98
Umgehungskreisläufe, portosystemische 170, 174
Unterlippe 26
Untersuchungen, elektrophysiologische 105
Ureter 189
Ureterorenoskopie 189
Urethra 206
Urogenitalorgane 170
Urolithiasis 190
Urothelkarzinom *siehe unter* Karzinom(e)
Urotheltumoren *siehe unter* Tumor(en)
USPIO 201
Uterus 198
–, -anatomie, zonale 198f
–, Malformationen 198
–, -myome 199

V
Vagina 206
–, Fehlbildungen 207
Vaginaltumoren *siehe unter* Tumor(en)
Vakatfett 105
Valgus
–, -stress 113, 130
–, -trauma 131
Valleculae epiglotticae 23
Valsalva 10
Varixknoten 10
Vaskularisation 106
Vaskulitis/Vaskulitiden 48, 146f
–, toxische 42
Vegetationen 204
–, murale 203
Venen
–, -diagnostik 159
–, embryonale 55
Verfettungen, zonale 174

Verkalkungen 10, 77, 205
–, intrakranielle 70
–, Koronar- 150
–, Mikro- 168
–, paraartikuläre 123
–, Weichteil- 140
Verlaufsbeurteilung 68
Verletzung(en)
–, diskoligamentäre 89
–, Epiphysen- *siehe unter* Epiphyse
–, Hyperextensions- 138
–, labroligamentäre 125, 127
–, -(s)mechanismus 93
–, -(s)muster 115
–, Ringband- 138
Verschluss 157
–, -krankheit, periphere arterielle (PAVK) 148, 154, 158
Vertigo 36
vestibuläre Symptome 19
Vestibularisschwannom *siehe unter* Schwannom(e)
Vestibularisstörung 20
Videokapselendoskopie 180
Virus/Viren
–, -enzephalitiden *siehe unter* Enzephalitis
–, -erkrankungen 46
–, -infektion, opportunistische 47
–, JC- 47
–, Papova- 47
Visus
–, -minderung 6
–, -verlust 5
–, -verschlechterung 10
Viszeralarterien 153, 157
–, -verschluss 153f
Viszerokranium 12, 36
Vitalitätsbeurteilung 137
Vitalitätsdiagnostik, Myokard 145
Vitamin-B$_{12}$-Mangel 42
Volumenscanner 149
Volumetrie 50
Vorsorge 181

W
Wada-Test 69
Waldenström-Stadien 109
Waldeyerscher Rachenring 23

Wandbewegungsanalyse 144
Wandüberschreitung 188
Wash-out-Phänomen 164
Wasserresonanzen 184
Wegenersche Granulomatose 35
Weichteilemphysem 35f
Weichteilgewebe 13
Weichteilkontrast 179, 197f
Weichteilverkalkungen *siehe unter* Verkalkungen
Wernicke-Enzephalopathie 20, 42
Whartin-Tumor *siehe unter* Tumor(en)
Whipple-Operation 177
WHO-Klassifikation 61
Widerstandsindex (RI) 155
Wirbelluxation 88
Wirbelsäule 80f, 89
–, -(n)trauma 79, 88
Wundinfektionen 153
Wurfsportarten 130
Wurzelkompressionssyndrom 85
Wurzelläsion 88

Z
Zähne 13, 28
Zeit-Intensitäts-Profil 164
Zele(n) 13
Zellorganellen 40
Zerebritis 16, 47
Zervix
–, -invasion 200
–, -karzinom *siehe unter* Karzinom(e)
–, -stroma 201
Zielherzfrequenz 148
Zirrhose 172, 174
ZNS-Infektionen 46
–, opportunistische 46
ZNS-Mykosen 48
Zone, periphere 191
Zoster ophthalmicus 4
Zufallsbefund 37
Zunge 24, 26
–, -(n)bein 25
–, -(n)grundstruma 26
–, -(n)karzinom *siehe unter* Karzinom
Zwerchfell 141
–, -hernien 141
Zyklopszeichen 112

Zystadenom
–, muzinöses 204
–, papilläres, lymphomatöses 30
Zyste(n) 29f, 32, 77, 179, 202
–, Arachnoidal- 75
–, branchiogene 23, 31
–, Choledochus- 176
–, Corpus-luteum- 202
–, Dermoid- 9, 13, 25, 30, 203, 205
–, Ductus-thyreoglossus- 25, 30f
–, dysontogenetische 195, 202, 207
–, Epidermoid- 9, 13, 25, 30, 75, 205
–, extramedulläre 69
–, Follikel- 2201
–, Ganglion- 103, 127, 137
–, Hals-
– –, laterale 31
– –, mediane 30
–, -inhalt 178
–, Inklusions- 75
– –, peritoneale 202
–, intraspinale 75f
–, juxtaartikuläre 86
–, Knochenzyste, aneurysmatische 96
–, Kolloid- 62
–, Leber- 170
–, Meniskus- 111
–, neuroenterale 75
–, Nierenzyste, atypische 186
–, Ovarial- 202
–, Pankreas- 178
–, perilabrale 127
–, perineurale 75, 87
–, Pseudo- 25, 178
–, (der) Rathke-Tasche 67
–, Retentions- 25
–, -ruptur 204
–, Synovial- 103
–, Tarlov- 75, 87
–, Thornwaldt- 22, 25
–, Tunnel- 112
Zystektomie, radikale 188
Zystoskopie 188
Zytomegalie 46